Die Tuberkulose und ihre Grenzgebiete in Einzeldarstellungen

Beihefte zu den Beiträgen zur Klinik und Erforschung
der Tuberkulose und der Lungenkrankheiten

Band 18

Herausgegeben von

E. Gaubatz, Heidelberg; E. Haefliger, Wald/Zürich
H. W. Knipping, Köln; E. Uehlinger, Zürich
W. T. Ulmer, Bochum und H. Wurm, Wiesbaden

Bedeutung und Stand der BCG-Schutzimpfung gegen die Tuberkulose

Herausgegeben von

E. Haefliger

Unter Mitarbeit von

Th. Baumann, M. Cantin, O. Christensen, G. Dahlström,
T. Ebina, S. H. Ferebee, A. Frappier, H. Genz, E. Haefliger,
V. Haegi, R. Hoppe, K. Kayaba, R. Krivinka,
R. Mande, A. Ott, C. E. Palmer, K. Simon, H. Spiess

Mit 33 Abbildungen

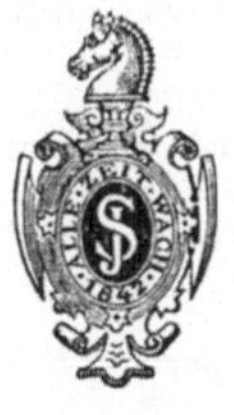

Springer-Verlag Berlin Heidelberg GmbH
1966

Bei deutschen Beiträgen wurden die Zusammenfassungen ins Englische, bei englischen Beiträgen ins Deutsche und bei französischen Beiträgen ins Deutsche und Englische übersetzt.

ISBN 978-3-642-85732-4   ISBN 978-3-642-85731-7 (eBook)
DOI 10.1007/978-3-642-85731-7

Titel-Nr. 6836

Vorwort

Die Tuberkulose als weltweite Seuche ist in vielen Ländern nach wie vor eine Geißel mittelalterlicher Prägung. Sie tötet — auch in entwickelten Ländern — heute noch mehr Leute als alle andern Infektionskrankheiten zusammen (FRAPPIER, Canada). Um die Jahrhundertwende sah v. KORANYI die vornehmste Aufgabe unseres Jahrhunderts, die Macht der Tuberkulose zu brechen. Die Gründe der inzwischen eingetretenen gewaltigen Senkung von Mortalität und Morbidität liegen verschieden. Effekte ärztlicher und zivilisatorischer Herkunft machen die Tuberkulosebekämpfung zu einer Vielfaktorenaufgabe, deren Einzelkomponenten in ihrem Einfluß auf den Gesamterfolg nicht exakt zu werten sind.

Die erfreulich große Zahl von wirksamen Möglichkeiten gegen die Seuche einerseits und die Schwierigkeiten in der Einschätzung der „Stoßkraft" einer Einzelmethode anderseits haben deren Begutachtung einem individuellen Spielraum überlassen, der enge und weite Grenzen zugleich zuläßt. In diesem biegsamen Rahmen subjektiver Wertung steht auch die Methode der BCG-Impfung gegen die Tuberkulose. Viele Ärzte schätzen ihren Wert hoch ein, andere halten ihn für gering. Dieses Abwehrsystem erlebt also, gerade in Deutschland, eine so unterschiedliche, ja oft geradezu leidenschaftliche Bewertung, daß man es beinahe dem SCHILLER-Wort: „Von der Parteien Gunst und Haß verwirrt, schwankt sein Charakterbild in der Geschichte", unterstellen möchte. Anderseits: „Klar sieht, wer von ferne sieht, und nebelhaft, wer Anteil nimmt" (LAOTSE).

Es liegen heute tierexperimentelle Untersuchungen und Erfahrungen am Menschen aus vielen Ländern der Erde dermaßen zahlreich vor, daß einem vorbehaltlosen Prüfer die Unterlagen zur Beurteilung der Wirksamkeit der Methode nicht fehlen. Beim Vorliegen einer Reihe umfassend unterrichtender Bücher (MANDE, GRIESBACH, SPIESS u.a.m.) unterstellen wir unseren Sonderband einerseits der thematischen Beschränkung auf Bedeutung und Stand der BCG-Schutzimpfung, anderseits einer weltweiten Berichterstattung, in der uns im Interesse einer umfassenden Aufklärung einige Überschneidungen durchaus tragbar schienen.

Als Herausgeber komme ich der Pflicht zu danken gerne nach: In erster Linie schulde ich Dank allen Mitarbeitern, die durch ihre wohlfundierten wissenschaftlichen Beiträge eine vielfältige Orientierung über Kontinente hinweg ermöglichten. Herzlich danken möchte ich meiner Gattin, Frau Dr. med. ANNA HAEFLIGER-GLUTZ, für manche Anregung und die Hilfe bei den Korrekturen. Herrn Dr. V. HAEGI, Präsident der BCG-Kommission der Schweiz. Vereinigung gegen die Tuberkulose, danke ich für manch guten Rat herzlich. Meiner Sekretärin, Frau R. WEISS-HUNGERBÜHLER, spreche ich für ihre unermüdliche Mitarbeit meinen besten Dank aus. Besonderen Dank schulde ich dem Verlag, vor allem den Herren Dr. H. GÖTZE und Professor W. GEINITZ für ihre verständnisvolle Hilfe und die großzügige Ausstattung des Sonderbandes. Möge er seine ihm zugedachte Aufgabe objektiver Aufklärung und Wertung der BCG-Impfung im Rahmen der Tuberkulosebekämpfung voll erfüllen.

Wald/Zürich, im März 1966   E. HAEFLIGER

Mitarbeiterverzeichnis

BAUMANN, TH., Priv.-Doz. Dr., Leiter der BCG-Impfaktion im Kanton Aargau, Kinderklinik, CH 5000 Aarau/Schweiz.

CANTIN, MARCEL, M. D., Associé de recherches, Institut de Microbiologie et d'Hygiène de l'Université de Montréal, 531, Boulevard des Prairies, Laval-des-Rapides/Canada.

CHRISTENSEN, O., Dr. med., Københavns Kommunes Centralstation for Tuberkulosebekaempelse, København V/Denmark.

DAHLSTRÖM, GUNNAR, Dozent, Lungkliniken, Akademiska Sjukhuset, Uppsala/Schweden.

EBINA, T., Professor Dr., Forschungsinstitut für Tuberkulose und Lepra, Tohoku Universität, Sendai/Japan.

FEREBEE, SHIRLEY H., Tuberculosis Program, 8120 Woodmont Avenue, Room 408, Bethesda, Maryland 20014/USA.

FRAPPIER, ARMAND, M. D., Directeur, Institut de Microbiologie et d'Hygiène de l'Université de Montréal, 531, Boulevard des Prairies, Laval-des-Rapides/Canada.

GENZ, H., Priv.-Doz. Dr., 1 Berlin 19, Heubnerweg 6.

HAEFLIGER, E., Priv.-Doz. Dr. med., Präsident der Zürcher kantonalen Liga gegen die Tuberkulose, 8636 Wald/Schweiz.

HAEGI, V., Dr. med., Präsident der BCG-Kommission der Schweizerischen Vereinigung gegen die Tuberkulose, 8636 Wald/Schweiz.

HOPPE, R., Medizinaldirektor Dr., 4 Düsseldorf, Oertelstraße 8.

IIJIMA, H., Professor, Forschungsinstitut für Tuberkulose und Lepra, Tohoku Universität, Sendai/Japan.

INOOKA, S., Professor, Forschungsinstitut für Tuberkulose und Lepra, Tohoku Universität, Sendai/Japan.

KAYABA, K., Professor, Forschungsinstitut für Tuberkulose und Lepra, Tohoku Universität, Sendai/Japan.

KRIVINKA, R., Priv.-Doz. Dr., Tuberkuloseforschungsinstitut, Prag/CSSR.

MANDE, R., Professor Dr., Médecin des Hôpitaux, 10, Boulevard Flandrin, Paris 16/Frankreich.

MORITA, T., Professor, Forschungsinstitut für Tuberkulose und Lepra, Tohoku Universität, Sendai/Japan.

OTT, A., Dr., Spezialarzt FMH für Lungenkrankheiten, 4500 Solothurn/Schweiz, Schöngrünstraße 14.

PALMER, C. E., Tuberculosis Program, 8120 Woodmont Avenue, Room 408, Bethesda, Maryland 20014/USA.

SIMON, K., Dr., Klinik Aprath, 5603 Aprath.

SPIESS, H., Professor Dr., Universitätskinderklinik, 34 Göttingen, Kirchweg 38.

TAKASE, Y., Professor, Forschungsinstitut für Tuberkulose und Lepra, Tohoku Universität, Sendai/Japan.

Inhaltsverzeichnis

Bedeutung und Stand der
BCG-Schutzimpfung gegen die Tuberkulose

Zur Tuberkulosesituation im Hinblick auf die BCG-Schutzimpfung

Einführende Betrachtung

E. Haefliger

Mit 1 Abbildung

„Die Tuberkulose nun sitzt fest. Es handelt sich darum, sie einzudämmen, die Ansteckungsgefahr für die Gesunden zu vermindern und die noch nicht Infizierten widerstandsfähiger gegen die Infektion zu machen", so schrieb H. v. Wyss 1911, als ein Vertreter seiner Zeit. Der Kern der Formulierung — Erkenntnis und Forderung zugleich — ist heute, nach intensivem Einsatz gegen die Seuche während einem halben Jahrhundert, so zeitgemäß, zutreffend und aktuell wie damals. Mögen wohl die Akzente, je nach den Erkenntnissen der Wissenschaft sich jeweils geändert haben und noch verschieben, dieses Programm der Vergangenheit behält für Gegenwart und Zukunft so lange seine Gültigkeit, bis die Seuche getilgt sein wird. Eine sinn- und sachgemäße Tuberkulosebekämpfung fußt auf Kenntnissen über die Krankheit: deren Herkunft, Charakter und Wesen und lebt gleichsam in ständiger Tuchfühlung mit ihr. Es droht der Abwehr die Beharrung in steriler Konvention nur dann, wenn entweder die jeweiligen Gegebenheiten der Seuche oder der Therapie und Prophylaxe mißdeutet werden und Fehldispositionen im Einsatz die Folge sind.

Die Tuberkulose ist in den entwickelten Ländern als letzte der mittelalterlichen Seuchen, z. T. als Folge unvollständiger Zivilisation, verblieben. Ähnlich anderen Seuchen verlief auch sie in säkularen Wellen (A. Gottstein, A. Hofbauer-Flatzeck), und sie war — nach erhaltenen Dokumenten — ähnlich den Pocken, in vergangenen Jahrhunderten bereits in der Kindheit so verbreitet, daß ein Familienmitglied erst zur Familie mitgezählt werden konnte, wenn es „geblattert" bzw. das Erwachsenenalter heil erreicht hatte.

Der Ausstieg der Tuberkulose aus der Epidemie und ihr Einstieg in die endemische Phase steht heute für die entwickelten Länder fest. F. L. Scoper (USA, 1962) bezeichnet die Tuberkulose als „the most wide-spread of human ills, the most chronic and persistent of infections, with the longest period of infectivity of any disease, and the disease whose prevention most clearly depended until recently on the improvement of social and economic conditions".

Er bestätigt damit auch heute noch gültige, alte Erkenntnisse. Die Tuberkulose — immer noch verbreitet und ernst zu nehmen — verfügt, ihrem infektiösen Ursprung in erster Linie verhaftet, zu ihrer Verbreitung immer noch über eine recht ansehnliche Zahl von Infektionsquellen. Die Erreger sind in dem einschränkenden Sinne ubiquitär, als sie nur da vorkommen, wo sie von Mensch und Tier deponiert und weitergegeben werden.

Ausgang zu jeder Tuberkulose ist also die Infektion. Ihr kommt das Primat des Ursprungs der Tuberkulose zu. Neben der Infektion ist die Disposition, d. h. die individuelle Infektform und -abwehr der zweite Seuchengestalter. Und je nach Standort wird die Bewertung des Einflusses der beiden Partner auf das Seuchen- und Krankheitsbild eine andere sein. Nach L. Landouzy ist die Tuberkulose ein „mal de misère et d'ignorance". Nach E. Aufrecht (1905) ist auf die sozialen Mißstände und die ererbte Anlage ebensolches Gewicht zu legen, wie auf den Tuberkelbacillus. Richtig setzt Calmette die Akzente mit der Feststellung, daß weder ungenügende Ernährung und Unterkunft, noch Alkoholismus und Elend den Menschen tuberkulosekrank machen „là où le bacille n'existe pas". Infektion und Disposition schaffen aber die Tuberkulose nicht nur, sondern vermitteln ihr auch die jeweilige Gestalt, und unter ihrem Einfluß ergeben sich Ausmaß und Rahmen und damit auch die Extremstellungen im Guten und im Bösen, welche „von der schrecklichen Plage des Menschengeschlechtes" (R. Koch) — in den Entwicklungsländern heute noch — bis zu jenen Formen reichen, wo die Tuberkulose weniger als Krankheit „sondern als reaktiver Vorgang zu definieren ist" (F. Hamburger, 1905).

So formt das Gestalterpaar gemeinsam die drei Gesichter der Tuberkulose: die Infekthaftung mit positiver Tuberkulinreaktion bei sonst völliger Gesundheit, den latenten, klinisch nicht manifesten Krankheitsprozeß und die manifeste Krankheit; alle drei bestimmen gemeinsam Vielgestaltigkeit und Buntheit des allumfassenden Seuchenbildes.

Das Wissen um den infektiösen Ursprung der Seuche und um den Einfluß expositionell-dispositioneller Elemente (Penetranz, Durchseuchungsgrad, Bevölkerungsbewegung, Wohndichte, Wirtschaftslage, soziale Stellung, Rasse, Konstitution, Alter) wurde zu Basis und Wegweiser einer sinnvollen und zielsicheren Bekämpfung. Der früher aus Unkenntnis anonyme Seuchenverlauf wurde kontrollier- und steuerbar und die frühere Selbststeuerung der säkularen Welle damit maßgebenden Korrekturen zugänglich.

Die fortschrittsgläubigen Pioniere der Frühzeit, welche trotz beschränkten Möglichkeiten eine gezielte Tuberkulosebekämpfung schufen, die zu Jahrhundertbeginn zur Hauptsache im Aufbau eines konsequenten, wenn auch nur beschränkt möglichen Infektionsschutzes bestand (Volksaufklärung, Volksheilstätten, Tuberkulosefürsorgestellen), verdienen Anerkennung und Bewunderung. Sie kamen damit der imperativen Forderung von R. Koch nach, vor allem „die Quellen, aus denen der Infektionsstoff fließt" zu verschließen. Seherischer Weitblick und großer Mut spricht aus den Schriften zahlreicher Pioniere. Die Entwicklung hat ihnen recht gegeben! Hier führte also eine zielstrebige „Salamitaktik" — in der Politik je nach Standort erwünscht oder verpönt — gegen die Seuche unter erheblichem Einsatz und unendlicher Kleinarbeit zu Erfolgen, die nur schrittweise zu erreichen waren. Gelang es vorerst auch nur, den kleinsten Teil der ansteckenden Kranken, etwa in den Volksheilstätten — zu deren Bau aus Gründen des Infektionsschutzes für die Kinder die Pädiater sich besonders eingesetzt hatten — zu isolieren und einen weiteren Teil doch wenigstens zu lokalisieren, registrieren und kontrollieren, wurden hier immerhin die Forderung der Infektionsverhütung in die Tat umgesetzt und die vorerst bescheidenen diesbezüglichen Möglichkeiten ausgeschöpft. Gleichzeitig wurde die damals nicht große Chance der Tuberkuloseheilstätte genützt, durch Stärkung der Widerstandskräfte des Organismus mit Hilfe von Ruhe- und Klimakuren die Krankheit zu heilen. Dies gelang wenigstens dort, wo das Gleichgewicht zwischen Erreger und Wirt lediglich geringgradig gestört war.

Die organisierte Tuberkulosebekämpfung und die zahlreichen mit ihr verbundenen Ärzte bekamen durch die Evolution im Bereiche der Zivilisation entscheidende Unterstützung. Vorerst allerdings befand sich der entstehende Wirtschaftsstaat im Elend; die oft stürmische Urbanisierung und Industrialisierung und die ihnen anhaftenden Phänomene von Hunger und Armut hatten eine erhebliche Schwächung der Abwehrkraft der Bevölkerung und einen Kulminationspunkt im Seuchenablauf zur Folge. Im übrigen kann sich die Tuberkuloseanfälligkeit einer an und für sich seuchenfesten Bevölkerung durch relativ kurzdauernde Schwächung ihrer Widerstandskraft entscheidend erhöhen. So führten in Holland 1940/45 die Kriegs- und Hungerjahre in erschreckendem Ausmaß zu einer gesteigerten Tuberkulosedisposition und als Folge zu einem beeindruckenden Mortalitätsanstieg [siehe Beitrag A. OTT in diesem Band (im folgenden i. d. B.)]. Bei den gegebenen Wechselwirkungen von Disposition und Infektion wird jeweils Ausmaß und Ablauf einer solchen Tuberkulosewelle nicht nur von der endogen-dispositionellen, sondern ebensosehr von der exogen-infektiösen Seite her gestaltet.

Die Überwindung von Armut und Not war der zweiten Phase einer zunehmenden Prosperität des Industriestaates geglückt, einer Prosperität, die vorerst Ausgang war, dann solide Basis des heutigen Wohlfahrtsstaates wurde und welche die Probleme von Unterkunft, Ernährung und Arbeitsbelastung auf meist hoher zivilisatorischer Stufe zu lösen vermochte.

Nun kann aber ein hoher Lebensstandard allein, wenn er nicht mit einem analog hohen seuchenhygienischen Stand verbunden ist, die Tuberkulose nicht zum Erlöschen bringen. Selbst in der „high society" des Sportkurortes breitet sich dann der Typhus aus, wenn Abwasser und Trinkwasser sich ins Gehege kommen. Auch die tuberkulöse Infektionsquelle richtet sich in ihrer Auswahl nicht nach der steuerlichen Einschätzung!

Der Einfluß der individuellen Disposition auf die Infektgestaltung bzw. den Tuberkuloseablauf ist beschränkt, gleichgültig ob in den frühen Phasen nach der Keimhaftung oder in späteren Stadien endogener Exacerbation. Die Wohlhabenheit allein ist nicht in der Lage, die Disposition des Menschen dermaßen zu heben und die Abwehrbereitschaft des Körpers generell auf einen so hohen Stand zu bringen, daß eine aktive Tuberkulose ein für allemal verunmöglicht wäre. Denn auch ein hoher Lebensstandard schließt die allen gemeinsamen Belastungen des täglichen Lebens in physischer und psychischer Hinsicht ja keineswegs aus. Im übrigen braucht eine geringere Verbreitung der Tuberkulose in einer gehobeneren Bevölkerungsschicht nicht allein dispositionsbedingt zu sein, sondern kann ihre Ursache auch in einer geringeren Durchseuchung haben, wie aus folgendem Beispiel hervorgeht:

Die beiden Vorortsgemeinden Schlieren und Zollikon liegen in unmittelbarer Nähe der Stadt Zürich und zählen mehr als 6000 Einwohner, haben also vorstädtischen Charakter. Schlieren ist ein Industriegebiet mit großen Wohnkomplexen, Zollikon hingegen vorwiegend Wohnsitz gutsituierter Kreise. Während bei Schlieren die Durchseuchung der Bevölkerungsgruppe bis zum 40. Altersjahr 56% beträgt, ist sie bei einer analogen Gruppe von Zollikon nur 31%, wobei sich dieses Phänomen unterschiedlicher Durchseuchung durch sämtliche Jahrgänge hindurch verfolgen läßt (V. HAEGI, 1956).

Es geht also mit höherem Wohlstand oft, zur Hauptsache als Folge einer besseren Hygiene im weitesten Sinne, eine Verringerung des Keimangebotes innerhalb des

Lebenskreises der betreffenden Bevölkerungsschicht einher, welche zwangsläufig die Erkrankungshäufigkeit verringert.

Nach wie vor ist die Tuberkulose auch in sehr entwickelten Ländern stark verbreitet. Nach Perkins (1963) bleibt die Tuberkulose für die USA ein Gesundheitsproblem ersten Ranges: pro Jahr rund 10 000 Sterbefälle, 50 000 neue Tuberkulosefälle, rund 2 Mill. Leute mit aktiven oder ehemals aktiven Tuberkulosen und 30 Mill. Individuen, welche mit lebenden virulenten Tuberkelbakterien angesteckt sind. Und in den meisten europäischen Ländern ist das Bild noch ernster.

„Die Tuberkulose sitzt nun fest", schrieb — wie wir einleitend festhielten — H. v. Wyss vor 50 Jahren. Diese Formulierung ist heute immer noch zeitgemäß, doch lockert sich allmählich die Verankerung der Seuche.

Als Folge einer vielschichtigen Bekämpfung hat sich in den vergangenen Jahrzehnten das Keimangebot erheblich verringert.

Während Naegeli (1900) 1895—1898 für Zürich und das 18. Lebensjahr eine Infektionsquote von 97—98% feststellte, fanden Uehlinger and Blangey (1937) rund 30 Jahre später für dieselbe Lebensstufe nunmehr eine solche von 22%. J. Heimbeck (1928) sagte aufgrund seiner bekannten Untersuchungen von Oslo aus, es könne keine Rede von einer allgemeinen Infektion im Kindesalter mehr sein und nur eine Minderzahl würde im ersten Lebensabschnitt der Kinderjahre infiziert.

Inzwischen hat sich dieser Trend eines ausgesprochenen Durchseuchungsrückganges im Kindes- und jugendlichen Erwachsenenalter deutlich verstärkt. Auf der Zürcher Landschaft stellten wir bei den 18jährigen im Durchschnitt der Jahre 1951—1961 eine Tuberkulinpositivität von 35,7%, für die 18jährigen der Jahre 1960/61 noch eine solche von 24,8% fest. Für die neuere Zeit beträgt der Tuberkulinindex der 19—20-jährigen Rekruten 1964 für Holland 7,5% (J. Meijer), für die Schweiz (Solothurn) ist der Index 1964 für die 15jährigen noch 9,1% (A. Ott i. d. B.), also höher als in Holland jener der Rekruten.

Die Aufrollung der Tuberkulosefront von der Flanke der Kindheit her ist weniger die direkte Folge einer in dieser Richtung gezielten Maßnahme, als vielmehr das indirekte Fazit eines ständig abnehmenden Keimangebotes, dem auszuweichen nach den Gegebenheiten der Wahrscheinlichkeit es um so leichter fällt, je jünger man ist, und desto mehr kurze Lebenspräsenz und Kontaktbeschränkung sich noch auszuwirken vermögen.

Die Befreiung dieser frühen Alterskategorie vom Infekt hat sie zu gleicher Zeit und in beträchtlichem Maße außerhalb des Bereiches von Krankheit und Tod an Tuberkulose gebracht. Die früher so häufigen und oft prognostisch ungünstigen Fälle von spezifischer Meningitis in der Kindheit oder von Pubertätsphthise sind vor allem aus diesen Gründen selten geworden.

Als Folge einer generellen Entwicklung zum Wohlfahrtsstaat und einer über Jahrzehnte organisiert durchgeführten Tuberkulosebekämpfung hat sich als Nebenprodukt die Verlangsamung der Durchseuchung und die Verschiebung der Primärinfektion ins jugendliche und spätere Erwachsenenalter im Sinne der Retrozession eingestellt und als eigentliches Hauptprodukt eine ständig wachsende Zahl biologisch tuberkulosefreier Individuen. Auf diese Bevölkerungsgruppe trifft also die seinerzeitige Definition F. Hamburgers (1905) von der Tuberkulose als chronischen „fast jeden Kulturmenschen von der Kindheit bis zum Tode" begleitenden Infektionsprozeß nicht mehr zu.

So steht den drei Gesichtern der Tuberkulose: dem haftenden Infekt bei erhaltener Gesundheit, der inapperzepten und schließlich der klinisch manifesten Krankheit das vierte Gesicht des von Tuberkulose auch in biologischem Sinne freien Menschen gegenüber.

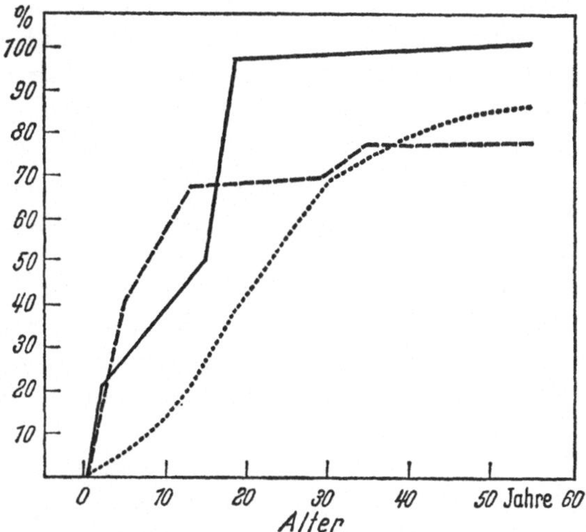

Abb. 1. Durchseuchungsverhältnisse im Laufe von rund 50 Jahren. Path.-anat. Kataster von NAEGELI und UEHLINGER/BLANGEY, Tuberkulinkataster von HAEGI (nach HAEGI). ——— NAEGELI 1896—1898, - - - - UEHLINGER/BLANGEY 1933—1934, · · · · HAEGI 1950—1953

Infizierte Gesunde und die Träger von Krankheitsherden in irgendeiner Form bilden seuchen-medizinisch gesehen eine geschlossene Gruppe. Ihren Mitgliedern ist die potentielle Voraussetzung zur Krankheit oder diese selbst eigen. Das Hauptkriterium ist dabei nicht so sehr — dies sei zur Vermeidung von Mißverständnissen betont — die praktisch allen gemeinsame positive Tuberkulinreaktion der Haut, als vielmehr die Anwesenheit virulenter Tuberkelbakterien im Organismus.

Wohl eines der wichtigsten Merkmale der Tuberkulose ist die relative Seuchenfestigkeit des Menschen, welche durch eine relativ gute Resistenz bzw. Abwehrlage dem Erreger gegenüber bedingt ist. Jede ohne Erkrankung durchgemachte spezifische Infektion ist der Beweis einer günstigen Resistenzlage, welche dauernd oder aber nur temporär vorhanden sein kann. Schwankungen im Resistenzgefüge beeinflussen die Krankheitsanfälligkeit und bedingen, daß jede Primärinfektion bzw. jeder Befall des menschlichen Organismus einem Vorgang mit eingebautem Zeitzünder mäßiger Qualität gleicht, der in der Mehrzahl nicht zur Krankheit zündet oder dann erst in Monaten, Jahren oder Jahrzehnten, wobei meist eine endogene Exacerbation die Brücke zum seinerzeitigen Infektionsvorgang bildet. Unter den Möglichkeiten eines exogenen und endogenen Keimangebotes ist ohne Zweifel die exogene Erstansteckung das entscheidendste Ereignis. Durch sie treten Erreger und Wirt in einen lebenslänglichen, schicksalshaften Kontakt, bei dem der Ausgang unsicher ist.

Mit einem gewissen Recht hat durch den Tuberkuloserückgang die Unterscheidung zwischen der wachsenden Gruppe der Tuberkuloseunberührten und jener der Keimträger zunehmende Bedeutung erlangt, denn werden die Infizierten auf Kosten der Tuberkuloseunberührten geringer, sind sie leichter faß- und kontrollierbar, eine um so gewichtigere Tatsache, als im Prinzip eine aktive Tuberkulose sich nur bei einem

Keimträger entwickeln kann. Es führt also der Weg — allerdings bei recht unterschiedlichem zeitlichen Intervall — stets vom biologisch Gesunden über den tuberkulinpositiven Reagenten zum Kranken. Die vor allem in Gebieten mit sehr niederer Tuberkuloseverbreitung stetige Diskreditierung des (virulent) Tuberkulinpositiven, als potentiellen Streuer und als zukünftiges Glied der seit Urzeiten nicht abreißenden Infektkette hat zu Maßnahmen geführt, die über den Weg engmaschiger, radiologischer Kontrollen eine frühzeitige Erfassung des Überganges vom „harmlosen" Infektionszustand des Gesunden in ein klinisch-aktives Stadium bezwecken.

Unter dem Blickwinkel der praktischen Tuberkulosebekämpfung ist in diesem Zusammenhang eine Scheidung in die beiden Kategorien der infektfreien Anergischen und der Infizierten gewagt und nicht ungefährlich; denn ein Übertritt von der ersten in die zweite Gruppe kann sehr rasch und unmerklich erfolgen. Auf eine sichere Zugehörigkeit zur ersten Gruppe ist kein Verlaß. Der Unberührte ist gegenüber dem Tuberkulinpositiven dann deutlich tuberkuloseanfälliger, wenn er unvermittelt (und nicht schutzgeimpft) in den Streubereich einer Infektionsquelle gerät. Die erhöhte Gefährdung anergischer Personen konnte von zahlreichen Autoren festgestellt werden. Nach HEIMBECK (1937) kamen unter 638 tuberkulinpositiven Pflegeschwestern während der 3jährigen Lehrzeit 23 Erkrankungen an Tuberkulose ohne einen Todesfall vor; bei 284 tuberkulinnegativen derselben Periode hingegen traten 95 Erkrankungen und 9 Todesfälle auf. Die Morbidität der tuberkulinnegativen Lernschwestern war also 8mal größer als diejenige der tuberkulinpositiven. Eine große Reihe von Autoren bestätigten in der Folge die erhöhte Gefährdung anergischer Pesonen gegenüber einem virulenten Infekt (KRISTENSON, 1942; MADSEN, HOLM und JENSEN, 1943; MALMROS und HEDVALL, 1937; WEILL-HALLÉ, 1938; RIST, 1939). In zwei Schwesternschulen der Schweiz erkrankten von 308 tuberkulinpositiven Schwesternschülerinnen an Tuberkulose: 2,6% (ohne Todesfälle), von 202 tuberkulinnegativen: 17,3% (und es starben 1,5%). (URECH und ROCHAT, 1947; DELACHAUX, 1948).

Zugegeben, diese Verhältnisse lassen sich nur bedingt auf die Normalbevölkerung übertragen, und zudem hat sich die Infektionssituation im Tuberkulosespital in der antibiotischen Aera grundlegend geändert, von der Möglichkeit des BCG-Impfschutzes der Schwester ganz abgesehen. Im Prinzip gilt aber die erhöhte Krankheitsanfälligkeit anergischer Individuen gegenüber einem spezifischen Infekt damals, wie heute. Es können sich also die Vorteile vollständiger Tuberkulosefreiheit im Streubereich einer Infektionsquelle aufheben und sich sogar in eigentliche Nachteile verwandeln. Der beschränkten Anzahl streuender Infektionsquellen ist es in erster Linie zuzuschreiben, wenn die erwähnten Nachteile der Anergie sich in Wirklichkeit nicht ungünstiger auswirken.

Demgegenüber beeindruckt ein Vergleich bezüglich der Tuberkuloseanfälligkeit zwischen biologisch Tuberkulosefreien und Infizierten ebensosehr. D. FRIDRICH (1961) fand auf die Zahl von 100 000 Einwohnern berechnet, einen Risikoquotienten hinsichtlich einer Erkrankung an aktiver Tuberkulose bei Personen mit negativer Tuberkulinreaktion von: 7, mit positiver Tuberkulinreaktion von: 66, mit nachweisbarem verkalktem Primärkomplex von: 356 und mit Zeichen einer abgeheilten Lungentuberkulose von: 1090. Das Erkrankungsrisiko liegt also bei den Infizierten wesentlich höher als bei den Tuberkulosefreien.

Ähnlich zu werten sind die Ergebnisse von G. NEUMANN (1962) an einer Gruppe von durch die Tuberkulosefürsorgestelle Stuttgart überwachten inaktiven Lungentuberkulosen. Nach ihm übertrifft die Wiedererkrankungswahrscheinlichkeit von Personen mit inaktiver Lungentuberkulose die Neuerkrankungswahrscheinlichkeit eines Gesunden um mindestens das Zehn- bis Zwanzigfache. Hingegen ist nach D. A. Trauger (zit. nach Ott i. d. B.) das Erkrankungsrisiko bei Trägern von „Neuinfekten" 20mal, bei Trägern von „Altinfekten" mit klinischer Tuberkuloseanamnese 10mal höher, als bei Trägern von „Altinfekten" ohne Tuberkuloseanamnese und ohne radiologisch sichtbare Lungenläsion.

Im Rahmen einer umfassenden Tuberkuloseabwehr kommt der Bekämpfung der ausgebrochenen Krankheit individualärztlich im Interesse des betroffenen Kranken und kollektivmedizinisch zum Schutze der gesunden Bevölkerung große Bedeutung zu. Es liegt im Sinne einer wirksamen Seuchenbekämpfung, wenn eine Erkrankung so früh als möglich erfaßt, in der aktiven Phase so erfolgreich als möglich ärztlich betreut und im Stadium der Abheilung so konsequent als möglich nachbehandelt und überwacht wird. Dabei behält die Trias: Erfassung, Isolierung, Behandlung ihren seuchenhygienischen Einfluß über alle Altersstufen hinweg. Es ist in diesem Zusammenhang eine der Aufgaben der Behandlung, die Zahl aktiver, vor allem infektiöser Lungentuberkulosen so klein als möglich zu halten.

Die Behandlung steht heute ganz im Banne der Chemotherapie und in geringerem Maße unter dem Einfluß der Chirurgie. Die Wirkung der Chemotherapie hängt zu einem großen Teil von der Art ihres Einsatzes und der Durchführung ab und diese wiederum weitgehend von den Kenntnissen und der Erfahrung des Arztes. Der Behandlungserfolg kommt besonders im Ausmaß der Überführung von der aktivoffenen in die aktiv-geschlossene, von der aktiven in die inaktive und schließlich geheilte Form zum Ausdruck. Dabei sind im allgemeinen die Resultate um so besser, je umsichtiger und konsequenter die Therapie geführt wird und je weitergehend wirksame Kombinationen von Antibiotica zum Einsatz kommen, was wiederum von der medikamentösen Ansprechbarkeit der Tuberkelbakterien (Antibiogramm), bzw. von der Resistenzsituation abhängig ist. Die gewaltige Senkung der Mortalität stellt das beeindruckendste Ergebnis der Tuberkulosebehandlung dar.

In der heutigen Phase des Besitzes wirksamer Tuberkulosemedikamente besteht die Gefahr, die allgemeine Resistenz des Organismus und deren Hebung im Rahmen der Tuberkulosebehandlung und -bekämpfung zu gering zu veranschlagen. Die Resistenzlage bleibt in jeder Tuberkulosesituation mitbestimmender Teilfaktor. Sie entscheidet vor allem in den der Chemotherapie nachfolgenden Monaten und Jahren über den Dauererfolg.

Wohl beschränkt, doch nicht unbedeutend sind die Möglichkeiten, bei Geheilten eine erneute Progression in die Krankheit zu verhindern. Nicht nur kann der Arzt Schrittmacherzustände oder -krankheiten physischer oder psychischer Art unter Kontrolle zu bringen versuchen, — wobei er heute über die Möglichkeit der prophylaktischen Chemotherapie verfügt — sondern er wird auch in periodischen Kontrolluntersuchungen dahin wirken, schädliche Belastungen des Patienten vor allem am Arbeitsplatz auszuschalten. So sind gute Resultate im Sektor individualmedizinischer Betreuung von Kranken und ehemals Kranken nur durch einen entsprechenden Einsatz des Arztes (und auch des Patienten) und oft unter Inkaufnahme mühevoller Kleinarbeit zu erreichen. Anstrengungen, die sich gesamtprognostisch ohne Zweifel günstig auswirken, für das Wohlergehen des Einzelfalles aber oft nicht leicht wertbar sind.

Im Gesamtplan der Tuberkulosebekämpfung kommt der Reihenröntgenuntersuchung, bzw. dem Schirmbildverfahren ein wichtiger Platz zu. Im Rahmen der Forderung von R. KOCH: „Es müssen vor allem die Quellen, aus denen der Infektionsstoff fließt, soweit es in menschlicher Macht liegt, verschlossen werden", erfüllt das Schirmbild seine Hauptaufgabe, wie sie keine andere Methode in ähnlicher rationeller Weise erfüllen kann. Wenn auch gegenüber dem gezielten Verfahren einer Umgebungsuntersuchung zentripetal und zentrifugal von der Infektionsquelle die „Ausbeute" durch die ungezielte bzw. breit gezielte Schirmbildmethode prozentual geringer und der „Verschleiß" an Arbeit größer ist, kommt dem Schirmbild eine wichtige Stellung in der Tuberkuloseabwehr zu. Voraussetzung eines Erfolges ist allerdings seine Anwendung auf breiter Basis unter Erfassung vor allem jener Alters- und Bevölkerungsgruppen, bei denen erfahrungsgemäß die Tuberkuloseanfälligkeit größer ist.

Vom Rückgang der Tuberkulose haben — wie erwähnt — vor allem die Kinder und Jugendlichen profitiert. Unter ihnen spürt daher das Schirmbild immer weniger Tuberkulosen auf, erst recht, wenn eine BCG-Durchimpfung auf breiter Basis einen zusätzlichen Schutz vermittelte. Wenn auch die Ergebnisse von periodisch wiederholten Schirmbildaktionen der letzten 15 Jahren bei ungefähr gleichbleibender Beteiligung der Bevölkerung eindrücklich eine Tuberkuloseminderung zeigen, geht diese aber zweifellos nur zum Teil auf das Schirmbildverfahren zurück. (Anläßlich 5 in 3—4-jährigen Abständen im Zeitraum zwischen 1946/47 und 1959/60 durchgeführten Schirmbildaktionen fanden sich stetig verminderte Tuberkulosezahlen in einer Region mit rund 100 000 Einwohnern — Zürcher Oberland — und bei einer jeweiligen Beteiligung der Bevölkerung auf freiwilliger Grundlage zwischen 43% und 57%. Zu Beginn betrug die Anzahl der eruierten Personen mit einer aktiv-offenen Lungentuberkulose: 30, einer aktiv-geschlossenen: 114; am Schluß: 7 bzw. 14. Wir stellten neben der Verminderung der offenen und der älteren chronischen Formen eine Verschiebung zu den Frischformen fest.) Auch wenn die „Ausbeute" geringer geworden ist, wird das Schirmbildverfahren zu Recht als ein Hauptpfeiler in der Tuberkuloseprophylaxe angesehen. Es profitieren von der Methode: der Gesunde, er wird vor Ansteckung besser geschützt; der Krankheitsträger, seine Lungentuberkulose wird früher entdeckt und der Behandlung zugeführt. Die Vorzüge des Verfahrens werden dadurch nur wenig geschmälert, daß infektiöse Bronchus- und Hilustuberkulosen der Entdeckung entgehen und hier einer wünschenswerten totalen Erfassung offener Tuberkulosen Grenzen gesetzt sind.

Abschließend wäre festzuhalten: Die epidemiologische Eigenart der Tuberkulose erfordert zur wirksamen Prophylaxe individualmedizinisch die Behandlung und Betreuung des einzelnen Kranken, gruppenmedizinisch, zum Schutze der Gesamtheit, Erfassung und Eliminierung der Streuquelle, Verbesserung der Lebensbedingungen, Reihenuntersuchung und aktive Schutzimpfung (HAEFLIGER und MARK, 1956).

In diesem vielseitigen und bunten Mehrfaktorenproblem des Einsatzes gegen die Tuberkulose ist der Einzelfaktor nicht leicht zu wägen und zu werten. K. WINGE — dessen wir in Dankbarkeit und Verehrung gedenken — schätzte (in einer mündlichen Äußerung) den Gesamterfolg gegen die Seuche also grosso modo zu je einem Viertel bedingt durch: die zivilisatorische Entwicklung zum Wohlstand, die Infektionsbekämpfung, die Krankheitsbehandlung, insbesondere durch die spezifischen Medikamente und schließlich die Prophylaxe, vor allem durch die BCG-Impfung.

Die BCG-Schutzimpfung stellt eine wichtige prophylaktische Methode gegen die Tuberkulose dar. Sie gehört in den Gesamtrahmen der Tuberkulosebekämpfung, die sich auf den Gegebenheiten von Infektion und Disposition, der Erfassung, Behandlung und Verhütung aufbaut. Sie kann einen wichtigen, aber keinen ausschließlichen Platz beanspruchen. Sie ergänzt andere Methoden, konkurrenziert sie aber nicht.

In diesem Sinne einer sachgemäßen Eingliederung möchten wir die verschiedenen Beiträge aus aller Welt über Stand und Aufgabe der BCG-Impfung gewertet wissen.

Summary

Because of the special epidemiologic characteristics of tuberculosis, an efficient prophylaxis calls for individual care of each single patient as well as protection of the whole population through detection and elimination of all sources of infection, improvement of living conditions, mass-X-ray examinations and protective inoculations.

BCG vaccination is one of the many methods used today in the struggle against tuberculosis. It does not play the exclusive role, but has its well-defined place and indications within the whole group of measures. These, if properly used, leed to a diminution of tuberculosis and need not contradict each other. In view of the various factors involved in the combat against tuberculosis, it is difficult to assess accurately the value of a single method. K. WINGE — of whom we think most highly — estimated (in a verbal communication) that the improvement has been due in equal parts to the raising of living standards, the measures against infection, the treatment of the disease, in particular through specific drugs, and finally through BCG-vaccination as a prophylactic means.

BCG-vaccination has proved to be a most useful prophylactic method and still will be so in the future.

Contributions from all over the world on the aims and advances achieved with BCG-vaccination may therefore serve to clarify the position of this method within the whole group of prophylactic means.

Literatur

AUFRECHT, E.: Pathologie und Therapie der Lungenschwindsucht. Wien: Hölder, 1905.

CALMETTE, A.: L'infection bacillaire et la tuberculose chez l'homme et chez le animaux. Paris: Masson 1936.

DELACHAUX, A.: Morbidité tuberculeuse dans une école d'infirmières et premiers résultats de la vaccination systématique au BCG par scarifications cutanées. Helv. med. Acta **15**, 42—60 (1948).

FRIDRICH, D.: Risk of developing tuberculosis. Rozhl. Tuberk. **21**, 758—769 (1961). Ref. Zbl. ges. Tuberk.-Forsch. **91**, 391 (1962).

GOTTSTEIN, A.: Allgemeine Epidemiologie der Tuberkulose. Berlin: Springer 1931.

HAEFLIGER, E.: Die Primo-Sekundärtuberkulose. In BERGMANN, FREY, SCHWIEGK; Hb. inn. Med., 4. Aufl. vol. IV/3 pp. 167—249. Berlin—Göttingen—Heidelberg: Springer 1956.

— Zur gegenwärtigen Tuberkulosesituation. Bibl. tuberc. **20**, 1—11 (1965). Basel—New York: Karger 1965.

— und G. MARK: Lungenphthise. In BERGMANN, FREY, SCHWIEGK: Hb. inn. Med., 4. Aufl. vol. IV/3 pp. 249—348. Berlin—Göttingen—Heidelberg: Springer 1956.

HAEGI, V.: Die Tuberkulosedurchseuchung der Bevölkerung der Zürcher Landschaft, beurteilt nach dem Tuberkulinkataster der Jahre 1950—1953. Med. Diss. Zürich 1956.

HAMBURGER, F.: Die Tuberkulose als Kinderkrankheit. Münch. med. Wschr. 1908, 2702—2703.

Heimbeck, J.: Tuberkuloseinfektion und Tuberkulosevakzination. Z. Tuberk. **52**, 378—388 (1928).
— Die Bedrohung des Krankenpflegepersonals durch Tuberkulose. Zbl. ges. Tuberk.-Forsch. **45**, 537—545 (1937).
— Forhandl. v. XIV. Nord. Tuberkuloselaegekongr. 1948. Copenhagen: Rosenkilde och Bagger 1949.
Hofbauer-Flatzeck, A.: Die Bekämpfung der Tuberkulose in der gegenwärtigen Epidemiephase in Deutschland. Z. Tuberk. **70**, 239—255 (1934).
Koch, R.: Die Ätiologie der Tuberkulose. Vortrag 24. März 1882 in der physiologischen Ges. Berlin. Z. Tuberk. **16**, 115—135 (1910).
— Die Ätiologie der Tuberkulose. Mitteilungen aus dem Kaiserlichen Gesundheitsamt, Bd. 2. (Berlin 1884).
Kristenson, A.: Erfahrungen betreffs BCG-Impfung. Nord. Med. **1941**, 2768. Ref. Zbl. ges. Tuberk.-Forsch. **54**, 648 (1942).
Landouzy, L.: Cit. nach Calmette: L'infection bacillaire et la tuberculose chez l'homme et chez les animaux. Paris: Masson, 1936.
Madsen, Th., J. Holm und K. A. Jensen: Untersuchungen über die Epidemiologie der Tuberkulose in Dänemark. Acta tuberc. scand. (Københ.) Suppl. 6 (1942). Ref. Zbl. ges. Tuberk.-Forsch. **55**, 713 (1943).
Malmros, H., und E. Hedvall: Studien über die Entstehung und Entwicklung der Lungentuberkulose. Tuberk. Bibl. Nr. 68. Leipzig: Barth 1938.
Meijer, J.: Cit. nach A. Ott in diesem Band.
Naegeli, O.: Über Häufigkeit, Lokalisation und Ausbreitung der Tuberkulose. Virchows Arch. **160**, 426 (1900).
Neumann, G.: Die epidemiologische Bedeutung der inaktiven Lungentuberkulose. Tuberk.-Bücherei z. Tuberk.-Arzt. Stuttgart: Thieme, 1962.
Ott, A.: Die Epidemiologie der Tuberkulose. Hb. inn. Med. 4. Aufl. vol. IV/3 pp. 102—167. Berlin-Göttingen-Heidelberg: Springer 1956.
— Epidemiologie der Tuberkulose. Internist **3**, 565—574 (1962).
Perkins, J. E.: The significance of tuberculosis in public health. Ann. N. Y. Acad. Sci. **106**, 5—8 (1963).
Rist, E.: Le risque tuberculeux chez les élèves des écoles infirmières et l'opportunité de leur vaccination au BCG. Bull. Acad. Méd. (Paris) **1939**, 18. Ref. Zbl. ges. Tuberk.-Forsch. **51**, 367 (1940).
Scoper, F. L.: Opening remarks. Ann. N. Y. Acad. Sci. **106**, 3—4 (1963).
Uehlinger, E., und R. Blangey: Anatomische Untersuchungen über die Häufigkeit der Tuberkulose. I. Mitt. Vergleich mit den Untersuchungen von Naegeli in den Jahren 1896—1898. Beitr. Klin. Tuberk. **90**, 339—369 (1937).
Urech, E., et P. Rochat: Diaconesses et tuberculose. Schweiz. med. Wschr. **1945**, 504—506.
Weill-Hallé, B.: La prophylaxie vaccinale de la tuberculose. Acta paediatr. (Stockh.) **22**, 311 (1938). Ref. Zbl. ges. Tuberk.-Forsch. **49**, 338 (1939).
v. Wyss, H.: Lehren der Geschichte. Tuberkulose-Kommission Zürich-Stadt, 1911.

Priv.-Doz. Dr. E. Haefliger
Präsident d. Zürcher kantonalen Liga gegen die Tuberkulose
8636 Wald/Schweiz

Epidemiologische Phänomene der Tuberkulose und ihre Auswirkungen auf die Indikation zur BCG-Impfung in Ländern mit unterschiedlicher Durchseuchungsintensität

A. Ott

Mit 10 Abbildungen

Einleitung

Die statistische Epidemiologie kann und soll mit ihrer Aufgabe, der Erforschung der Dynamik der Seuchen, Hinweise vermitteln, wo und in welchem Maße Vorbeugungsmethoden einzusetzen sind, so auch für den Einsatz der BCG-Impfung im Kampfe gegen die Tuberkulose, der noch in keinem Lande beendet ist. Der Vorbeugungseffekt der aktiven Tuberkulose-Schutzimpfung gegenüber Primär- und Primosekundärformen der Tuberkulose schwankt in den bekannten, „kritikfesten" Vergleichsgruppen vaccinierter und unvaccinierter Frischinfizierter um 75—80%, eine Erfolgsquote, die jener der Kinderlähmungimpfung ebenbürtig ist. Der Wert der BCG-Impfung steigt und fällt jedoch mit der genauen Bestimmung ihrer Indikation, die Kenntnisse in den epidemiologischen Phänomenen und den Erkrankungs- und Sterberisiken in Konvertorengruppen verschiedener Altersstufen voraussetzt. Die Indikation zur BCG-Impfung ändert von Region zu Region, von Land zu Land, entsprechend den Unterschieden in der Durchseuchungsintensität.

I. Epidemiologische Phänomene der Tuberkulose

1. Säkulare Wellen: Endemie-Epidemie-Endemie

Anhand früher Registrierungen über die Todesursachen konnte die statistische Epidemiologie das epidemische Wüten der Tuberkulose auf dem europäischen und nordamerikanischen Kontinent in Form säkularer Wellen in ihrem Ausmaß noch erkennen (A. Gottstein [17, 18], A. Hofbauer-Flatzeck [27], G. L'Eltore [34, 35], F. Redeker [56], E. R. N. Grigg [20] u. a.). Durch rasches Fortschreiten der *Urbanisierung und Industrialisierung* vollzog sich das epidemische Geschehen — der Anstieg aus einer endemischen Phase bis zu einem Kulminationspunkt und das Abgleiten in ein wiederum endemisches Verhalten — in Großstädten früh und rasch (s. Abb. 1: London u. Hamburg), in dünn besiedelten Landregionen im Sinne einer „verzögerten progressiven Durchseuchung" erst später, langsamer und mit weniger hohem Scheitelpunkt. Bei rascher *Verkehrserschließung* kann indessen auch ein verspäteter Wellenschlag eines Landbezirkes noch hoch prellen (s. Abb. 1: Oppeln und Hümmling). Der Höhepunkt einer Epidemiewelle wird entscheidend mitbestimmt durch die in der Epidemiephase noch niedrige oder bereits höhere *„zivilisatorische*

Lebensform" (F. Redeker [56]). Die Tuberkulose-Sterbekurve Japans in der Abb. 1 ist ein Beispiel für ein spätes und durch den bereits erreichten Stand der Lebenshaltung gemildertes epidemisches Geschehen.

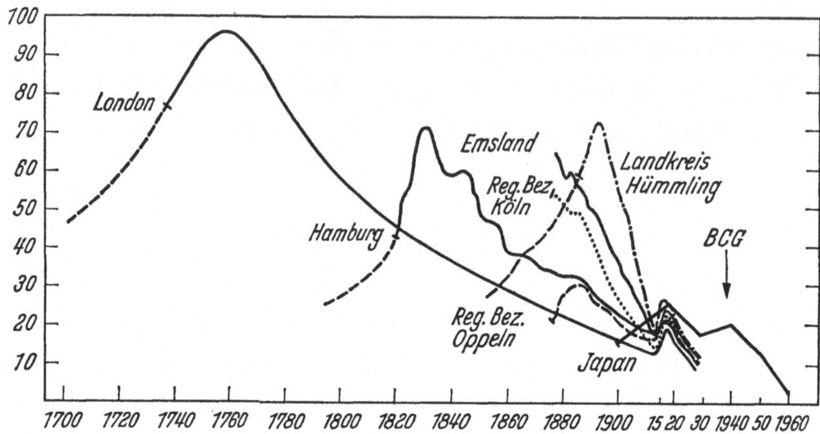

Abb. 1. Entwicklung der Mortalität an Tuberkulose in London, Hamburg, Reg.-Bez. Oppeln, Reg.-Bez. Köln, Emsland, Hümmling und in Japan auf 10 000 Lebende

2. Durchseuchung. Präzession und Retrozession

Einer teilweisen Vorverlegung von Infektion, Krankheit und Tod in die Kindheit (Präzession) während der Entwicklung der Tuberkulose zur Epidemie folgte nach dem Überschreiten des Kulminationspunktes und vom Beginn einer neuen endemischen Phase der säkularen Welle die Verlangsamung der Durchseuchung, die zunehmende Verschiebung von Infektion, Krankheit und Tod vom Kindesalter in die nachfolgenden und höheren Altersklassen (Retrozession). Allerdings — und dieser komplexe Vorgang ist im Hinblick auf die BCG-Schutzimpfung sehr wesentlich — zeigen sich in der Ablösung der Präzession durch die Retrozession zwischen den rückläufigen Bewegungen des Infektionsvorganges, der Erkrankung und des Absterbens an Tuberkulose Tempounterschiede.

a) *Rückläufige Bewegungen der Durchseuchung seit der Jahrhundertwende in Holland und in der Schweiz. Reduktion des Tuberkulinindex durch Tilgung der Rindertuberkulose.* Die Durchseuchungskurven 1896/98 und 1950/53 resp. 1953/56 der Abb. 2, verglichen mit dem Tuberkulose-Mortalitätsrückgang 1901/02 bis 1949/51 in Abb. 5 weisen auf die im letzten Halbjahrhundert in der Schweiz gegenüber der Sterblichkeit verzögerte rückläufige Bewegung in der Infektionsintensität. Holland, dessen Indexkurve pro 1962 wesentlich tiefer verläuft, wies um die Jahrhundertwende gegenüber der Schweiz bereits eine tiefere Mortalität auf (Holland: Mortalität 1901: 183,8, 1963: 2,1; Schweiz 1901: 267,0, 1963: 9,0 je 100 000 E.).

In Holland ist der Tuberkulinindex der 19- bis 20jähr. Rekruten von 1954 bis 1964 von 27,9% auf 7,5% gesunken (J. Meijer [41]), während beispielsweise im Kanton Solothurn der Index der 15jähr. Schüler pro 1964 mit 9,1% noch höher stand, als jener der holländischen Rekruten.

In allen Regionen und Ländern, in denen die *Rindertuberkulose* getilgt wurde, stellte sich im Zeitpunkt der endgültigen Sanierung der bovinen Tuberkulose insbesondere im Kindesalter eine wesentliche Indexreduktion ein. So sank der Index bei den Schulanfängern im Kanton Solothurn von 1958/59 bis 1959/60 ganz auffällig von 9,6% auf 5,6%, denn in diesem Jahre rückte jener Jahrgang in das 1. Schuljahr, dessen Geburtsjahr mit dem Jahre der endgültigen Ausrottung der Rindertuberkulose zusammenfiel.

b) *Konversionsindex. Absolute Zahlen der Konvertoren nach Altersklassen.* Der Tuberkulinindex ist ein feiner Indikator für den Seuchenverlauf, doch für die Indikation zur BCG-Impfung vermittelt der Konversionsindex, d. h. die Zahl der innert eines Kalenderjahres in einer Altersgruppe Frischinfizierten (Konvertoren = Invertoren) noch wertvollere Hinweise. Nach V. HAEGI [24] war die primäre Infektionserwartung (= Konversionsindex) in der Bevölkerung der Zürcher Landschaft pro 1950/53 für die 15- bis 29jährigen eine mehrfach größere als jene der 0- bis 14jährigen, auch jene der 30- bis 40jährigen war noch doppelt so hoch als bei den Kindern (Tab. 1).

Tabelle 1. *Primäre Infektionserwartung der Bevölkerung der Zürcher Landschaft nach Altersklassen (1950/53)*

Altersgruppe	Primäre Infektionserwartung
0—14jährige	1,8%
15—29jährige	6,8%
30—44jährige	4,7%
45—59jährige	1,0%
60—90jährige	0,0%

[1] Konvectorenkoeffizient

Tabelle 2. *Tuberculin conversion indices* [1] *(Mx. 1 T. U.) among non-vaccinated in Holland 1962, in Prozent*

age	boys	girls
12	0,04	0,06
13	0,38	0,18
14	0,20	0,27
15	0,27	0,30
16	0,32	0,33
17	0,30	0,25
18	0,36	0,44
total	0,25	0,22

[1] im Original in Promille

Dieser Konversionsindex hat sich seit den Erhebungen von V. HAEGI (1950/53) insofern zugunsten der Volksschüler und relativ zu Lasten der 15- bis 29jährigen verändert, als sich z. B. im Kanton Solothurn mit denselben Indexverhältnissen wie in der Zürcher Landschaft der Index der Schulanfänger von 1951/52 bis 1964/65 von 13,6 auf 2,7% gesenkt hat. Diese Annahme wird bestätigt durch eine weitere Test- und Impfaktion in der Zürcher Landschaft 1955/61, aus der eine weitere Infektionsentlastung hervorgeht.

In Holland sind nach J. MEIJER [41] die Konversionsindices entsprechend der wesentlich niedrigeren Durchseuchung um ein Vielfaches niedriger als jene der Zürcher Landschaft. Auch in Holland wird die Durchseuchung durch den Milieuwechsel von der Volksschule in die Lehr- und Berufszeit nach der Tuberkulinindexkurve der Abb. 2 und dem höheren Konversionsindex der 18jährigen der Tab. 2 beschleunigt. Die absolute Konvertorenzahl ist jedoch so niedrig, daß neben der geringen Infektfrequenz andere tuberkulosefördernde Faktoren (altersgebundene Resistenzminderung, psychovegetative Überforderung u. a. m.) die Indikation zur BCG-Impfung mitbestimmen müssen.

Um die Änderungen in den absoluten Zahlen der Konvertoren nach Altersstufen seit der Jahrhundertwende zu überblicken, haben V. HAEGI [24] und A. OTT [49]

nach den Durchseuchungskurven und Konversionsindices Berechnungen über die
absoluten Zahlen der Konvertoren angestellt. Die Konvertorendiagramme pro 1896/
98 und 1950/53 der Abb. 3 von V. HAEGI lassen eindrücklich die in diesem Zeit-

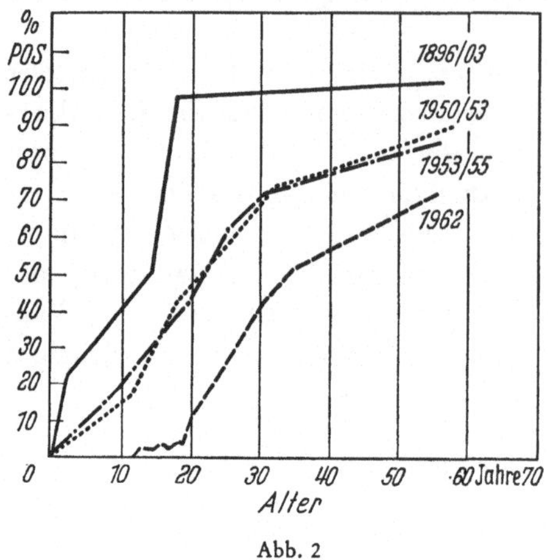

Abb. 2

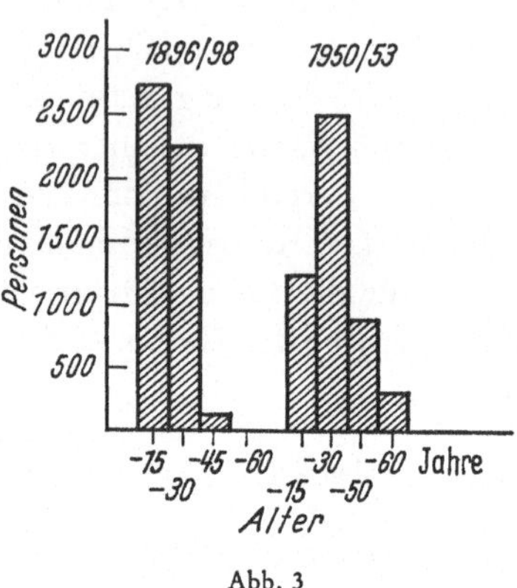

Abb. 3

Abb. 2. Verlangsamung der Tuberkulosedurchseuchung in der Schweiz. ——— NAEGELI 1896—1898 (Pathol.-Anat.).
• • • • Zürcher Landschaft 1950—1953 (Moro-Patch., MX 10 TE) nach V. HAEGI. — · — · Kanton Aargau 1953—1956
(Moro-Patch., MX 10 TE). - - - - Holland nach J. MEIJER

Abb. 3. Invertorendiagramme nach Altersgruppen (errechnet nach den Untersuchungen von NAEGELI und dem
Tuberkulinkataster 1950/53; Invertorenzahl auf die Bevölkerung des Jahres 1950 standardisiert)

raum erfolgte Infektionsentlastung des Kindesalters und die größere Belastung der
15- bis 30jährigen erkennen. Die absolute Zahl der Konvertoren nach Altersgruppen
in Beziehung gesetzt zu ihrem Erkrankungsrisiko (Abschn. II) vermittelt eine zahlen-
mäßige Vorstellung über den effektiven BCG-Impfschutz in einer Altersklasse.

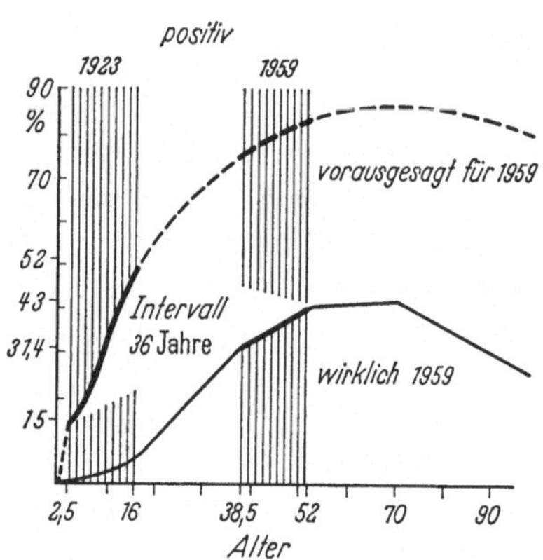

Abb. 4. Instabilität der Tuberkulinempfindlichkeit — Ontario 1923—1959

c) *Reversion, Instabilität der Tuberkulinallergie. Exogene Neuherdsetzung nach Reversion.* Die Reversion, d. h. das Erlöschen
der Tuberkulinallergie durch biologische Ausheilung der Infektherde wird heute wahrscheinlich auch in Ländern mit mittlerer Durchseuchung relativ häufig. Weit häufiger ist das
Phänomen in Ländern mit sehr verminderter
Penetranz der Seuche und zwar in allen
Altersstufen, nach S. GRZYBOWSKI u. E. A.
ALLEN [22] vor allem in den Altersgruppen
vor dem 20. Lebensjahr, als Folge von Infektionen mit geringen und „verzettelten" Bak-
terienmengen; die älteren Jahrgänge waren
einer intensiveren Durchseuchung ausgesetzt.
Diese Allergieinstabilität ist eines der Merkmale der sinkenden Durchseuchung.

In den zwei Stadtbezirken Dundas und West Flamboro, in der Nähe der Stadt
Hamilton (Ontario) [22] waren z. B. 1923 von 1321 5- bis 9jährigen Kindern 23%
tuberkulinpositiv, der Index stieg bei den 10- bis 14jährigen auf 41%, bei den 15- bis
20jährigen auf 52%. Es war zu erwarten, daß diese Kohorte im Jahre 1959 als um

36 Jahre ältere ungefähr einen Index von 80⁰/o zeigen würde; es waren jedoch nur
50⁰/o positiv (Abb. 4).

Die Reversion durch biologische Ausheilung, der Verlust der Infektionsimmunität,
kann das Terrain wieder für eine exogene Neuherdsetzung vorbereiten; entsprechende
pathologisch-anatomische Beobachtungen erfolgten schon durch Aschoff und Puhl,
später durch E. M. Medlar [40]. Biologisch kann der Organismus auf eine exogene
Reinfektion indessen nicht ganz gleich reagieren, da der Reinfekt einen bereits in der
Abwehr geübten Wiederinfizierten trifft (Baldwin, Gardner u. Willis [4];
Saenz u. Canetti [60]). Tuberkulinnegativ Gewordene werden bei einer exogenen
Neuherdsetzung rascher wieder allergisch als erstmals natürlich Infizierte. Ihre Impfung ist gefahrlos und kann durch eine Wiedermobilisierung der Abwehr gegen er-
neute natürliche Infektionen nur von Nutzen sein.

d) *Die Tuberkulose-Mortalität nach Altersgruppen um die Jahrhundertwende und
in der Gegenwart.* Die Altersgliederung der Tuberkulose-Mortalität ist im Kulmina-

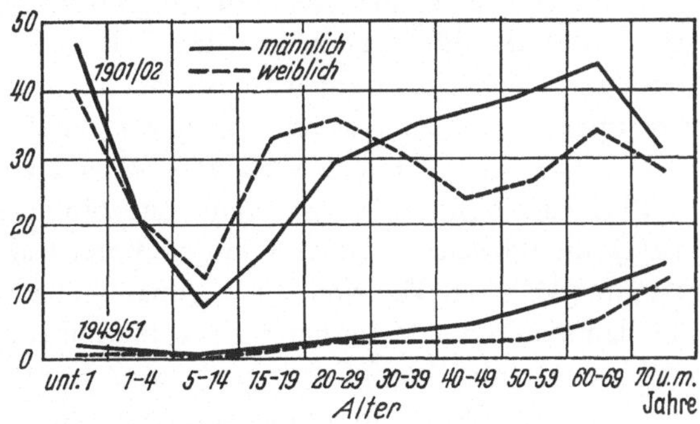

Abb. 5. Sterblichkeit an Tuberkulose in der Schweiz 1901/02 und 1945/51 nach Alter und Geschlecht auf 10 000 Einwohner der entsprechenden Altersklasse, im Jahresmittel (nach A. Sauter)

tionspunkt und ersten Abfallen einer säkularen Tuberkulosewelle gekennzeichnet
durch ein Hoch im Säuglingsalter, ein Tief um das 10. Lebensjahr und einen Gipfel
der Altersklassen der Pubertät und jungen Erwachsenen. Die Umformung dieser
Kurve zur Sterbekurve einer Alterskrank-
heit ist ursächlich ein komplexer Vorgang
(Expositions- u. Dispositionsprophylaxe,
Kollaps- u. neuerdings Chemo- und Re-
sektionstherapie, also z. T. durch eine
Letalitätsverbesserung). Der frühere Rückgang der Mortalität insgesamt war indessen wahrscheinlich auch die Folge einer
negativen Auslese, der Dezimierung der
Hinfälligen, eine Annahme, die durch das
zuerst von K. Andvord [1] für Norwegen
entdeckte, später von anderen Autoren
für andere Länder bestätigte Generatio-
nen- oder Kohortenphänomen eine Stütze

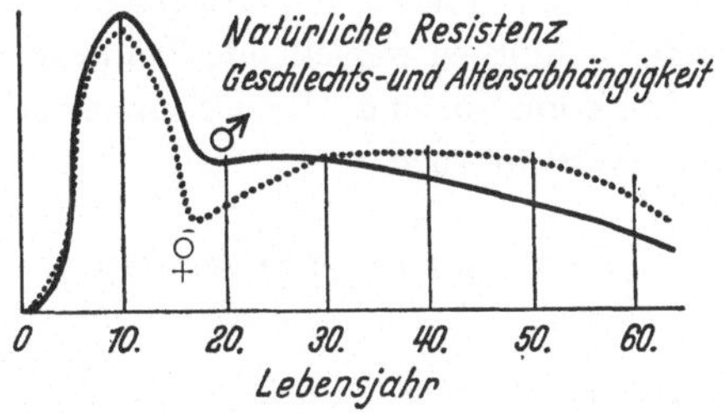

Abb. 6. „Lebenskurve der natürlichen Resistenz", wie
sie sich als Reziproke der Morbidität, Letalität und
Mortalität ergibt. Vom Schulalter ab bis Mitte des
3. Lebensjahrzehntes ist die natürliche Resistenz beim
männlichen, in den übrigen Lebensabschnitten beim
weiblichen Geschlecht höher

erhielt. Unabhängig von den altersgebundenen Differenzen scheint innerhalb einer
Generation die Tuberkulose-Mortalität an die Höhe jener ihrer ersten Lebensjahre
gebunden zu sein.

Die Kurvenformen der Mortalität der Schweiz um 1901/02 und 1949/51 sind für Länder mit niedriger und mittlerer Durchseuchung charakteristisch. Die Kurvenform von 1901/02 als Reciproke der „Lebenskurve der natürlichen Resistenz" (s. Abb. 5 u. 6) weist auf Indikationen der BCG-Impfung in besonders gefährdeten Altersgruppen. Die altersgegliederte Mortalität der Gegenwart ist mit ihrem erreichten Tiefpunkt nur mehr von sekundärer Bedeutung.

e) *Die Tuberkulose-Morbidität.* Mit Ausnahme des Säuglingsalters, in welchem eine tuberkulöse Krankheitsmanifestation mit Gewißheit auf den Zeitpunkt der Infektion schließen läßt, ist uns in der üblichen Statistik der Morbidität nach Formen und Altersklassen der Einblick in die zeitlichen Zusammenhänge zwischen Infektion und Krankheit verwehrt. Für die Meningitis tbc. und Miliaris, die in der Mortalität zufolge der spezifischen Therapie nur noch in relativ kleinen Zahlen erscheinen, sind nun die Morbiditätsziffern für die Neugeborenenimpfung wegleitend, aber in Ländern ohne Meldepflicht für diese Formen nicht bekannt.

Aus der Gesamtmorbidität eines Landes läßt sich lediglich die *Möglichkeit* eines Impfeffektes erwägen. Ein *realer* Effekt kann aus den Tuberkulinindices und der Morbidität nach Altersklassen abgeleitet werden (s. Abschn. IV 1 Westdeutschland), sicherer läßt er sich bestimmen aus den Konvertorenindices der Altersgruppen und deren Erkrankungsrisiken. Um beim Vergleich Holland—Schweiz zu bleiben, weisen die Niederlande pro 1962 eine Morbidität insgesamt von absolut 4998 = 42,3 je 100 000 (J. MEIJER [41]), die Schweiz im gleichen Jahre absolut rund 7800 = 150,0 je 100 000 (F. KAUFMANN [33]) auf. Die drei- bis viermal größere Morbidität der Schweiz gegenüber Holland läßt die Möglichkeit eines Impfeffektes nach der Gesamtmorbidität erwarten, ein realer Impfeffekt ist aus dem Konvertorendiagramm (Abb. 3) und den im folgenden Abschnitt dokumentarisch belegten Erkrankungsrisiken der Konvertoren nach Altersgruppen mit Sicherheit abzuleiten.

II. Krankheitsgeschehen und altersgebundene Prognose der Tuberkulose in naher zeitlicher Beziehung zur Erstinfektion

Nach den bisherigen Darlegungen über epidemiologische, für die Indikationen der BCG-Impfung wegleitende Phänomene sollen Einblicke in das zeitlich unmittelbar der Infektion folgende Krankheitsgeschehen die Anzeigen zur BCG-Impfung noch weiter verdeutlichen.

1. Relationen zwischen der altersspezifischen natürlichen Resistenz und dem unmittelbar an eine Erstinfektion anschließenden Krankheitsgeschehen

Die angeborene natürliche Resistenz und die erworbene infektionsgebundene oder Infektions-Immunität (R. DOERR [9]) sind bei der Tuberkulose immer noch ungeklärt (H. BLOCH [5], E. FREERKSEN [13]). Für die Herausstellung von Indikationen der BCG-Impfung aus statistisch-epidemiologischer und -klinischer Sicht sei hier für den Abwehrmechanismus gegen den Tuberkuloseinfekt „traditionsgebunden" der Ausdruck „natürliche Resistenz" (ob angeboren oder erworben) verwendet. Diese ist sowohl für unmittelbar der Infektion folgende primäre wie postprimäre Formen abhängig von Species, Rasse, Konstitution, Alter und Geschlecht, sowie Ernährungszustand, Stoffwechsellage (Diabetes) und psychovegetativer Verfassung. In ihrer

Geschlechts- und Altersabhängigkeit ist sie als „Lebenskurve der natürlichen Resistenz" in Abb. 6 von F. Schmid [63] graphisch dargestellt.

2. Erkrankungs- und Sterberisiko in Konvertorengruppen

Nachfolgende Beobachtungen über Konvertorengruppen sollen die verschiedenen alterspezifischen Krankheits- und Sterberisiken in unmittelbarem Anschluß an die tuberkulöse Erstinfektion in den Lebensphasen des Säuglings bis zum jungen Erwachsenen belegen.

a) Säuglings- und Kleinkindesalter: Noch im Jahre 1939 entwarf B. Söderling [64] ein düsteres Bild der Tuberkuloseletalität des Säuglings und Kleinkindes, betrug doch diese von 0—6 Monaten 82%, von 6—12 Monaten 62% und von 12—24 Monaten 41%. Nach einem sonst leichteren Heilstättenmaterial betrug nach Ph. Zoelch [81] 1953 die Letalität im 1. Trimenon 47,3%, im 4. Trimenon 7,4% und trotz der zwei klassischen Tuberculostatica (Streptomycin, INH) waren nach R. Debré u. Mitarb. (zit. n. H. Wissler) [79], sowie R. Dubois (zit. n. H. Wissler) [79] beim Kleinkinde unter 2 Jahren die Heilungsaussichten der Meningitis tbc. 10mal schlechter (rund 50%) als bei den über 2 Jahre alten Kindern. Die Prognose wird auch entscheidend beeinflußt durch die Früh- oder Spätbehandlung (H. Wissler [79]), wobei die Spätdiagnose beim Säugling infolge späterem Hirndrucksymptom bei noch nicht geschlossener Fontanelle (St. Engel [11]) besonders verhängnisvoll mitwirkt. Ununterbrochen wiederkehrende Infektionsdosen des Donators sind für den kleinen Receptor besonders gefährlich (A. Rich [57]) und der Säugling ist in seiner Unbeweglichkeit intrafamiliär dem Streuer praktisch 24 Std. ausgesetzt. Die im Artikel von T. Ebina und K. Kayaba [10] dieses Heftes aufgeführte Tab. 13 von Horai dokumentiert das hohe Erkrankungsrisiko des Säuglings und die nach ihm bis zum 5jährigen Kinde fallende Anfälligkeit im Tuberkulosemilieu, überdies wie das mit BCG vaccinierte Neugeborene seine Infektion mit gleich niedriger Erkrankungsrate wie in den nachfolgenden Kinderjahren überwindet.

b) Vorschul- und schulpflichtiges Alter: Nach A. Wallgren [77] ist die Letalität der 3—7jährigen Frischinfizierten mit 4,4% 3mal kleiner als jene der 0—3jährigen (15,0%), doch immer noch 5mal größer als jene der schulpflichtigen 7—16jährigen (0,8%). M. Jaccottet und M. Nicod [31] bestätigen in einer 1933—1943 beobachteten Reihe von 347 tuberkulosekranken Kindern ebenfalls die tiefere Letalität der Vorschul- und Schulpflichtigen bis zum 10. Lebensjahr, stellten aber bereits eine höhere der über 10jährigen, in der Vorpubertät stehenden Schulpflichtigen fest. Deshalb werden in der Stadt Lausanne die 10jährigen vacciniert (P. Rochat [58]). Auch P. D. B. Davis [8] kommt in der Langzeitbeobachtung von 2377 infizierten Kindern (1930—1953) zum Ergebnis der tiefsten Letalität der 5- bis 10jährigen (Säugling 21,0%, 1- bis 5jährigen 1,4%, 5- bis 10jährigen 0,79% und 11- und mehrjährig 1,9%, Beginn der Pubertät).

c) Pubertät, Adoleszenz und Erwachsenenalter: Mit den epidemiologischen Erkenntnissen zunehmender Verlagerung der tuberkulösen Primoinokulation vom Kindesalter in die Lebensphasen der Pubertät, Nachpubertät, und des jungen Erwachsenenalters, sowie der klinischen Beobachtungen über enge zeitliche Bindungen tuberkulöser Frühformen mit Späterstinfektionen (J. Heimbeck [26], M. Arborelius [2], O. Scheel [62], sowie H. Malmros u. E. Hedvall [38]) und der pathologisch-anatomischen über ihre Fortentwicklung zu letalen hämatogenen Generalisationen (Miliaris u. Meningitis tbc.), sowie zur malignen Phthise (H. Wurm [80], E. Uehlinger [72] rückten die Späterstinfektionen der Pubertät und des jungen Erwachsenenalters, das Phthisealter, in den Interessen- und Wirkungsbereich der aktiven Schutzimpfung mit der BCG-Vaccine. Nach L. Aschoff [3], G. Canetti [6], A. R. Rich [57] u. E. M. Medlar [40] ist die Pubertäts- und Nachpubertätsphthise häufiger von einer stärkeren Beteiligung der Lymphknoten begleitet; nach Canetti [6] ist die häufigere Lymphdrüsenverkäsung bei der Phthise der 15- bis 19jährigen unabhängig von einer primären oder postprimären phthisischen Entwicklung, also ein Kriterium der Altersdisposition, nicht der Spätprimoinokulation. Diese Feststellung hat auch Gültigkeit für die anschließende Nachpubertät (oder der 20- bis 24jährigen).

Sigrid Holm [28] dokumentiert das größere Erkrankungsrisiko zur progressiven Primärtuberkulose und die größere Letalität der späterstinfizierten 15- und Mehrjährigen (5,3% resp. 6,3⁰/₀₀) gegenüber den primoinfizierten 1—14jährigen (1,3% resp. 1,0⁰/₀₀) aufgrund von Langzeitbeobachtungen über 2298 Konvertoren in der Tab. 3 (Beobachtungszeit 1935—1944).

Tabelle 3. *Invertoren mit Progression nach Alter* (Sigrid Holm)

		Anzahl Invertoren	Anzahl mit Rtg. ver.	Anzahl mit Progression	Prozent mit Progression sämtliche Invertoren	Progression Invertoren mit Rtg. ver.	Zahl der Todesfälle
Kinder	1.—6. Jahr	288	96	3	1,0	3,1	
	7.—14. Jahr	732	171	10	1,4	5,8	1
	zusammen	1020	267	13	1,3	4,9	$1 = 1,0^0/_{00}$
Erwachsene	Männer	695	125	35	5,0	28,0	4
	Frauen	583	100	33	5,7	33,0	4
	zusammen	1278	225	68	5,3	30,0	8
zusammen		2298	492	81	3,5	17,0	$9 = 6,3^0/_{00}$

Auch A. Lotte u. A. Rouillon [36] bestätigen 1962 in einer Beobachtungsreihe von 1726 1- bis 9jährigen und 1013 10- bis 24jährigen das niedrigere Erkrankungsrisiko der Kinder gegenüber den Heranwachsenden und jungen Erwachsenen im Anschluß an die Primoinfektion.

M. Daniels u. Mitarb. [7] heben in ihrem bekannten „Report on the Prophit Tuberculosis Survey 1935—1944" („Tuberculosis in young Adults") hervor, daß bei wiederholten Infektionen die Bakterienhaftung zu einem Zeitpunkt verminderter Resistenz des Infizierten erfolgen könne, und daß öfters wiederholte Infektionen ursächlich seien für eine größere Quote manifester Primärläsionen und demzufolge einer größeren Morbidität dieser besonders exponierten Altersgruppe der 15- bis 24jährigen.

Der nachgewiesene größere Konversionindex der 15- bis 24jährigen (Tab. 1) bestätigt das maligne Koinzidieren einer Frequenzsteigerung der Infekte mit der verminderten natürlichen Resistenzlage dieser Lebensphase.

3. Krankheitsrisiken in Beziehung zur Tuberkulinsensibilität

Nachdem die Krankheitserwartungen innerhalb von Invertorengruppen durch Langzeitbeobachtungen ermittelt waren, erforschten verschiedene Autoren die Erkrankungsquoten tuberkulinnegativer und -positiver Gruppen (C. E. Palmer, S. Jab-

LON u. P. Q. EDWARDS [53], C. E. PALMER, L. W. SHAW u. G. W. COMSTOCK [54], GROTH-PETERSEN, KNUDSEN u. WILBEK [21], FRÉOUR u. Mitarb. [14]. Bei niedrigerer Durchseuchung einer Region oder eines Landes laufen die Tuberkulinpositiven ein größeres Erkrankungsrisiko als die -negativen. So fanden z. B. PALMER, JABLON u. EDWARDS [53] unter rund 70 000 amerikanischen Marinerekruten mit sehr niedrigem Tuberkulinindex für die tuberkulinanergischen eine jährliche Erkrankungsquote von 29 je 100 000 und für die allergischen eine solche von 157 je 100 000, also ein relativ 5mal größeres Risiko. Hinsichtlich des Grades der Tuberkulinsensibilität haben E. GROTH-PETERSEN u. Mitarb. [21] festgestellt, daß eine starke Reaktion für Jugendliche und junge Erwachsene ein Gefahrensignal bedeutet. So zeigten die 15- bis 24jährigen mit einer Reaktion von 6—11 mm eine niedrigere, solche mit einer Reaktion von 12—17 mm eine mehr als 2mal so große Morbidität.

4. Tuberkulininversionen und konsekutive Primärtuberkulosen unter ausländischen Arbeitskräften

Durch den außergewöhnlichen wirtschaftlichen Auftrieb nach dem 2. Weltkrieg erfolgten im westeuropäischen Raum innerhalb der Länder und von Land zu Land sehr starke Bewegungen von Arbeitskräften. Eine regionale Erhöhung der Tuberkulose-Mortalität durch Einwanderer ist tuberkulosegeschichtlich bekannt (Boston/ USA: „irish peak" (1850), „negro peak" (1878), E. R. N. GRIGG [20], höhere Mortalität unter Süditalienern in Großstädten der USA (1927) G. RONZONI [59]). Je nach dem Durchseuchungsgrad der Auswanderer werden relativ häufig Primärtuberkulosen nach der Inversion oder häufiger Tertiärtuberkulosen im arbeitgebenden Lande beobachtet. (Ref. Union Intern. contre la Tbc. 11.—12. 9. 1964, Paris [74]).

J. STEIGER [68] hat nach dem Untersuchungsergebnis von 181 in der Schweiz an Lungentuberkulose erkrankten Fremdarbeitern in nahezu 50% primäre oder infiltrative, nicht sicher primäre Formen, aber ohne Zeichen früherer Erkrankung festgestellt; analoge Zahlen fand auch V. HAEGI [25] u. A. OTT [50]. Alle pulmonalen Tuberkuloseformen, ob primär oder tertiär entwickelten sich nach STEIGER in rund 50% innerhalb des ersten Jahres nach dem Grenzübertritt, 25% im zweiten und die restlichen 25% im dritten Jahr und später. V. HAEGI fand etwas längere Latenzphasen. Die Häufung von Primärtuberkulosen innerhalb des ersten Jahres nach erfolgter Inversion („Infektionsperiode") deckt sich mit den Feststellungen von SIGRID HOLM [28]. J. STEIGER postulierte nach seinen Erfahrungen die jährliche radiologische Kontrolle der Fremdarbeiter, A. OTT [50] zusätzlich die BCG-Impfung für besonders gefährdete und gefährdende Berufsgruppen (Gastgewerbe, Nahrungsmittel, Hausdienst und Gesundheitspflege u. a.), ferner im Arbeitskollektiv der Industrie.

III. Latenz und Exacerbationstuberkulosen. Die Tuberkulose der Über-50jährigen. Das Reservoir unbekannter Streuquellen

Der Beginn der 6. Lebensdekade setzt eine Cäsur im epidemiologischen und klinischen Geschehen der Tuberkulose. Die Durchseuchung ist praktisch vollzogen, die Tuberkulosen der über 50jährigen haben seltener eine enge zeitliche Bindung an den Erstinfekt; die Exacerbationstuberkulose nach einer oft über Jahre oder Jahrzehnte dauernden Latenz beherrscht das klinische und epidemiologische Geschehen mit all seinen Besonderheiten, als da sind: 1. unter schubweisem Verlauf ins hohe Alter „mitgeschleppte" Tuberkulose, 2. mehrfach spezifisch behandelte Offentuberkulöse mit bis zu 30—40⁰/o Dauerausscheidung von Bakterien, resistent gegen die drei klassischen Tuberculostatica, 3. beschränkte Möglichkeiten der konservativen und chirurgischen Therapie, 4. getarnte stumm verlaufende aber bis zu 80⁰/o offene Phthisen, 5. in freiwilligen Schirmbildaktionen unerfaßte Infektionsquellen (A. OTT [51], H. ZUTZ [82]), dagegen eine mit dem Alter steigende Frequenz Offentuberkulöser in der obligatorischen Untersuchung (Abb. 7 nach K. STYBLO [69]), 6. erschwerte Einsicht älterer Offentuberkulöser in ihre Krankheit und für die Verantwortung gegenüber der gesunden Umgebung, 7. Abnahme der natürlichen Resistenz, Alkoholismus, mit dem Alter Versteifung in asozialem Verhalten (Ref. Un. Intern. contre la Tbc. [75]).

Die tuberkulösen Betagteren, die aus der intensivsten Durchseuchungsphase von 1880—1920 (inkl. 1. Weltkrieg) stammen, halten nach dem Kohortenphänomen (KR. F. ANDVORD [1]) die Absterbeordnung ihrer im Kindesalter bereits stark durchseuch-

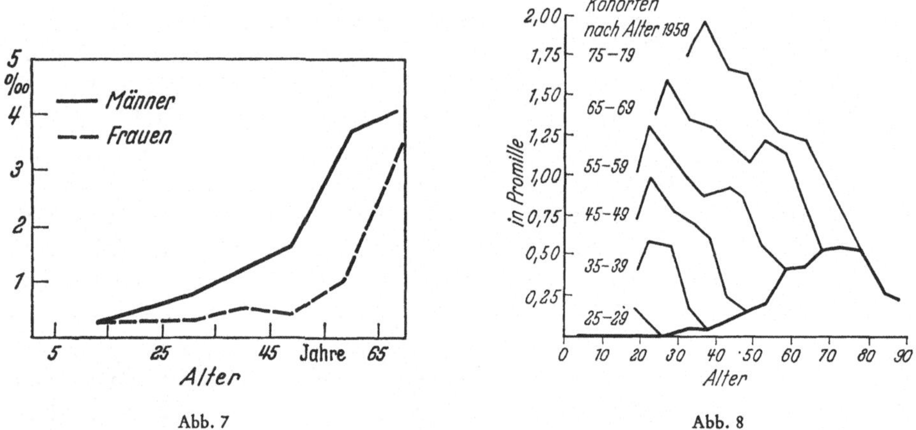

Abb. 7. Neu entdeckte offene Lungentuberkulosen *im Jahre 1961 bei Schirmbildobligatorium* im Distrikt Kolin nach K. STYBLO

Abb. 8. Sterblichkeit an Lungentuberkulose, England und Wales: männliches Geschlecht (von H. SPRINGETT)

ten Generation inne, wie es V. H. SPRINGETT [66] in Abb. 8 als einen den Rückgang der Tuberkulose hemmenden Faktor darstellt. Die Tuberkulosevorbeugung nimmt z. Z. in den Altersgruppen der über 50jährigen zur Hauptsache nur über den Weg der Expositionsprophylaxe durch Erfassung, Isolierung und Behandlung Offentuberkulöser auf den Seuchenablauf Einfluß. Indem sie schon heute die in nächster Zukunft in die Altersstufen der über 50jährigen nachrückenden z. T. noch anergischen Jahrgänge konsequenter unter den BCG-Impfschutz stellen und durch den milden Ablauf einer künstlichen extrapulmonal gesetzten Infektion den Bacillenreichtum exacerbationsfähiger natürlicher pulmonaler und glandulärer Tuberkuloseherde mindern würde, würde sie das hartnäckige Reservoir der geriatrischen Tuberkulose abbauen helfen (CH. GERNEZ-RIEUX, M. GERVOIS u. R. LEBEURRE [15]; T. V. HYGE [30]; I. LINDGREN [85]).

IV. Indikationen zur BCG-Schutzimpfung aus epidemiologischer Sicht in Ländern mit verschiedenen Durchseuchungsintensitäten

Einige Beispiele

Der Nutzeffekt kollektiver BCG-Impfungen ist aus epidemiologischer Sicht in Regionen, Ländern und Kontinenten je nach ihrer Durchseuchungsintensität ein sehr unterschiedlicher; einige Beispiele sollen dies dartun.

1. Länder mit mittlerer Durchseuchung

Westdeutschland und Schweiz. Nach einem brüsken Anstieg im 2. Weltkrieg glitt die Tuberkulose-Mortalitätskurve Deutschlands rasch wieder in den Vorkriegstrend ab. Kriegsbedingt vorzeitiges Sterben Tuberkulöser hatte in *Westdeutschland* nicht zu einer Retrozession der Durchseuchung geführt wie etwa in Holland (s. Abschn. 2). Wohnungsnot, Nahrungsmangel, Nachkriegsbewegungen in der Bevölkerung, Flüchtlingsstrom Ost—West u. a. m. brachten Rückschläge in der Durchseuchung im Kindesalter.

Aus dem *Tuberkulinkataster* der Volksschulen in Grevenbroich, von E. Peretti [55] von 1925 bis heute durchgeführt, sowie aus Tuberkulinreihen von W. Lutterberg [37] u. W. Münchbach [46] läßt sich das Nachlassen der Durchseuchungsintensität in den Volksschulen vor, ihre Zunahme während und ihr erneutes Nachlassen nach dem 2. Weltkrieg ablesen. In den landwirtschaftlichen Bezirken Worms-Land und Alzey kommt im Indexrückgang der Schulanfänger der Jahre 1950—1961 die günstige Auswirkung der Tilgung der Rindertuberkulose zum Ausdruck. Die gegenüber den Schülern der Abgangsklassen sehr hohen Indexziffern 1960—1963 des Grenzschutzdienstes [71], einer aus allen Regionen zusammengesetzten Truppe, sowie einer Einheit der Bundeswehr pro 1960 und 1963, also der um 20 Jahre alten Wehrmänner, sind primär bedingt durch das Nachrücken jener während den 1. Weltkriegsjahren

Tabelle 4. *Bewegungen im Tuberkulinindex Volksschule Ein- und Austritt. Grenzschutzdienst und Bundeswehr*

	6jährig	14jährig
*Grevenbroich/*Peretti		
1925	30,1	54,3
1935	13,5	37,3
1939	11,0	39,2
1946	18,2	38,6
1951	29,7	66,9 *
1959	12,1	44,2

* Schulepidemie!

	6jährig	14jährig
*Nordrhein-Westfalen/*Lutterberg		
1948—1951	22,8	42,4
1952—1955	20,2	—
1956—1958	18,9	40,0
1959—1961	9,2	27,9

*Drei Kreise Rheinland-Pfalz/*Münchbach

1950	Worms-Stadt	23,0
	Worms-Land	26,3
	Alzey	28,0
1961	Worms-Stadt	8,1
	Worms-Land *	4,6
	Alzey *	3,1

* Landwirtschaftliche Kreise, Rinder-Tbc getilgt.

	Grenzschutzdienst * 18—21jährig	Bundeswehr ** eine Einheit
1960	80,20	77,0
1961	74,46	—
1962	75,09	—
1963	74,54	65,0

* Tbk-Jahrb. 1963. ** Tbk-Jahrb. 1962 und 1963.

stärker durchseuchten Altersstufen der Kinder und Jugendlichen, sekundär durch wahrscheinlich hohe Konversionsziffern der 15- bis 20jährigen.

Bringt man diese Indexziffern in Relation zum steilen Segment der 15- bis 25-jährigen im Kurvenverlauf der bestätigten Neuzugänge an Personen mit *ansteckungsfähigen* Lungentuberkulosen (Ia + Ib) im Jahr 1962 im Bundesgebiet (ohne Hessen u. Bayern) auf 100 000 Männer bzw. Frauen (Abb. 9), so kann dieser Kurvenabschnitt der Morbidität in folgende Komponenten zerlegt werden: 1. Rückfälle. 2. Exacerbationstuberkulosen durch Aktivierung latenter Infektherde, 3. protrahiert verlaufende, erst nach längerem zur manifesten Erkrankung sich entwickelnde Erstinfekte (E. UEHLINGER [73], P. WIESMANN [78]), 4. manifeste Primärtuberkulosen in zeitlich unmittelbarem Anschluß an die Späterstinfektion.

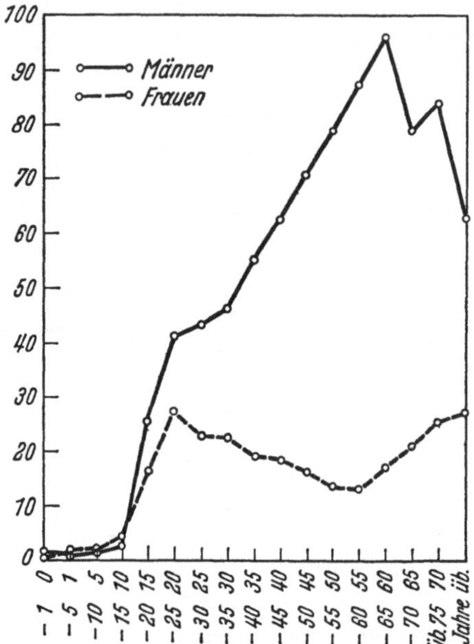

Abb. 9. Bestätigte Neuzugänge an Personen mit ansteckungsfähiger Lungentuberkulose (Ia+Ib) im Jahre 1962 im Bundesgebiet (ohne Hessen und Bayern) auf je 100 000 Männer bzw. Frauen (absolut 12 384) Tbk.-Jahrb. 1963

Die BCG-Impfung auf die Personengruppen 3 und 4 gerichtet, wird einen größeren Effekt durch ihre Applikation vor der Schulentlassung erreichen, einerseits weil sie beide Geschlechter und andererseits weil sie einen weit größeren Prozentsatz Uninfizierter erfaßt. Von Jahr zu Jahr verbessert sich dieser Effekt durch das Abrücken der stärker durchseuchten Jahrgänge in höhere Altersklassen, die Konversionsquote der 15- bis 25jährigen vergrößert sich. Auf eine Zunahme des Konversionsindex der 15- bis 25jährigen, deren natürliche Resistenz durch das Koinzidieren der Pubertät und Adoleszenz sowie härteren Umweltfaktoren mit häufigeren Infekten durchbrochen (s. Abschn. II) werden kann, weist das Indiz eines wachsenden Prozentanteiles der Pleuritis exsudativa an den Heilstättenfällen der Bundeswehr 1959—1963 (Tbk.-Jahrb. 1962 u. 1963).

Der eindrückliche Rückgang der Meningitis tuberculosa im Kindesalter durch die kollektive Impfung (R. GRIESBACH [19]) hat die Bedeutung der Neugeborenenimpfung in Westdeutschland unter Beweis gestellt, wobei hier die Frage nach der generellen oder nur im Tuberkulosemilieu applizierten Impfung je nach regionalen Seucheverhältnissen offen gelassen wird.

Aus epidemiologischer Sicht bietet sich Westdeutschland im Prophylaktikum der BCG-Impfung die Möglichkeit, sein enormes Reservoir an Personen mit exacerbationsfähigen Lungenläsionen der mittleren und höheren Altersstufen in den nächsten Jahrzehnten abzutragen und das große Durchseuchungspotential seiner Industriegebiete nicht nur durch das Suchen nach verborgenen Streuquellen mit dem Schirmbild und dem Tuberkulinkataster, sondern auch durch die Dispositionsprophylaxe zu durchbrechen. Die ausgezeichneten statistischen Unterlagen der Tuberkulose-Jahrbücher des Deutschen Zentralkomitees zur Bekämpfung der Tuberkulose, begonnen noch unter F. ICKERT und fortgeführt unter R. GRIESBACH und R. KREUSER bieten eine Fülle regionaler epidemiologischer Begebenheiten; alles in allem drängt sich aus dieser Sicht ein konsequenter BCG-Impfschutz geradezu auf.

Schweiz: Nach dem 2. Weltkrieg sanken die Tuberkulinindices in der Schweiz, die im retrozessiven Seuchegeschehen eine Mittelstellung zwischen Holland und Westdeutschland einnimmt zusehends, insbesondere eindrücklich nach der endgültigen Tilgung der Rindertuberkulose in der 2. Hälfte der fünfziger Jahre. Wegen dennoch relativ hohen Konversionsraten wurden die Volksschulen zu einem Großteil unter BCG-Schutz gestellt; die Kindertuberkulose ist nun relativ selten geworden.

In Kantonen, in denen der Tuberkulinindex der Schulanfänger unter 2—3% gesunken ist, stellt sich heute die Frage der Liquidierung der Impfung der Erstkläßler bei Weiterführung der Tuberkulintestung, der Überwachung und evtl. präventiven Chemotherapie (H. SPIESS [65]) der Invertoren und ihrer Benützung als Indikatoren für unbekannte Streuquellen und den Seuchenverlauf.

Die Impfung in den letzten Schulklassen, evtl. in den vorletzten, um im Abgangsjahr bei Versagen der ersten Impfung noch nachimpfen zu können (M. SCHÄR u. A. OTT [61]), stellt für die Schweiz und für Westdeutschland eine unbedingt zu erfüllende Minimalforderung dar. Weiter sind Impfungen im Arbeitskollektiv in der Schweiz besonders auch zum Schutze anergischer Fremdarbeiter, angezeigt. Die in verschiedenen Schweizerkantonen auch in den mittleren Altersstufen durchgeführten Impfungen sollen überdies eine Präventivmaßnahme gegen die Tuberkulose-Morbidität der über 50jährigen erfüllen (s. Abschn. III). Die Neugeborenenimpfung kann für einheimische Kinder auf das Tuberkulosemilieu beschränkt werden, in den Gastarbeiterfamilien sollte sie wegen der altersstrukturell- und umweltbedingten hohen Morbidität der Fremdarbeiter die Regel sein.

2. Länder mit niedriger Durchseuchung

Vergleich Dänemark mit Holland mit und ohne BCG-Massenimpfung. Einen sehr interessanten, viel diskutierten epidemiologischen Vergleich bieten die beiden Länder Dänemark und Holland, weil Dänemark nach dem Kriege Massenimpfungen durchgeführt hat, während in Holland Impfungen nur bei besonders tuberkuloseexponierten Personen erfolgten und die beiden Länder heute die niedrigste Tuberkulosesterblichkeit und auch die tiefsten Tuberkulinindices in den jüngeren Altersklassen ausweisen (s. Abb. 10 u. Tab. 2), beide Länder bei vollständiger Sanierung der Rindertuberkulose. Im Jahre 1961 betrug die Tuberkulosesterblichkeit in Dänemark 3,8/ 100 000 E., in Holland 2,7/100 000. Die Tuberkulose-Morbiditätsziffern der beiden Länder sind insofern nicht vergleichbar, als in Dänemark als Neuzugänge aktiver Lungentuberkulosen zur Hauptsache nur solche mit positivem Bakteriennachweis registriert werden, während in Holland auch geschlossene Formen als Neufälle in die Morbidität aufgenommen werden.

Wie kommt es, daß Holland ohne Massenimpfung heute in derselben günstigen epidemiologischen Situation steht wie Dänemark, sogar noch eine etwas tiefere Sterblichkeit aufweist? Im Jahr 1938, dem letzten Friedensjahr, war die Tuberkulosesterblichkeit mit 45,4/100 000 E. noch etwas höher als jene Dänemarks mit 40,7/ 100 000 E. Mit der Kriegsbesetzung Hollands im Jahre 1940 stieg seine Tuberkulosesterblichkeit rasch und außerordentlich stark an. Die Hungerperiode vom September 1944 bis zum Frühling 1945 steigerte die Sterblichkeit insbesondere in Westholland zum Kulminationspunkt. In dieser Besatzungs- und Hungerszeit von 1940—1945 starben in Holland 26 166 Menschen an Lungentuberkulose, dagegen in Dänemark in der gleichen Zeitperiode nur 6509 Einwohner. Im Verhältnis der beiden Bevölkerungszahlen starben also in Holland während dieser Zeit vorzeitig 11 000 Hinfällige an Lungentuberkulose. Diese kriegs- und hungerbedingte Dezimierung Offentuberkulöser, sozusagen eine unfreiwillige Expositionsprophylaxe, wurde in ihrer retardierenden Wirkung auf die Durchseuchungsintensität begünstigt durch die anschließende tuberkulostatische und chirurgische (Resektion) Behandlung ("Kavernensanierung").

Trotz der starken Verminderung der Offentuberkulösen während des 2. Weltkrieges kennt Holland heute noch das Problem der über 50jährigen Tuberkulösen, also das Problem unbekannter Streuquellen (J. VAN JOST [32]). Auch hinsichtlich der Exacerbationstuberkulose bei tuberkulinpositiven Personen und der Späterstinfektion mit konsekutiver Erkrankung in der Postpubertät zeigen sich noch Aufgaben. Dies beleuchtet die nachfolgende Tab. 5 aus einem Rapport der Niederländischen Armee und Luftwaffe von H. J. V. D. GIESSEN [16].

Tabelle 5. *Ermittelte Tuberkulöse während den Rekrutenschulen 1958 und 1959 in Holland*

Unter 13 617 Mantouxpositiven erkrankten an Tuberkulose 46 = 22,8/100 000
Unter 64 849 Mantouxnegativen erkrankten an Tuberkulose 121 = 18,6/100 000
Unter 12 547 BCG-Geimpften   erkrankten an Tuberkulose 11 = 8,7/100 000

Die Zahlen weisen auf das geringere Erkrankungsrisiko der Tuberkulinanergischen, das größere der natürlich Infizierten und das kleinste der BCG-Vaccinierten. Aufgrund dieser Erfahrungen ist für das stärker exponierte Sanitätspersonal der Niederländischen Armee die BCG-Impfung obligatorisch erklärt worden. Auch erreichte Tiefpunkte in der Durchseuchung, Morbidität und Mortalität drängen zur BCG-Applikation in stärker exponierten Personengruppen, besonders um das 20. Lebensjahr, und dies auch bei niedriger Konvertorenquote.

Der generelle Verzicht auf eine BCG-Impfung in den besonders gefährdeten Altersgruppen des Säuglings und Kleinkindes sowie der Pubertät und Nachpubertät kann auch bei niedrigerer Infektionsintensität zu explosionsartigem Auftreten der Tuberkulose führen, wie das nachfolgende Beispiel aus Arnhem in Holland unter Beweis stellt.

Im Juli 1965 trat in Arnhem eine Tuberkuloseepidemie auf, ausgelöst durch drei Infektionsquellen. Der Hauptstreuer war ein Beat-Musiker, der gleichzeitig Bar-Keeper war. Von 96 frischinfizierten Personen zeigten 27 oder 28 Prozent radiologische Lungenveränderungen, 12 mußten zur Behandlung hospitalisiert werden, 7 tuberkulostatisch zu Hause, 7 weitere ambulant spezifisch behandelt werden. Vor dem Bekanntwerden der Epidemie starb ein 3jähriges Mädchen an Tuberkulose, deren Infektionsursprung erst nachträglich als mit dieser Epidemie im Zusammenhang erkannt wurde. Die Epidemie löste eine großangelegte Umgebungsuntersuchung mit Tuberkulintest und Schirmbild aus. Die Bevölkerung wurde durch diesen "Brandherd" sehr beunruhigt (J. MEIJER [83]).

Auf jungfräulichem, durch eine BCG-Impfung nicht abgeschirmtem Terrain ist das Tuberkelbakterium in seiner Durchseuchungskraft (infectious intensity) anderen Keimen wie jener der Diphtherie und des Scharlachs ebenbürtig (A. GRUMBACH [84]).

Dänemark: Was Holland z. T. durch die außergewöhnliche, unfreiwillige in die Nachkriegszeit nachwirkende Expositionsprophylaxe in der Retrozession der Durchseuchung erfuhr, erreichte Dänemark z. T. durch die BCG-Massenimpfung, also durch eine Dispositionsprophylaxe. Die dänischen Morbiditätskurven nach Alter und Geschlecht von 1935—1960 (Abb. 10) zeigen die Abtragung des hohen Gipfels der 3. bis 4. Dekade und besonders bei den Männern die Angleichung der Kurve der Neuerkrankungen an Lungentuberkulose an die Sterbekurve (Tbc als „Altmännerkrankheit"). Der Rückgang der Morbidität seit 1950, dem Beginn der Massenimpfung, bis zum Jahre 1955 könnte bereits als Erfolg der Vaccination gedeutet werden. Eine solche Deutung muß unter dem Vorbehalt erfolgen, als eine 1950/52 mit der Impfung gekoppelte ausgedehnte Schirmbildkampagne viele bisher unbekannte aktive Lungentuberkulosen erfaßte; und in den ersten einer radiologischen Massenunter-

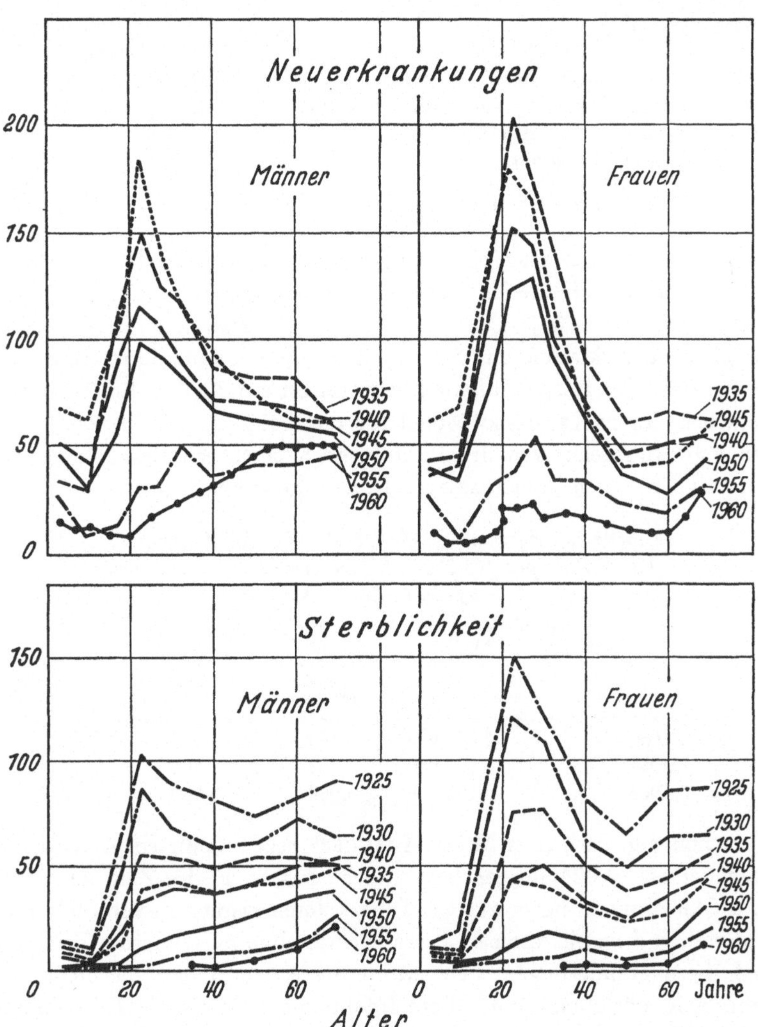

Abb. 10. Neuerkrankungen und Sterblichkeit an Lungentuberkulose nach Alter und Geschlecht in Dänemark in verschiedenen Zeitabschnitten auf je 100 000

suchung nachfolgenden Jahren ist immer eine Reduktion der Morbidität festzustellen (Verminderung der „unbekannten" Morbidität). Der BCG-Impfeffekt ist in der üblichen Morbiditätsstatistik durch das Mitwirken anderer prophylaktischer und therapeutischer Faktoren immer schwieriger abzugrenzen. In Dänemark wird heute noch die kollektive Impfung in den letzten Volksschulklassen zum Schutze der 15- bis 24jährigen Gefährdeten durchgeführt (O. HORWITZ [29]).

USA: Aufgrund vieler fragmentarischer epidemiologischer Daten und Voraussetzungen aus verschiedenen Distrikten der USA hat D. A. TRAUGER „A Model for the Epidemiology of Tuberculosis" [70] errichtet und für die USA das gegenwärtige epidemiologische Bild der Tab. 6 entworfen.

Tabelle 6. *"A Model for the Epidemiology of Tuberculosis"* for USA by D. A. TRAUGER

Total infections	35,000,000
New (less than a year old)	500,000
Old	34,500,000
Persons with history of clinically significant tuberculosis	2,000,000 *
Persons with no history of clinically significant tuberculosis	
With roentgenographic abnormalities	750,000
Without roentgenographic abnormalities	31,750,000

* Includes 120,000 currently active cases of tuberculosis.

In bezug auf die BCG-Vaccination interessiert aus dem Model die Altersgruppe der 15- bis 24jährigen, für die TRAUGER ein Erkrankungsrisiko von 3030 je 100 000 „Neuinfekte" und nur 170 je 100 000 „Altinfekte" berechnete. Diese Quoten sind gegenüber allen Altersklassen um 50% größer für Frischinfizierte, resp. um 30% höher für Personen mit älteren Infekten. Abgerundet auf 3000 je 100 000 resp. 200 je 100 000 ergeben sich in TRAUGERs Model für die 1 000 000 15- bis 24jährigen alter und neuer Tuberkulinreaktoren die nachfolgenden jährlichen Erkrankungsquoten je 100 000 und die absoluten Zahlen aktiver Tuberkulosen der Tab. 7.

Tabelle 7. *Infections at 15—24 Years in USA. Annual Attack Rate per 100,000 Infected, Annual Active Cases* by D. A. TRAUGER

Infections at 15—24 Years	Number Infected	Annual Attack Rate per 100,000 Infected	Annual Active Cases
Total	1,000,000	480	4,800
Old	900,000	200	1,800
New	100,000	3,000	3,000

Die Berechnungen nach dem Model TRAUGERs heben somit ebenfalls die größere Anfälligkeit der 15- bis 24jährigen hervor. Änderungen in der Zahl der Neuinfekte vermögen die Gesamtzahl neuer aktiver Tuberkulosen rascher zu vermindern oder zu vermehren, während vergleichsweise ältere Infekte ohne radiologische Zeichen pathologischer Lungenveränderungen den Morbiditätstrend kaum beeinflussen. Eine Frischinfektion ist um 20mal, eine ältere Infektion mit klinischer Tuberkuloseanamnese um 10mal bedeutungsvoller als ein „Altinfekt" ohne Lungenläsionen. Bei den vorhandenen therapeutischen Möglichkeiten bei progressiven Frischinfekten und der niedrigen Durchseuchungsintensität der USA wird jedoch die generelle Applikation eines BCG-Schutzes aus Gründen der Rationalität mit Recht als inopportun erachtet.

Indessen dürften sich im Tuberkulosemilieu dieselben Indikationen zur Schutzimpfung stellen, ebenso in besonders gefährdeten Lehr- und Berufsgruppen (z. B.

Medizinstudenten, Pflegepersonal u. a. m.), auch ein kollektives Impfen besonders gefährdeter Altersgruppen, wie die der 15- bis 24jährigen (s. Tab. 7), dürfte in großstädtischen Bezirken mit wesentlich überdurchschnittlicher Morbidität trotz eines in der Gesamtbevölkerung sehr niedrigen Impfeffektes erwogen werden. Gegenüber einer Gesamtmorbidität der USA von 28,7 je 100 000 E. pro 1962 und 1963 betrug z. B. die Morbidität in New York City pro 1963 62,9 je 100 000 und war gegenüber 1962 um 10,2% gestiegen. Auf die 15- bis 44jährigen Männer entfielen 39,2%, auf die gleichaltrigen Frauen 51,6%.

Im Hinblick auf die Unwahrscheinlichkeit, neue Tuberkulosefälle in einer auf die gesamte Bevölkerung gerichteten Überwachung rationell aufzufinden, und insofern die immense Gruppe von insgesamt 32 Millionen (31 750 000) Infizierter ohne radiologische Läsionen und mit sehr geringem Erkrankungsrisiko als alte Kontaktfälle oder anderswie von den 150 Millionen Uninfizierten nicht unterschieden werden können, kann diese nach D. A. Trauger [70] nur ein auf die gesamte Bevölkerung gerichtetes Programm erreichen. „Ein solches stellt unmittelbar die Probleme unspezifischer Prävention, die zu dem einen Satz gerafft werden kann: „the elimination (or eradication) of poverty".

Canada (Provinz Ontario): In ihrer epidemiologischen Studie „The Challenge of Tuberculosis in Decline" stellten S. Grzybowski u. E. A. Allen [22] pro 1962 in der 6 236 000 zählenden Bevölkerung der Provinz Ontario folgende Tuberkulose-Morbiditätszahlen fest: Männer absolut 1062 = 33,3 je 100 000, Frauen absolut 704 = 22,3 je 100 000, Männer und Frauen absolut 1766 = 27,8 je 100 000. Rund 50 000 Personen mit inaktiver Tuberkulose (1), 1 800 000 Tuberkulinpositive ohne radiologische Lungenläsionen (2) und 3 700 000 Tuberkulinnegative (exkl. 1,7 Millionen Revertoren) (3) wiesen folgende Erkrankungsrisiken auf: 1. Gruppe 1 : 85, 2. Gruppe 1 : 1748 und 3. Gruppe 1 : 42. Das Erkrankungsrisiko einer bisher tuberkulinnegativen, frisch infizierten Person war somit 2mal so groß als das Risiko eines Trägers einer inaktiven Tuberkulose und 42mal größer als die Krankheitserwartung eines seit längerer Zeit Tuberkulinpositiven. Aber das Risiko eines bisher Tuberkulinnegativen, durch Infektion positiv zu werden, ist heute in Canada bei der sehr niedrigen Penetranz der Tuberkulose äußerst gering, praktisch gleich Null.

Diese zwei gegensätzlichen Tatsachen lassen die Autoren annehmen, daß die BCG-Vaccination in Ontario die Morbidität bei der gegenwärtigen Seuchensituation nicht mehr als 15—20%, also in einem unrationellen Maß senken würde. Dagegen erregt doch der große verwundbare, uninfizierte Teil der Bevölkerung einige Besorgnis. „Die Lehren kleiner Tuberkuloseepidemien sind unzweideutig und sollten beachtet werden."

Nach A. Frappier [12] wird die BCG-Vaccination seit 1948 in den Provinzen Quebec und Neufundland systematisch bei den Neugeborenen, Schulkindern und jugendlichen Erwachsenen durchgeführt. Frappier schlägt auch für die Länder mit niedriger Durchseuchung vor, „daß ein jeder einmal im Leben, und zum günstigsten Zeitpunt, mit BCG geimpft wird".

3. Länder mit hoher Durchseuchung

Japan: Japan bietet ein typisches Beispiel einer spät entwickelten Tuberkulosewelle (s. Abb. 1), mit dem Kulminationspunkt im 1. Weltkrieg. Mit seiner höchsten Mortalität von 256,5/1000 000 E. (absolut 140 747) im Jahr 1918 blieb es z. B. unter dem früheren Scheitelpunkt der Mortalität der Schweiz mit 275/100 000 um 1890 (Stadt Zürich um 1885 367/100 000). Im Jahr 1964 war die Mortalität Japans mit 23,4/100 000 noch 3mal größer als jene der Schweiz mit 8,0/100 000. Nach den Morbiditätserhebungen 1953 und 1958 (T. OMURA et al. [48]) und den Angaben pro 1964 in dem Beitrag von T. EBINA u. K. KAYABA [10] ist auch die Morbidität Japans 3—4mal größer als jene der Schweiz. Obschon sich in der japanischen Bevölkerung bisher das Infektions- und Krankheitsgeschehen noch intensiv in den jüngeren Altersstufen abspielt, allerdings nicht mehr erkennbar an dem durch die BCG-Vaccination verwischten Tuberkulinkataster jedoch an der relativ großen Frequenz von Primär- und Sekundärtuberkulosen in den jüngeren Altersklassen, zeichnet sich in den letzten Jahren eine weitere Retrozession mit Infektverschiebung, Abnahme der Primärtuberkulosen und relativer Zunahme der Tuberkulosen in höheren Altersklassen ab (T. OMURA et al. [48]).

Entsprechend der bisherigen hohen Durchseuchungsintensität wurde die obligatorische BCG-Impfung vom 1. Juli 1949 auf die Altersklassen unterhalb des 30. Lebensjahres beschränkt. Welche Erfolge diese rationelle Beschränkung in Gruppenbeobachtungen Vaccinierter gegenüber Unvaccinierten zeitigte, belegen die Tab. 7—14 in der Arbeit T. EBINA u. K. KAYABA [10]. Der Impfeffekt kann indessen in der Gesamtmorbidität und -mortalität nicht abgelesen werden, zu viele andere Faktoren wirken ebenfalls seuchehemmend (für die Behandlung Tuberkulosekranker hat die Bettenzahl von 1947—1958 von 53 399 auf 263 235 zugenommen). Lediglich läßt er sich aus den Mortalitätsziffern der pulmonalen und extrapulmonalen Formen, wahrscheinlich insbesondere der Meningitis tbc. und Miliaris, welche die BCG-Vaccination besonders zu verhüten vermag, ablesen.

Andere Länder der afroasiatischen Kontinente mit großer Durchseuchungsintensität und hohen Morbiditäts- und Mortalitätsziffern: Explosive Bevölkerungszunahme, Industrialisierung und Urbanisierung ohne Schritthalten der „zivilisatorischen Lebensform" führten in Entwicklungsländern zur raschen Penetranz der Tuberkuloseseuche, sie wird weitere Gebiete erfassen. Seuchewellen, die im europäischen und nordamerikanischen Kontinent der Geschichte angehören (s. Abb. 1), wiederholen sich vor unseren Augen in den Entwicklungsländern. Wenn heute in den USA mit ihrer fortgeschrittenen „zivilisatorischen Lebensform" von D. A. TRAUGER [70] zur Eradikation der menschlichen Tuberkulose die Bekämpfung der restlichen Armut empfohlen wird, so stehen diesem Lande auch alle Methoden der Vorbeugung und Therapie uneingeschränkt zur Verfügung. In den Entwicklungsländern in absehbarer Zukunft eine Eindämmung der Tuberkuloseseuche durch Bekämpfung von Armut und Hunger zu erwarten, wäre eine Utopie. Mit dem epidemiologisch und ökonomisch rationellen Einsatz der BCG-Impfung, systematischer Sputumkontrollen, der Radiophotographie und ambulanter tuberkulostatischer Behandlung sind bereits erste Erfolge erzielt worden. Die bevorzugten Länder sind verpflichtet, die Weltgesundheitsorganisation und die Intern. Union gegen die Tuberkulose in ihrem schwierigen Abwehrkampf gegen den heute größten Feind der Entwicklungsländer, mit allen ihnen zur Verfügung stehenden Kräften und Mitteln zu unterstützen.

V. Die unbestrittene BCG-Impfung im Tuberkulosemilieu und in besonders exponierten Berufsgruppen

Ihre Priorität vor der Chemoprophylaxe mit INH oder ihre Kombination mit der Chemoprophylaxe

Wohl keine Indikation der BCG-Impfung dürfte so unbestritten sein wie der Impfschutz noch uninfizierter Gefährdeter im Tuberkulosemilieu und in besonders gefährdeten und gefährdenden Berufsgruppen, wie Ärzte, Medizinstudenten, Krankenhauspersonal, Angestellte des Gastgewerbes, der Nahrungsmittelbranche, Hausangestellte u. a. m. Die in unmittelbarem Kontakt mögliche ununterbrochene Bakterienübertragung ruft häufig größere tuberkulöse Läsionen hervor, als eine einmalige massive „Überfallinfektion" (W. Pagel [52]). Dieser Infektionsvorgang ist nicht vergleichbar mit den Superinfektionen bei zeitlich zurückliegendem abgeschlossenem Erstinfekt (D. Vogt [76]).

Die BCG-Impfung ist einer Chemoprophylaxe vorzuziehen, weil ihre einmalige oder höchstens einmal zu wiederholende Applikation den gewünschten Schutz weit besser garantiert, als eine über Monate zu verabreichende INH-Dosis, die zudem wegen nachgewiesenen Leberschäden (N. Markoff [39]) nicht gefahrlos ist. H. Spiess [65] empfiehlt nach Tuberkuloseexposition und fraglicher Infektion folgendes Vorgehen: „Zunächst mindestens 6 Wochen INH, nach negativer Tuberkulinprobe BCG-Impfung; weist der positive Hauttest bereits auf die stattgehabte Infektion hin, folgt weiterhin Chemotherapie. Bei andauernder und drohender Tuberkuloseexposition kann frühestens 6 Wochen nach Separation von der Infektionsquelle und danach negativer Hautprobe die BCG-Impfung vorgenommen werden." „Chemoprophylaxe und Schutzimpfung schließen sich nicht aus, sondern ergänzen einander, solange die Durchseuchungsverhältnisse einen Verzicht auf die Tuberkulose-Schutzimpfung nicht gestatten bzw. bei Tuberkuloseexposition der gezielte Einsatz beider Maßnahmen ratsam ist."

VI. Epidemiologisch und ökonomisch rationelle BCG-Impfung

Wenn die kollektive BCG-Impfung gegenüber der übrigen Vorbeugung und der Therapie der Tuberkulose geringere finanzielle Aufwendungen erfordert, so sind ihr doch im Wirkungseffekt und damit auch ökonomisch Grenzen gesetzt. Bei einer Mißachtung ihrer Indikationen steht ihr vorbeugender Effekt in keinem vernünftigen Verhältnis mehr zum materiellen Aufwand.

Ist in der Gesamtheit einer Bevölkerung der Prozentsatz der Tuberkulinpositiven sehr hoch, z. B. um 80%, so kann eine rationelle Reduktion der Erkrankungsquote unter Konvertoren nur in den jüngsten Altersklassen, beim Neugeborenen und Kleinkinde, allenfalls noch beim Schulkind erwartet werden (Entwicklungsländer). Bewegt sich der Prozentanteil Infizierter einer Bevölkerung, wie in Ländern mit mittlerer Durchseuchungsintensität, zwischen 50—70% so sind für den rationellen Einsatz der BCG-Impfung die Tuberkulinindices und Konvertorenraten, zumindest die Tuberkulinindices und die Morbidität der jüngeren und mittleren Altersklassen als bekannt vorauszusetzen (s. Westdeutschland und Schweiz in Abschn. IV/1). Liegt der Prozentsatz aller Tuberkulinpositiven in einem Lande tiefer als 50%, so muß sich die

Impfung mit Ausnahme des Tuberkulosemilieus von vornherein auf besonders gefährdete Berufs- und Altersgruppen (vorwiegend der 15- bis 24jährigen) beschränken, da das Infektionsrisiko der Gesamtheit der Tuberkulinnegativen so gering ist,
daß die Impfung die Morbiditätsziffer der Konvertoren in keinem für den weiteren
Verlauf der Seuche mehr maßgeblichen Ausmaß senkt (Holland, Dänemark, USA,
Canada u. a.).

Tabelle 8. Zusammenfassung der Indikationen zur kollektiven BCG-Impfung

1. In Ländern mit hoher Durchseuchungsintensität:

generell vom Säuglingsalter aufwärts höchstens bis zu Beginn der 4. Lebensdekade,
insbesondere wenn ungenügend Tuberkulosebetten zur Isolierung und Behandlung
Offentuberkulöser zur Verfügung stehen.

2. In Ländern mit mittlerer Durchseuchungsintensität:

generell im Tuberkulosemilieu,
im Säuglings- und Kleinkindesalter bei niedrigem Tuberkulinindex der Schulanfänger
(z. B. um 2%) nur im Tuberkulosemilieu,
kollektive Impfung der Neugeborenen bei höherem Tuberkulinindex der ersten
Schulklasse (z. B. um 10% und höher),
bei Schulanfängern sofern der Tuberkulinindex sich um 10% bewegt, evtl. auch bei
einem niedrigeren Index, wenn in einer bisher ländlichen Gegend eine rasche Industrialisierung erfolgt, insbesondere unter Zuzug von ausländischen Arbeitskräften,
vor der Entlassung aus der Volksschule und zwar in allen Ländern und Regionen mit
mittlerer Durchseuchungsintensität, ohne Rücksicht auf den Prozentsatz der tuberkulinpositiven Schüler,
bei Stellungspflichtigen oder Rekruten, sofern keine Impfung vor der Schulentlassung
erfolgte,
in den höheren Schulen, unabhängig von einer bereits in den Mittelschulen erfolgten
Impfung, insbesondere bei Medizinstudenten,
bei Krankenpflegepersonal,
im Erwachsenenalter bis in die 5. Lebensdekade als Kollektivimpfung ohne Rücksicht auf eine vorgängige Impfung vor der Schulentlassung (Revaccination) zur all-
mählichen Reduktion der Tuberkulose der über 50jährigen,
ausländische Arbeitskräfte im Arbeitskollektiv der Industrie mit den Einheimischen,
insbesondere auch bei Berufsgruppen der Nahrungs- und Genußmittelbranche, des
Gastgewerbes, des Hausdienstes und der Gesundheits- und Körperpflege.

3. In Ländern mit niedriger Durchseuchungsintensität:

generell im Tuberkulosemilieu,
in der besonders gefährdeten Lebensphase der Pubertät und Adoleszenz in Stadt-
und Landbezirken mit überdurchschnittlicher Morbidität und Mortalität des betreffenden Landes, bei Rekruten und insbesondere bei Soldaten, die auf Kriegs-
schauplätze transferiert werden,
in besonders gefährdeten und gefährdenden Berufsgruppen wie Ärzte, Medizinstudenten, Krankenpflegepersonal, Gastgewerbe, Nahrungsmittelbranche u. a. m.

In manchen Regionen mit relativ geringer Bevölkerungs- und Verkehrsdichte,
gehobenem Lebensstandard, versehen mit einem gut ausgebildeten Gesundheits-

dienst ist bei sehr geringer Durchseuchungsintensität eine kollektive BCG-Impfung ohnehin irrelevant; hier kann eine konsequente Expositionsprophylaxe allein zum angestrebten Ziel führen (z. B. Minnesotta, Island).

V. H. SPRINGETT [67] kommt in einer Untersuchung über den Wert der BCG-Impfung aufgrund einer mathematischen Berechnung, in der der Prozentsatz der Tuberkulinpositiven, die Quote der Konvertoren und deren Erkrankungsrate innert 10 Jahren berücksichtigt sind, generell zu denselben Folgerungen. Nach diesem Autor sollte die BCG-Impfung die Morbiditätsziffer der Konvertoren innert 10 Jahren um 75% senken. In der Zusammenfassung der Tabelle 8 sind die Indikationen zur BCG-Impfung auf einen solchen Wirkungseffekt ausgerichtet.

Zusammenfassung und Schluß

Die Fortschritte der Therapie und Prophylaxe haben in den letzten Jahren die Wunschvorstellung einer Tuberkulose-Eradikation genährt. Die einen befürworten eine konsequente Expositionsprophylaxe, z. B. mit Hilfe des Tuberkulinkatasters und der obligatorischen Schirmbilduntersuchung, andere fordern eine kollektive Dispositionsprophylaxe, z. B. mit der BCG-Schutzimpfung oder der Bekämpfung der Armut. Für alle Tuberkulose-Programme ist unseres Erachtens mit Ausnahme der begrenzten Möglichkeiten der Entwicklungsländer keine der bisherigen Bekämpfungsmethoden zu bevorzugen, alle sind einzusetzen, je nach den epidemiologischen Begebenheiten und den vorhandenen Kräften einer Region oder eines Landes.

Summary and Conclusions

Improvements in therapy and prophylaxis have in recent years paved the way for wishful thinking as regards to the eradication of tuberculosis. Some plead for the systematic detection of persons at risk, i. e. through mass tuberculin testing or mass X-ray examination, others demand collective prophylaxis, i. e. through BCG vaccination and raising of living standards. In our opinion none of the prophylactic measures should be used in preference to others, except perhaps in developing countries with limited possibilities. All measures should be used, depending on the epidemiologic situation and the resources of a region or country.

Literatur

[1] ANDVORD, Kr. F.: Acta med. Scand. 5, 137 (1931).
[2] ARBORELIUS, M.: Klin. Studien über die ibk.-infektion bei Erwachsenen. Acta Soc. Medic. Duec. (Schwed.) 56, 115—210 (1930).
[3] ASCHOFF, L.: Verh. Dtsch. Kongr. inn. Med. 33, 14 (1921).
[4] BALDWIN-GARDNER-WILLIS: Zit. nach A. Grumbach: Schweiz. Z. Tuberk. 4, 32 (1947).
[5] BLOCH, H.: Tbc-Immunität. Verhandlungsber. d. Deutsch. Tbk.-Tagung 1962, 103—111. Berlin—Göttingen—Heidelberg: Springer 1958.
[6] CANETTI, G.: Primo-Infection et réinfection dans la Tbc. pulomaire Paris: Ed. médical Flammarion 1954, 174, 206, 208 u. folg.
[7] DANIELS: Tbc. in young adults London: H. K. Levis 1948.
[8] DAVIS, P. D. B.: The natural history of tuberculosis in children tubercle. Vol. 42 Suppl. (1961).
[9] DOERR, R.: Lehrb. d. inn. Medizin, 2. Aufl. p. 145. Berlin: J. Springer 1934.
[10] EBINA, T., u. K. KAYABA: Die Wirksamkeit der BCG-Schutzimpfung im Kampfe gegen die menschliche Tuberkulose aus japanischer Sicht. In Tuberkulose u. ihre Grenzgebiete in Einzeldarstellungen, Bd. 18, 113. Berlin-Heidelberg-New York: Springer 1966.

[11] ENGEL, St.: Erg. d. gesamten Tbk.-Forschung. Bd. XI, 506. Stuttgart: G. Thieme 1953.

[12] FRAPPIER, A.: Die Rolle der BCG-Impfung bei der Ausmerzung der Tbk. Internist 10, 623—628 (1962).

[13] FREERKSEN, E.: Immunität und Tbk. Verhandlungsber. d. Deutsch. Tbk.-Tagung 1962. 93—103. Berlin—Göttingen—Heidelberg: Springer 1958.

[14] FRÉOUR, DUHAMEL, SERISE, COUDRAY et CASSAIGNE: Le risique tuberculeux chez l'adolescent et le jeune adulte. Rev. Tuberc. (Paris) 24, No. 5—6, 678—693 (1960).

[15] GERNEZ-RIEUX, Ch., M. GERVOIS et R. LEBEURRE: Ann. Inst. Pasteur Lille 9, 57 (1957).

[16] v. D. GIESSEN, H. J.: 23me Session de l'Office Intern. de Documentation de Méd. Militairre. Athènes, sept. 1961.

[17] GOTTSTEIN, A.: Allg. Epidemiologie der Tbk. Berlin: J. Springer 1931.

[18] — Epidemiologie. Leipzig u. Wien: Fr. Deuticke 1937.

[19] GRIESBACH, R.: Die BCG-Schutzimpfung. 236. Stuttgart: G. Thieme 1954.

[20] GRIGG, E. R. N.: The arcana of tuberculosis. Amer. Rev. Tuberc. 78, 2 (1958).

[21] GROTH-PETERSEN, KNUDSEN u. WILDBEK: Bull. Wld, Hlth, Org. 21, 5 (1959).

[22] GRZYBOWSKI, S., and E. A. ALLEN: The challenge of tuberculosis in decline. Amer. Rev. resp. Dis. 90, 5 (1964).

[23] HAEFLIGER, E.: Zum heutigen Stand der Tuberkulose-Epidemiologie. Praxis 46, 1029 bis 1034 (1957).

[24] HAEGI, V.: Die Tbk.-Durchseuchung der Bevölkerung der Zürcher Landschaft. Zürich: Juris 1956.

[25] — Epidemiologische Bedeutung und Gestalt der Tbk. beim Gastarbeiter. In HAEFLIGER, E.: Bibl. tuberc., vol. 20, 31—41 (Basel/New York: Karger 1965).

[26] HEIMBECK, J.: Tuberculosis icipiens. Norsk Mag. Laegevidensk. 90, 18—21 (1921).

[27] HOFBAUER-FLATZECK, A.: Der säkulare Epidemieverlauf der Tbk. Z. Tuberk. 70, 1—2 (1934).

[28] HOLM, S.: Om den friske Tbk. Infektion. København: Rosenkilde og Bagger 1947.

[29] HORWITZ, O.: Schriftliche Mitteilung. The Danish Tuberculosis Index, Copenhagen.

[30] HYGE, T. V.: Acta tuberc. scand. 32, 89 (1956).

[31] JACCOTTET, M., u. M. NICOD: Provenance et évolution de la tbc. chez 347 enfants hospitalisés. Ann. paediatr. 167, 1, 2, 3 (1946).

[32] VAN JOST, J.: Bull. Un. int. Tuberc. Vol. XXXII, no. 2 juillet 1962.

[33] KAUFMANN, F.: Tbc. morbidität und Tbc. mortalität in der Schweiz 1958—1962. Bl. geg. die Tbk. Eidg. Gesundheitsamt Bern, No. 9 173—197 (1963).

[34] L'ELTORE, G.: L'endemia tubercolare in Europa. Tbk: Kongreß, Rom 1945.

[35] —, CARANTI, CEINO, MARCHIANÒ u. RUSTICHELLI: Statistica e sociologica sanitaria. IIa Edizione, Roma 1956.

[36] LOTTE, A., et A. ROUILLON: Remarques sur l'épidémiologie de la Tbc. et sur la lutte antitbc. en France. Pediatrie T. XVII, no. 7 723—736 (1962).

[37] LUTTERBERG, W.: Öff. Gesundh.-Dienst 24, 60 (1962).

[38] MALMROS, H., u. E. HEDVALL: Studien über die Entstehung und Entwicklung der Lungentbk. Tbk.-Bibl. 68 (1938).

[39] MARKOFF, N.: Die Bedeutung der Leber für Diagnostik und Therapie bei Lungenkrankheiten. In HAEFLIGER, E.: Bibl. tuberc., vol. 20, 71—98 (Basel/New York: Karger 1965).

[40] MEDLAR, E. M.: Amer. Rev. Tuberc. 55, 517 (1947).

[41] MEIJER, J.: Some notes on the current tuberculosis situation in the Netherlands (1965) (im Druck). Kon. Nederlandse Centrale Veren. tot Bestrijding der Tuberculose.

[45] MUGGLER, J. P.: Die Tbk.-Durchseuchung der Bevölkerung des Kt. Aargau, nach d. Tuberkulinkataster 1953—56. Aarau: Keller 1961.

[46] MÜNCHBACH, W.: Die Tbk. der Kleinkinder. Tuberk.-Arzt 5, 272 (1963). Stuttgart: G. Thieme.

[47] NAEGELI, O.: Virchows Arch. 160, 426 (1900).

[48] OMURA, T. et al.: The trend of Tbc. in Japan during the period 1953—58. Bull. Wld HlthOrg. 26, 19—45 (1962).

[49] OTT, A.: Hdb. der Tbk. Bd. I, 727—730 (1958). Stuttgart: G. Thieme.

[49] OTT, A.: Epidemiologie der Tuberkulose. Internist, 3. Jahrg., H. 10, Oktober 1962. Berlin: Springer S. 565—574.

[50] — Die Gastarbeiter-Tbk. in der Schweiz. „Praxis" 54, Schweiz. Rundschau f. Medizin, Nr. 10 279—284 (1965).

[51] — Probleme der Erfassung der Tuberkulosekranken. Kongreß der Österreichischen TBC-Gesellschaft in Pörtschach 1965 (im Druck).

[52] PAGEL, W.: In Kayne G. G., W. Pagel, and L. O'Shaughnessy (1939): Pulmonary Tbc. und in Tbc. in young dults, by M. Daniels et al. London: H. K. Lewis 1948.

[53] PALMER, C. E., S. Jablon, and P. Q. Edwards: Tbc. morbidity of young men in relation to tuberculinsensitivity and body build. Amer. Rev. Tuberc. 76, 517 (1957).

[54] — L. W. SHAW, and G. W. COMSTOCK: Community trials of BCG-vaccination. Amer. Rev. Tuberc. 77, 877 (1958).

[55] PERETTI, E.: Noch einmal die Tuberkulinziffern. Tuberk.-Arzt, 5, 269—278 (1960). Stuttgart: G. Thieme.

[56] REDEKER, F.: Epidemiologie und Statistik der Tbk. Handb. d. Tbk. Bd. I, 431. Stuttgart: G. Thieme 1958.

[57] RICH, A. R.: The pathogenesis of tbc., Springfield, Ill., USA: C. Thomas 1951.

[58] ROCHAT, P., Schularzt in Lausanne: persönliche Mitteilung.

[59] RONZONI, G.: Amer. Rev. Tuberc. 15, 1 (1927).

[60] SAENZ u. CANETTI: Zit. nach A. Grumbach, Schweiz. Z. Tuberk. 4, 32 (1947).

[61] SCHÄR, M., u. A. OTT: Die Tuberkulose aus epidemiologischer Sicht. Festschrift für Prof. A. Grumbach. Path. Microbiol. 28, 639—647 (1965). Basel—New York: Karger.

[62] SCHEEL, O.: Primo-infection tbc. de l'adolescent et de l'adulte. Verh. 10. Int. Tbk. Kongreß Lissabon 1937.

[63] SCHMID, F.: Immunbiologie. Hdb. d. Tbc., Bd. I 291—350. Stuttgart: G. Thieme 1958.

[64] SÖDERLING, B.: Zur Früh- und Spätprognose der Säuglings- und Kleinkinder-tbk. Acta paediatr. Suppl. II, ad. Vol. 23 (1939).

[65] SPIESS, H.: Chemoprophylaxe gegen die Tbk. in Experiment und Klinik, Verhandlungsber. d. Deutschen Tbk.-Tagung 1962 p. 220 u. folg. Berlin—Göttingen—Heidelberg: Springer 1963.

[66] SPRINGETT, V. H.: Bull. Un. int. Tuberc. Vol. XXXII, no. 2 215—219, juillet 1962.

[67] — The value of BCG-vaccination. Tubercle 46, 76—84 (1965).

[68] STEIGER, J.: Die Tbk. der Fremdarbeiter in der Schweiz. Bl. geg. die Tbk. 7, 157—164 (1962).

[69] STYBLO, K.: Identification of high Tbk.-risk groups, Bull. Un. int. Tuberc. Bull. Vol. XXXV, 363—370 sept. 1964.

[70] TRAUGER, D. A.: A model for the epidemiology of tuberculosis. Amer. Rev. resp. Dis. 90, 582—587 (1964).

[71] Tbk.-Jahrbuch 1963: Dtsch. Z. Kom. f. Tbk.-Bekämpfung, p. 132. Berlin: Springer 1965.

[72] UEHLINGER, E.: Die pathologische Anatomie der tuberkulösen Späterstinfektion. Erg. Tbk. Bd. II 6 (1953).

[73] — Tbk. u. Armee im Aktivdienst 1939 und folgenden Jahren. Schweiz. med. Wschr. 1943, 769.

[74] Un. int. Tuberc. Paris, 11—12 sept. 1964. Bull. Vol. XXXVI, no. 1, juin 1965.

[75] — La Tbc. pulmonaire chez les sujets âges de plus de 50 an. Bull. de l'Union Intern. contre la Tbc. Vol. XXXII, no. 2 juillet 1962.

[76] VOGT, D.: Zur Frage des Einflusses der Superinfektion auf den Verlauf der Tbk. des Kindesalters. Erg. d. gesamten Tbk.-Forschung 423—456. Stuttgart: Thieme Bd. XII (1954).

[77] WALLGREN, A.: Om primär lungetuberkulos hos barn. Svenska läk.-tidning, 32, 324 (47, 108) 1935.

[78] WIESMANN, P.: Über den Verlauf der zufällig mit Schirmbild und Cutantest entdeckten Späterstinfektion bei Rekruten. Diss. Arb. Basel: Benno Schwabe 1954.

[79] WISSLER, H.: Aktuelle Probleme der Kindertbk. 40—45. Stuttgart: G. Thieme 1958.

[80] WURM, H.: Die späte Erstinfektion mit Tbk. (Pathalog. Anatomie), Beitr. Klin. Tuberk. 106, 264 (1951).

[81] ZOELCH, Ph.: Zur Klinik, Prognose und Therapie der Säuglingstbk. Tuberk.-Arzt 7 381. Stuttgart: G. Thieme 1953.
[82] ZUTZ, H. U.: Ergebnisse der Röntgenreihenuntersuchungen bei starker und schwacher Beteiligung. Bl. gegen die Tbk. Nr. 1 26—29, Eidg. Gesundheitsamt Bern 1962.
[83] J. MEIJER, Gravenhage/Niederlande, Mitteilung, 1966.
[84] GRUMBACH, A.: zit. nach A. OTT, Hdb. der inneren Medizin 4. Bd., 3. Teil, 142. Heidelberg: Springer (1956).
[85] LINDGREN, I.: The Pathology of Tuberculous Infection in BCG-Vaccinated Humans. Adv. Tub. erc. Res., vol. 14, 202—234 (Basel/New York: Karger 1965).

Dr. A. OTT
Spezialarzt FMH f. Lungenkrankheiten
4500 Solothurn/ Schweiz, Schöngrünstr. 14

BCG-Impfstoff, Basiseigenschaften und Variationsbreite[1]

T. Ebina, Y. Takase, S. Inooka, H. Iijima und T. Morita

Mit 9 Abbildungen

Zur Geschichte des BCG

Am 7. Februar 1908 wurde ein Stamm von Tuberkelbacillen des Typus bovinus von A. Calmette [9, 67] und C. Guérin erstmalig auf Kartoffeln mit glycerinisierter Galle verimpft. Dieser Stamm war einige Jahre zuvor von Nocard aus der Mammadrüse einer tuberkulösen Kuh isoliert worden und im Laboratorium von Alfort als „Souche lait Nocard" bekannt. Er war ein stark virulenter Stamm des Typus bovinus. Subcutan injizierte 0,001 mg Bacillenmenge dieses Stammes töteten Meerschweinchen nach 60 Tagen. Anfänglich wurde die Überimpfung alle 3 Wochen, später alle 14 Tage vorgenommen. Im Laufe dieser wiederholten Überimpfungen auf dem Nährbodenmilieu: Glycerin-Galle-Kartoffel nahm die Pathogenität für das Rind mehr und mehr ab. 1919 nach 198 Passagen auf dem Nährboden Glycerin-Galle-Kartoffel wurde der Allgemeinzustand eines Meerschweinchens oder Kaninchens durch eine intravenöse Injektion von 1 mg dieser Bacillen, der Allgemeinzustand eines Pferdes durch 5 mg dieser Bacillen und der eines Rindes durch 100 mg nicht gestört. 1921 wurde der Stamm nach 230 Passagen auf diesem Nährbodenmilieu Glycerin-Galle-Kartoffel wiederum auf den gewöhnlichen Nährboden Glycerin-Kartoffel übertragen. Calmette und Guérin stellten nun fest, daß der auf diese Weise gezüchtete Stamm auf dem ursprünglichen Nährboden Glyzerin-Kartoffel neue feste Eigenschaften erworben hatte. Diese Kultur wurde danach „BCG" (Bacille bilié de Calmette-Guérin) genannt.

Zur Morphologie des BCG

BCG ist ein säure-alkohol-festes Mycobacterium. Seine Färbbarkeit ist fast gleich wie die anderer Tuberkelbacillen. Calmette [8] schrieb, daß der BCG nur wenig schmäler, länger und mehr granulär als gewöhnliche Tuberkelbacillen des Typus bovinus wäre. Nach van Deinse [67] ist die Länge der Bacillen $2\,\mu$. Der auf Sautonscher Nährflüssigkeit kultivierte BCG-Stamm ist meistens von einer Länge von $2{-}2,2\,\mu$. In unserem Laboratorium ist er überwiegend von einer Länge von gegen $2\,\mu$.

Fein-Strukturen des BCG

Fortschritte durch elektronenmikroskopische Studien hatten die Fein-Strukturen der Mikroorganismen klarer gemacht. Besonders die Anwendung der Einbettungs-

---

[1] Die deutsche Fassung der Autoren erforderte einige sprachliche Korrekturen. Es besteht daher keine vollständige Gewähr, daß in jedem Fall die authentische Meinung der Autoren wiedergegeben wurde (d. Herausgeber).

technik in Polyesterharz oder Epoxylharz brachte für die Herstellung der ultradünnen Schnitte große Vorteile mit sich. Unsere Arbeit ist mit einigen elektronen-
mikroskopischen Bildern des BCG illustriert[2]. Der abgebildete BCG-Stamm war

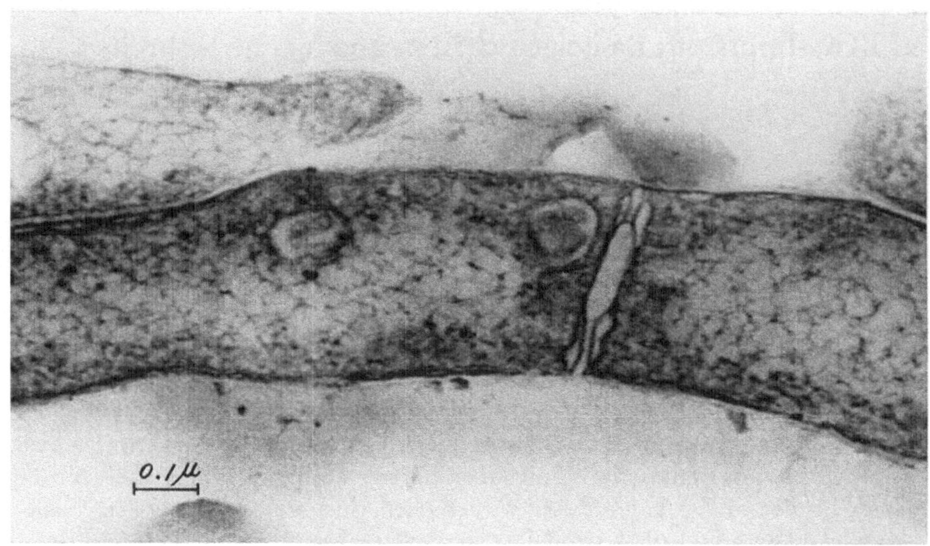

Abb. 1. Elektronenmikroskopisches Bild eines Dünnschnittes des BCG. Eine der membranösen Organellen grenzt an
die Kreuzwand. Vergr. 91 500 ×

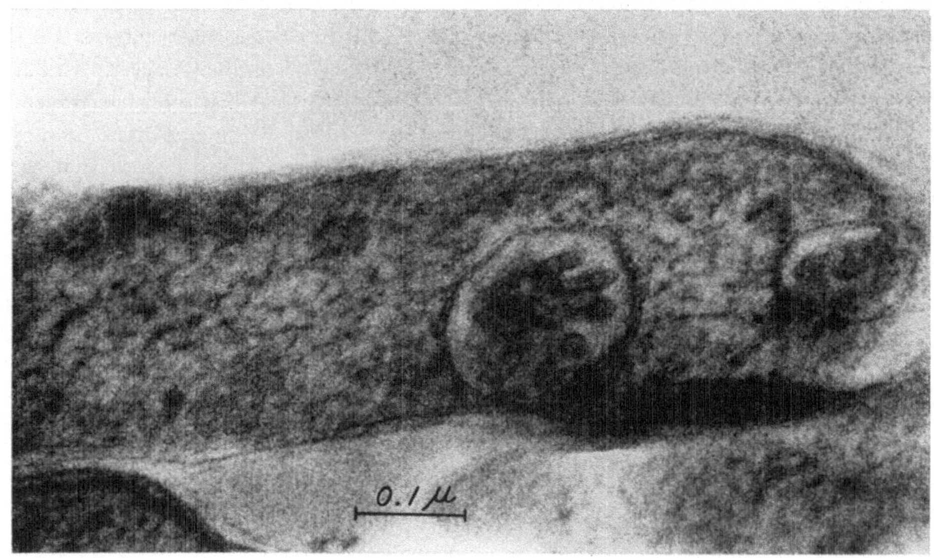

Abb. 2. Dünnschnittsbild. Zwei innerhalb der Zelle und des Zytoplasmas gelegene membranöse Organellen

14 Tage lang auf Sautonscher Flüssigkeit kultiviert worden. Die innere Struktur des
BCG soll hier kurz erklärt werden (s. Abb. 1—5). Die Grenzschicht, die jede BCG-

---

[2] Die Bilder wurden von Drs. J. Yamaguchi und E. Hasebe photographiert.

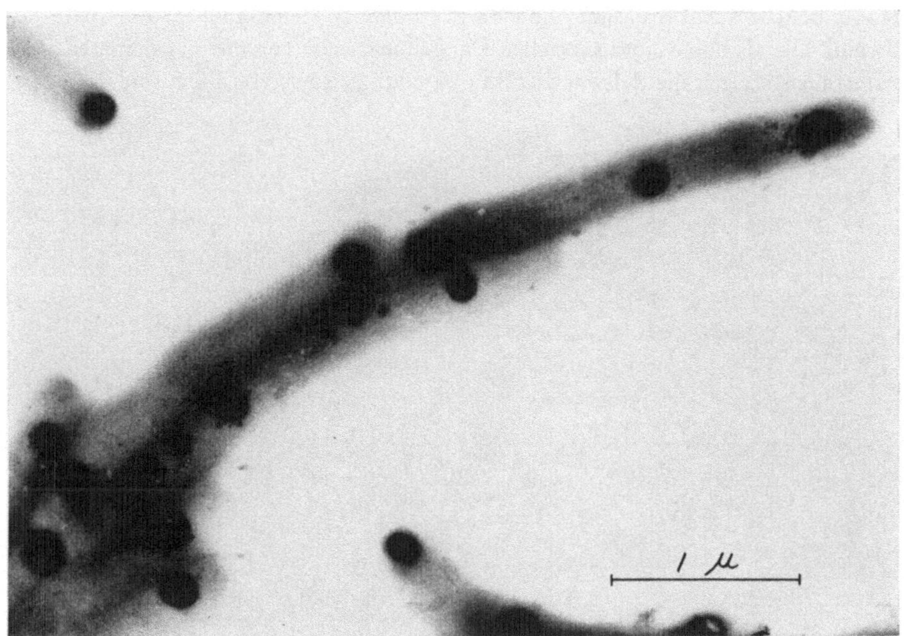

Abb. 3. Elektronenmikroskopisches Bild einer Mikrokolonie des BCG auf Sauton-Nährboden. Vergr. 32 000 ×

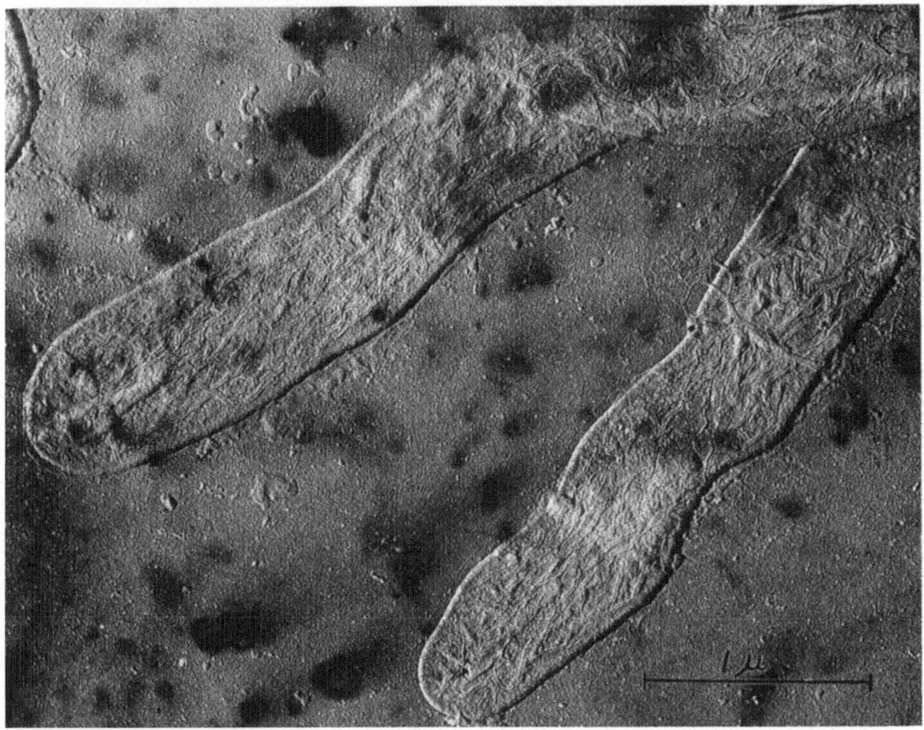

Abb. 4. Elektronenmikroskopisches Bild einer isolierten Zellwand des BCG in der Form einer von uns so genannten „Gespensterzelle". (Mit Chromium beschattet.) Vergr. 33 000 ×

Zelle umgibt, besteht aus der Zellwand und der Cytoplasma-Membran. Die Zellwand ihrerseits besteht aus 3 Schichten, und die Cytoplasma-Membran liegt innerhalb der Zellwand. Die als Folge einer speziellen Darstellungsweise von uns so genannten „Gespensterzellen" zeigen die Zellwandstrukturen noch genauer, vor allem sind 2 parallel

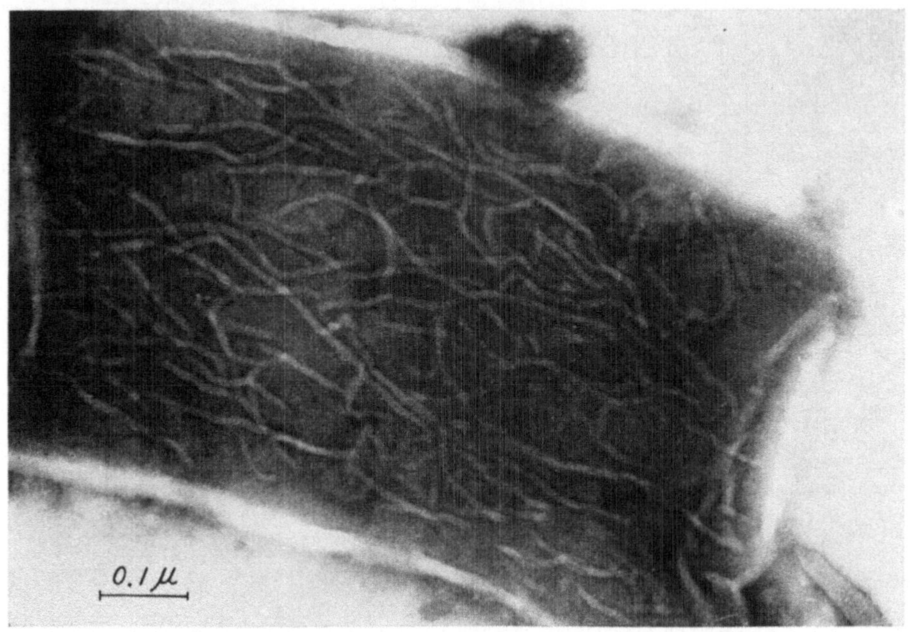

Abb. 5. Elektronenmikroskopisches Bild der isolierten Zellwand des BCG. Mit 2% Phosphotungstein-Säure-Lösung gefärbt

verlaufende fibröse Streifen zu sehen. Hier und dort beobachtet man Ausbuchtungen der Cytoplasma-Membran in das Cytoplasma. Das Cytoplasma seinerseits ist mit feinen Granula gefüllt. Seine Kernstruktur ist schwer darzustellen. Zur Darstellung der Bakterien verwenden wir Veronalazetatlösung zur Fixation, zur Behandlung Uranylazetat und zur Einbettung Rigolac oder Epon. Das Zellzentrum, welches gegenüber dem Cytoplasma eine schwächere Elektronendichtigkeit aufweist, zeigt netzförmig sich kreuzende feine Fasern. Eine eigentliche membranöse Grenzschicht der Kernsubstanz gibt es nicht. In ihr läßt sich DNS (Desoxyribonucleinsäure) nachweisen. Im Zelleib finden sich zahlreiche elektronendichte Granula. Ihre Größe ist ganz verschieden (im Durchmesser zwischen 70—4500 Å). Bei lebhaftem Wachstum sind die Granula groß und zahlreich, bei schlechten Bedingungen dagegen weniger häufig. Die Hauptsubstanz der Granula besteht aus Polyphosphat. Es scheint eine Bziehung zwischen energetischer Leistung und Granula zu bestehen. Eine intracytoplasmische membranöse Organelle im Mycobacterium wurde von unseren Mitarbeitern Shinohara, Fukushi und Suzuki [59] 1957 gefunden. Diese Organelle wurde von ihnen als „mitochondria"-ähnliche Struktur genannt. Zapf [75] stellt ebenfalls solche membranösen Strukturen im Mycobacterium fest. Sie sind von lamellärer oder blasiger Form. Solch intracytoplasmische Organellen sind verschieden groß und werden ziemlich oft beobachtet. Sie lokalisieren sich überall im Cytoplasma, in der Peripherie des Zelleibes können sie in Verbindung zur Cytoplasma-Membran stehen. Sie können sich in der Nähe des zellartigen Zentrums, aber niemals in ihm, finden. Bei der Zellteilung stehen diese Organellen in inniger Beziehung zur Zellwandbildung.

Zur biochemischen Unterscheidung des BCG von andern Mycobakterien

Die biochemische Klassifikation der Mycobakterien steht im Mittelpunkt des mycobakteriologischen Interesses. In den vergangenen rund 6 Jahren sind viele Arbeiten zu dieser Frage erschienen. Auch über die Fermente der Mycobakterien wird seit längerer Zeit intensiv geforscht. Wir gehen hier nur auf einige praktisch wichtige Punkte ein. Die wichtigste Frage ist die der Unterscheidung des BCG von anderen virulenten Mycobakterien, besonders von den echten Tuberkulosebakterien des Typus humanus und bovinus. Früher war diese Typendifferenzierung lediglich aufgrund von Tierexperimenten möglich, heute zum Teil wenigstens ebenfalls durch biochemische Methoden. 1946 fanden POPE und SMITH [52]) eine wesentlich höhere Produktion von Nicotinsäure im Kulturmedium der humanen Tuberkelbakterien als der bovinen. KONNO [33] und seine Mitarbeiter [34] stellten ebenfalls fest, daß in Sautonscher Nährflüssigkeit humane Tuberkelbacillen viel mehr Nicotinsäure als ander Mycobakterien synthetisieren. Nach ihnen synthetisieren bovine Tuberkelbacillen Nicotinsäure nur in 1/24 der Menge wie humane Tuberkelbacillen. Nach BÖNICKE [6] und KONNO [35] eignen sich auch eine Reihe von Fermenten zur Differenzierung. Nicotinamidase wird weniger im Typus bovinus (BCG) als in anderen Mycobakterien gefunden. Urease wird in beiden Typen: Typus humanus und Tuypus bovinus, aber nicht im Typus gallinaceus und nicht in nichtphotochromogenen Stämmen nachgewiesen [64, 66]. Formanidase ist weder im Typus humanus noch bovinus oder gallinaceus nachweisbar. Sie wird hingegen in schnell wachsenden Stämmen nachgewiesen. SATAKE [56] hält nach Untersuchungen in unserem Laboratorium dafür, daß zur Differenzierung des Typus humanus, bovinus, gallinaceus und anderen saprophytischen Mycobakterien die 3 Amide: Harnstoff, Allantoin und Acetamid geeignet sind. Tuberkelbacillen des Typus gallinaceus spalten keine der 3 Amide, Tuberkelbacillen

Tabelle 1. *Klassifikation der Mycobakterien nach ihrem Spaltungsvermögen von Amiden*

Typus Amide	Harnstoff	Allantoin	Acetamid	Benzamide (Jsonicotinamid) (Succinamid)
Tuberkelbacillus, Typus humanus	+	—	—	—
Tuberkelbacillus, Typus bovinus	+	+	—	—
Tuberkelbacillus, Typus gallinaceus	—	—	—	—
Saprophy. Mycobak. M. phlei.-Gruppe	+	+	+	—
M. smegmatis-Gruppe	+	+	+	+

(+) positive Amidase-Reaktion
(—) negative Amidase-Reaktion

des Typus humanus nur Harnstoff, diejenigen des Typus bovinus Harnstoff und Allantoin und schließlich die saprophytischen Mycobakterien sämtliche 3 Amide (Tab. 1). Auch die Nitratreductase-Bestimmung wird zur Differenzierung der Mycobakterien benützt. Nitratreductase [25] wird viel mehr im Typus humanus als im Typus bovinus gefunden. Auf eine Reihe weiterer Arbeiten über dieses Thema gehen wir nicht ein. Wir möchten lediglich unsere Studien über Methoden zur Prüfung der Wirksamkeit der BCG-Vaccine mittels Fermenten erwähnen [17]. Danach ist die Urease-Bestimmung eine einfache und zuverlässige Methode, um die Wirksamkeit der BCG-Vaccine vor ihrer Anwendung zu prüfen. Die Katalasebestimmung ist praktisch ohne Schwierigkeit anwendbar. Für die Bestimmung der Dehydrogenase, Nitratreductase und des O_2-Verbrauches hingegen sind relativ große Mengen von Mikroorganismen und auch eine Reihe von Apparaten nötig, sie sind deshalb nur für entsprechend dotierte Laboratorien geeignet.

Zur Bakteriophagie des BCG

Das Forschungsgebiet der Bakteriophagie von Mycobakterien, besonders des BCG, ist noch jung. Froman, Bogen et al. [20] benutzten vier Phagen D_{28}, D_{29}, D_{32} und D_{34} für die Unterscheidung des BCG von virulenten Tuberkelbacillen und für die Differenzierung der BCG-Substämme untereinander. Nach ihnen hatten alle echten Tuberkelbacillen ($H_{37}Rv$, $H_{37}Ra$ und ein boviner Stamm) die Empfindlichkeit für alle 4 Phagen. Dagegen wiesen nur 39% der BCG-Substämme dieselbe Empfindlichkeit für die 4 Phagen, 22% lediglich für 3 und 16% für 2 Phagen auf. Hingegen fanden sich keine Unterschiede im Verhalten der einzelnen BCG-Stämme gegenüber den Phagen in bezug auf ihre Herkunft und die Morphologie der Kolonie auf dem Nährboden. Auch die antigenen und immunologischen Eigenschaften der Stämme waren durch die Phagen nicht zu differenzieren. Murohashi et al. [45] konnten feststellen, daß die Tuberkelbacillen der Säugetiere im Verfahren der Phage-Differenzierung von anderen, langsam wachsenden Mycobakterien unterschieden werden können.

Zur Apathogenität des BCG-Stammes bei Tieren

In Anbetracht, daß eine Rückkehr des BCG-Stammes zur ursprünglichen Virulenz unmöglich ist, erklärte Calmette [7, 10, 11, 67], der BCG sei ein „Virus fixe". Die experimentellen Ergebnisse von Calmette [7] über die Virulenz des BCG sollen hier kurz angeführt werden. In der subkutanen Impfung von Meerschweinchen oder Kaninchen zeigte der BCG in einer Menge bis 3 mg nur lokale Abszeßbildung ohne regionäre Lymphdrüsenanschwellung, in einer Menge bis 5—10 mg lokale Abszeßbildung mit regionärer Drüsenanschwellung und schließlich in einer Menge von 100—150 mg Knotenbildungen in Lungen und Leber, die immerhin noch spontan abheilen konnten. Eine intraperitoneale BCG-Impfung bei einer Dosis bis 3 mg führte zu Knotenbildungen im Mesenterium, die sich spontan resorbierten; größere Dosen erzeugten kalte Abscesse und öfters auch eine Peritonitis. Die intravenöse BCG-Impfung beim Kaninchen und die intrakardiale beim Meerschweinchen bei einer Dosis von 1—10 mg verursachten generalisierte Drüsenanschwellungen und Knotenbildung in Milz, Leber und Lunge, wobei die Tiere daran nicht starben. Die perorale Anwendung des BCG in großer Dosis wie 100 mg beim Meerschweinchen, führte zu generalisierter Lymphdrüsenanschwellung, besonders der Mesenterialdrüsen, und zu Knotenbildungen in Baucheingeweiden, Bronchialdrüsen und Lungen. Diese Experimente Calmettes wurden überall in der Welt nachgeprüft und den Ergebnissen meist zugestimmt. Auch das Tuberkulose-Komitee der Japan. Gesellschaft zur Förderung der Wissenschaft prüfte

diese Experimente in großem Umfange nach. Zusätzlich fand man bei subcutaner Injektion von 30 mg des BCG Veränderungen in den Abdominalorganen des Meerschweinchens, die nach 11 Monaten allmählich verschwunden waren. Die Untersuchun-

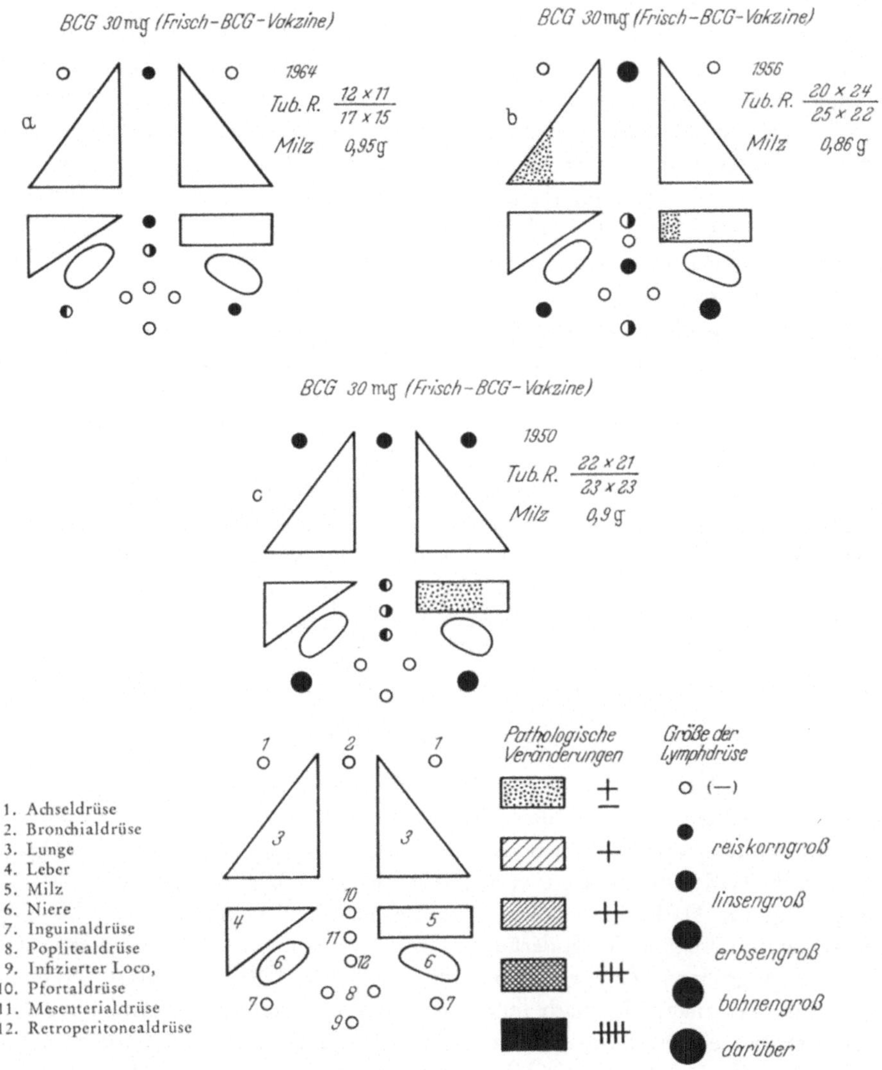

Abb. 6. Vergleich der Virulenz der Frisch-BCG-Vaccine, 1950, 1956 und 1964. 30 mg Frisch-BCG-Vaccine wurde
Meerschweinchen intramuskulär injiziert und diese 3 Monate später seziert. Tuberkulinreaktion bedeutet die durch-
schnittliche Größe der Rötung bei 36, 30 oder 25 Meerschweinchen in 10 Gruppen in jedem Jahr. Die Bezeichnung
„Pathologische Veränderungen" entspricht dem Durchschnitt der Veränderungen aller in jedem Jahr untersuchten
Meerschweinchen

gen IMAMURAS [26] an Affen bei subcutaner Impfung und einer Menge von 100 mg
führten lediglich zu lokalen Veränderungen. SAITO [55] beobachtete in Meerschweinchen-
versuchen an unserem Institut 2 Wochen nach intratrachealer Applikation von 1 mg des
BCG-Stammes produktiv-acinöse Herde in der Lunge und nach 1 Monat miliare
Knötchen, die weder zu Nekrose noch anderen progressiven Veränderungen führten.

Zur Änderung der Virulenz auf Nährboden: Hatte seinerzeit die Galle in der Abschwächung der Virulenz der erwähnten Nocard-Kultur eine wesentliche Rolle gespielt? Dieser Frage maß man immer eine gewichtige Bedeutung zu. In Japan züchtete man während langer Zeit die BCG-Vaccine auf zweierlei Nährböden, nämlich auf Glycerin-Galle-Kartoffel und Glycerin-Bouillon-Kartoffel. Kanno [30] wies in unserem Institut nach, daß der auf Glycerin-Galle-Kartoffel gezüchtete BCG stärkere Veränderungen in inneren Organen erzeugt, als der auf Glycerin-Bouillon-Kartoffel gewachsene BCG-Stamm, sofern die beiden aus verschiedenen Nährmedien gewachsenen Kulturen dem Meerschweinchen in einer Menge von 30 mg subcutan gespritzt wurden. Sato [53] bestätigte diese Ergebnisse. Kanno [31] konnte analoge Ergebnisse in der Vorderkammer des Kaninchenauges nachweisen. Die Auffassung von Petroff, Branch und Steenken [49], daß die S-Form des BCG auf Eiernährboden mit Gentianaviolett virulent und die R-Form avirulent sei, konnten Lange [39], Neufeld [46] und Birkhaug [4] nicht bestätigen. In Japan wird nach wie vor der auf Glycerin-Galle-Kartoffel-Nährboden gezüchtete BCG-Stamm für die Vaccine gebraucht. Dieser Stamm wird auf seine Unschädlichkeit (Apathogenität) im Rahmen der Herstellung jeder Vaccine, sowohl im Untersuchungsamt des Nationalen Gesundheits-Institutes, wie auch in unserem Institut, geprüft. Man injiziert einem Meerschweinchen mit einem Gewicht von 350—450 gr 30 mg Substanz des Impfstoffes subkutan oder intramuskulär und überzeugt sich nach einer Frist von 3 Monaten über das Fehlen progressiver tuberkulöser Herde. Unsere diesbezüglichen Untersuchungsergebnisse der Jahre 1950, 1956 und 1965 sind in Abb. 6, zum Teil schematisch, wiedergegeben. Man steht dabei unter dem Eindruck einer fortschreitenden Virulenz-Verringerung des auf Glycerin-Galle-Kartoffel-Nährboden gezüchteten BCG-Stammes. Im übrigen konnten niemals Veränderungen einer progressiven Tuberkulose bei Tieren festgestellt werden, die mit BCG geimpft worden waren.

Zur Wirkung des BCG beim Hamster

Hauduroy u. Mitarb. [24] veröffentlichten Versuchsergebnisse am syrischen Goldhamster und stellten fest, daß die BCG-Kultur bei diesen Tieren fortschreitende tuberkuloseähnliche Veränderungen hervorrufen kann. Nach ihnen tötet eine große Dosis einer BCG-Kultur die Tiere nach 3—11 Monaten. Berger und Puntigam [2] bestätigten in der Nachprüfung diese Tatsache, glaubten jedoch nicht an das Vorliegen echter tuberkulöser Veränderungen. In Japan wurden ähnliche Untersuchungen von einer größeren Zahl von Forschern wie Wada [69], Kusamitsu [38] und Murohashi [44] angestellt. Nach ihnen weist der Hamster eine schwache celluläre Reaktion gegenüber dem BCG und eine geringe Neigung zur Nekrose, wie auch eine schwache Allergie und Immunitätsbildung auf. Nach Yanagisawa [73] kann beim Goldhamster 1. die Virulenz des BCG und diejenige der virulenten Mycobakterien deutlich unterschieden werden, 2. sind celluläre und immunologische Reaktionen gegenüber Tuberkelbacillen beim Hamster schwächer als beim Meerschweinchen und 3. bleibt die Virulenz des BCG durch die Hamster-Passage unverändert.

Zur Frage des BCG unter verschiedenen Bedingungen des Wirts

In der Literatur wurde über merkwürdiges Verhalten des BCG beim menschlichen Wirt, der schlimmsten Bedingungen der Kriegszeit ausgesetzt war, berichtet. Uns selber sind in Japan keinerlei Komplikationen der BCG-Impfung, außer üblichen lokalen Reaktionen zur Kenntnis gelangt. Arbeiten von DUBOS et al. [15, 51, 62] ließen uns die Beziehungen zwischen Störung der Ernährung und Vermehrung des BCG in Geweben studieren [62]. Wir führten zu diesem Zwecke bei SM-Mäusen unter Verabreichung verschiedener Diäten Ernährungsstörungen herbei und injizierten dann den BCG. Verschiedene Mäuse starben während der Experimente infolge der Ernährungsstörung. Die Reaktion des BCG in den Geweben dieser Tiere unterschied sich nicht von derjenigen in gut ernährten Mäusen. Demnach führt eine BCG-Impfung bei schlecht ernährten Mäusen zu keiner progressiven Tuberkulose.

Über Einflüsse verschiedener Staubarten, besonders des Quarzstaubes, auf die Vermehrung des BCG

Nach VORWALD [68] gibt der BCG bei an Silikose leidenden Tieren bisweilen Anlaß zu einer progressiven Tuberkulose. Wir [63] haben Mäusen verschiedene Staubarten subcutan injiziert und sie anschließend auf intravenösem Wege mit BCG infiziert. Später wurden die BCG-Keime an den Stellen, wo die Staubarten subcutan injiziert worden waren, mit Hilfe der Kultur ausgezählt. Wenn auch die Staubarten mit Einschluß des Quarzstaubes die BCG-Keime in den Geweben vermehren ließen, konnte an den erwähnten Mäusen keine progressive Tuberkulose festgestellt werden.

Das Verhalten des BCG-Stammes im Gewebe

Wir gingen experimentell der Frage des dem Meerschweinchen subcutan injizierten, sowohl Feucht- als auch Trocken-BCG-Stammes nach [16], und wir stellten dabei folgendes fest:

1. In beiden Gruppen traten im Anschluß an eine subcutane Impfung mit 10—50 mg BCG-Vaccine lokale Abszeßbildung und Schwellung der regionären Lymphdrüsen, stärker bei der Feucht-BCG-Gruppe als bei der Trocken-BCG-Gruppe, auf.

2. Bei der Feucht-BCG-Gruppe traten lebende Bacillen früher in den inneren Organen auf, als bei der Trocken-BCG-Gruppe. Nach 5—7 Wochen waren diese Gruppenunterschiede undeutlich, und nach 17 Wochen konnten lebende Bacillen nicht mehr nachgewiesen werden. PANISSET und BENOIT [48] injizierten Mäusen BCG intravenös, und anschließend wurden während der Dauer von 11 Wochen wöchentlich in Milz, Leber und Lunge auf BCG kulturell untersucht. Ein Gipfel der Bacillenanzahl ließ sich in Milz und Leber 3 Wochen und in der Lunge 4 Wochen nach der Injektion nachweisen.

Zur Frage einer eventuellen Rückkehr zur ursprünglichen Virulenz durch Tierpassage

Es ist eine bekannte Tatsache, daß schwach virulente Mikroorganismen durch Tierpassage ihre ursprüngliche Virulenz wiedererlangen können. So ist es verständlich, daß man im Falle des BCG eine eventuelle Rückkehr zur ursprünglichen Virulenz fürchtet. PETROFF, BRANCH und STEENKEN [49] sahen die Steigerung einer verringerten Virulenz durch Einimpfung des BCG in Hoden des Meerschweinchens. LANGE, CLAUBERG [40] und KRAUS [36] konnten diese Ergebnisse nicht bestätigen. YANAGISAWA [72] überimpfte während rund 10 Jahren Abszeßeiter von erkrankten Lymphdrüsen oder diese selbst von mit BCG geimpften Meerschweinchen in andere Meerschweinchen. Es kam aber niemals zu wesentlichen Virulenzveränderungen.

Zur Frage einer eventuellen Rückkehr zur ursprünglichen Virulenz im menschlichen Körper

Die Frage einer eventuellen Rückkehr der BCG-Keime zur ursprünglichen Virulenz im menschlichen Körper nach einer BCG-Impfung darf nach immensen Erfahrungen absolut negiert werden. Diese Frage wurde bereits nach der Züchtung des BCG lebhaft diskutiert. Während beinahe 30 Jahren haben wir mehrere Millionen Menschen mit BCG vacciniert, aber in keinem einzigen Fall trat eine durch die BCG-Impfung verursachte aktive tuberkulöse Erkrankung auf. Seit 1949 wird in ganz Japan die BCG-Schutzimpfung obligatorisch durchgeführt. Damit im Einklang sind die Untersuchungen von Sukai und Hayashi [60], die aus Impfabscessen beim Menschen den BCG-Keim isolierten und auf Meerschweinchen subcutan übertrugen. Die beiden Autoren, wie auch Yanagisawa [72] konnten eine Virulenzsteigerung der Bacillen nicht feststellen.

Zur Wirksamkeit der BCG-Schutzimpfung

Über unsere Ergebnisse der BCG-Schutzimpfung beim Menschen wird an anderer Stelle [18] dieses Heftes gesprochen. Hier geben wir die Ergebnisse anhand von Tierexperimenten wieder, wie sie kürzlich im Komitee gegen die Tuberkulose der Japanischen Gesellschaft zur Förderung der Wissenschaft beschrieben wurden [3]: So wurde die BCG-Vaccine Meerschweinchen in folgenden Dosen appliziert: 0,001—1 mg subcutan, 0,02—10 mg intravenös, 0,02—1 mg intracutan, 0,02—2 mg intraperitoneal und 1—5 mg peroral. Allgemein gesagt ist die BCG-Schutzimpfung (mit Ausnahme der peroralen Anwendung) in einer Dosierung von über 0,005 mg gegen virulente Tuberkelbacillen innerhalb einer bestimmten Zeit prophylaktisch wirksam. Im Falle einer peroralen Anwendung blieb eine gute Wirkung aus, obgleich über 10 mg BCG-Vaccine gegeben wurde. In einer Dosierung von 0,01 mg bis 100 mg war der präventive Effekt desto stärker, je mehr Bacillen injiziert wurden. Damit in Übereinstimmung sind zahlreiche Untersuchungsergebnisse sowohl aus der Weltliteratur, wie auch bei uns in Japan selbst. Zu dieser Frage der Wirksamkeit der BCG-Vaccine veröffentlichen wir hier einen Teil unserer Ergebnisse, welche wir im Zusammenhang der jeweiligen Herstellung des Trocken-BCG-Impfstoffes tierexperimentell in unserem Laboratorium bekamen. Eine schematische Zusammenstellung (Abb. 7) dokumentiert, daß die durch BCG verursachte Immunität nicht absolut, sondern nur relativ ist, indem mit BCG geimpfte Tiere als Folge des Impfschutzes leichtere tuberkulöse Veränderungen zeigen, als nicht geimpfte Tiere, wenn sie anschließend an die Schutzimpfung mit virulenten Mycobakterien infiziert werden. Nun einige Worte zu den Beziehungen zwischen der Tuberkulinallergie und der Immunität. Bekanntlich entsprechen sich die beiden Phänomene in ihrer Intensität nicht immer. Nach unseren Erfahrungen halten wir dafür, daß nach einer BCG-Schutzimpfung die Immunität fast gleichzeitig mit der Tuberkulinallergie auftritt, und sich nach dem Verschwinden der Allergie die Immunität im Tiere noch länger hält.

Subkulturen des BCG-Stammes

Die Tatsache, daß eine Kultur von virulenten bovinen Tuberkelbacillen durch wiederholte Überimpfung auf Glycerin-Galle-Kartoffel-Nährboden avirulent geworden ist, bringt die Vermutung einer Verschiedenheit von in verschiedenen Laboratorien während langer Zeit und unter verschiedenen Bedingungen gezüchteten BCG-Stämmen nahe. Nach WILLIS et al. [70] liegt die Heterogenität von BCG-Subkulturen

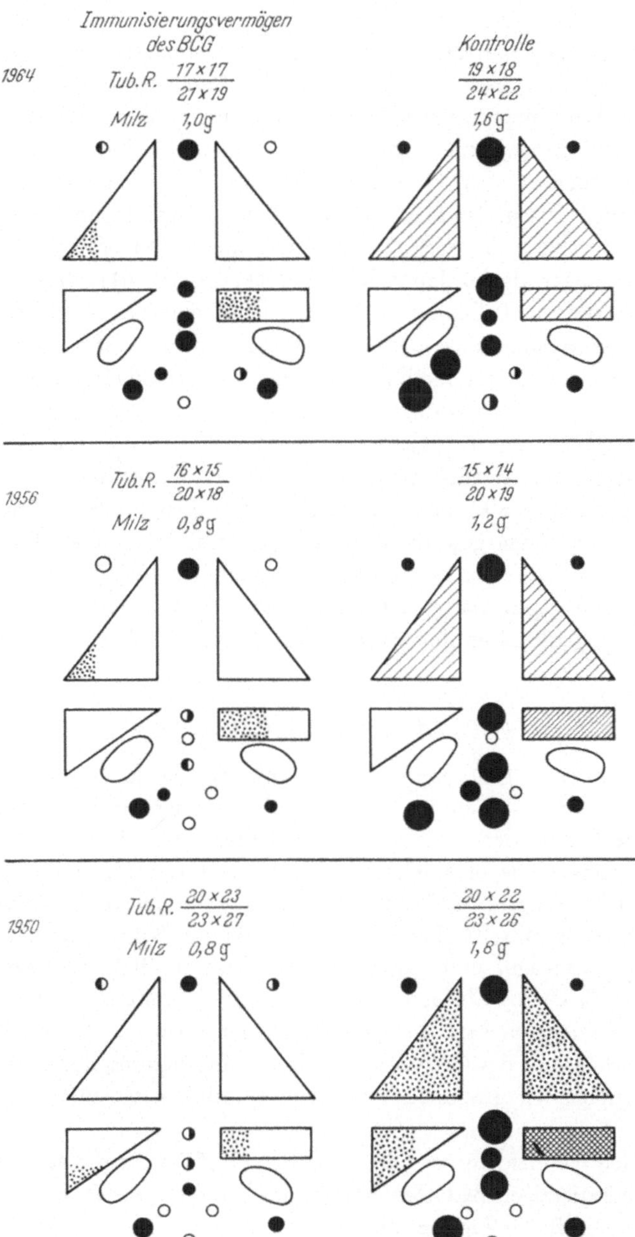

Abb. 7. Vergleich des Immunisierungsvermögens des BCG, 1950, 1956 und 1964. Meerschweinchen wurden mit Trocken-BCG subcutan geimpft, nach 6 Wochen mit H37Rv infiziert und weitere 6 Wochen später seziert. Einzelheiten der Versuche waren folgende:
1964: 21 Meerschweinchen in 8 Gruppen, BCG 0,5 mg, H37Rv 0,1 mg; Kontrolle: 9 Meerschweinchen
1956: 24 Meerschweinchen in 9 Gruppen, BCG 0,5 mg, H37Rv 0,01 mg; Kontrolle: 9 Meerschweinchen
1950: 32 Meerschweinchen in 8 Gruppen, BCG 5,0 mg, H37Rv 0,01 mg; Kontrolle: 12 Meerschweinchen

in einer Verschiedenheit der Vitalität dieser BCG-Substämme. Böe [5], Chiang [12], Huang und Chang [13], und Kurylowicz [37] sind derselben Meinung. Benoit und Panisset [1] stellten die abweichende Vermehrungskraft verschiedener BCG-Substämme in den inneren Organen der Mäuse fest. Dang, Frappier [14] und Froman, Bogen et al. [20] vertreten die Meinung eines deutlichen Unterschiedes dieser Subkulturen in bezug auf ihre antigenen und immunologischen Eigenschaften. Dagegen haben japanische Forscher wie Sawada [57], Murohashi [42] und wir [19, 58, 71] keine deutlichen Unterschiede in Pathogenität und Schutzkraft der verschiedenen japanischen, französischen, amerikanischen, russischen, brasilianischen und dänischen Substämme feststellen können. Hingegen haben sich einige Unterschiede unter diesen Subkulturen finden lassen. Nach Murohashi [43] ist der Japan-BCG in der Form kürzer als der amerikanische oder französische Stamm, und nach Galliova [21] ist der Praha-BCG länger als der Japan-BCG. Suter, Dubos [61], Pierce [50], Murohashi [43], Yakuwa und Takase [71], wiesen auf eine gewisse Heterogenität der Morphologie einer Kolonie oder der Bacillenmembran, der auf verschiedenen Nährböden gewachsenen BCG-Stämme hin. Ob zudem die verschiedenen BCG-Substämme verschiedene chemische oder enzymatische Eigenschaften aufweisen, ist eine zusätzliche wichtige Frage. Nach Gupta, Frappier, Panisset [22] ist die Reduktion von Kalium-Tellurit bei verschiedenen BCG-Substämmen unterschiedlich. Eine weitere Differenzierung versuchten Gupta u. Mitarb. [23] aufgrund der Verfärbung von auf solidem Dubos-Nährboden gewachsenen Kolonien mittels 2—3—5 Triphenyl-Tetrazolium Chlorid. Die Differenzierung von BCG-Subkulturen anhand ihrer chemischen oder enzymatischen Eigenschaften scheint uns auch deshalb sehr erschwert, weil das Ausmaß solcher Eigenschaften der Mikroorganismen unter Umständen recht verschieden sein kann.

BCG-Substämme und Goldhamster

Jespersen [27] wies 1956 experimentell Unterschiede der Virulenz der verschiedenen Substämme am Goldhamster nach, die sich besonders in der Überlebenszeit der infizierten Tiere manifestierten. In neueren Arbeiten teilen Jespersen und Bentzon [28] die BCG-Substämme in 3 Klassen ein: Als starke Stämme werden der BCG-Stamm Dubos-Kopenhagen, die Stämme Rio de Janeiro, Chicago, Moscow und Philadelphia bewertet, als mittelstarke Stämme die Stämme Kopenhagen, London-Goteburg und Dubos-Chicago, und schließlich als schwache BCG-Stämme die Stämme Dubos-Albany und Dubos-Chicago. Nach ihnen [29] vermitteln hochvirulente BCG-Substämme „red mice" eine starke Immunität gegen virulente Tuberkelbacillen. Der Frage der Brauchbarkeit des Goldhamsters für die Beurteilung der Potenz des BCG-Impfstoffes schenken wir großes Interesse. Unsere Studien setzen wir in dieser Richtung fort.

Im folgenden vergleichen wir den ständig auf Glycerin-Galle-Kartoffel-Nährboden gezüchteten jetzigen BCG-Stamm mit dem Stamm, wie er vor 15 Jahren verwendet wurde. Die BCG-Vaccine, die vor 15 Jahren lyophilisiert und bei Zimmertemperatur gehalten worden war, war weiterhin imstande, Kolonien auf Eiernährböden zu bilden (Tab. 2). Diese Kolonien wurden auf Sauton-Kartoffel-Nährboden überimpft. Von den darauf gewachsenen Kolonien wurden Feucht- und Trocken-Impfstoffe hergestellt. Aus einer relativ frischen Trocken-Vaccine stellte man in gleicher Weise erneut eine Feucht- und eine Trocken-Vaccine her. Es zeigte sich, daß die aus der alten Trocken-Vaccine gewonnenen Feucht-Impfstoffe etwas mehr lebende Einheiten enthielten als der heutige gebrauchte BCG-Stamm. Nach der Lyophilisation der ehemaligen und der heute verwendeten Vaccine sind in beiden Impfstoffen ungefähr die gleiche Zahl lebender Einheiten enthalten (Tab. 3).

Tabelle 2. *Das Überleben des BCG in Trocken-Impfstoffen, die 15 Jahre lang bei Zimmertemperatur gehalten worden sind*

Datum der Herstellung	Lebende Einheiten in 10^{-2} mg	10^{-3} mg	10^{-4} mg	Adjuvant	Dauer für Austrocknung Std	Bemerkungen
1949, II/13	$++$	78,3	12,0	2% Pepton-Lösung	9	
1949, II/20	0,7	0	0	Physiol. NaCl-Lösung	3	
1949, II/25	5,3	1,0	0		6	
1949, III/6	0,3	0	0		3	Ohne vorheriges Einfrieren
1949, III/11	67,3	9,0	0	2% Pepton-Lösung	6	
1949, VII/13	75,0	8,3	0,7		6	Erwärmung bei
1949, VII/17	8,3	0,3	0		6	der Austrocknung bis 40° C
1949, VII/19	0,7	0	0	1% Rohrzucker-Lösung	6:40	Posten 1 bis 38° C
1949, VIII/3	210,7	18,3	3,0		5	Posten 7 bis 34° C

Tabelle 3. *Das Überleben nach der Relyophilisation des BCG, der 15 Jahre vorher oder in vorangegangenen Jahren einmal lyophilisiert worden war*

Datum der I. Lyoph.	Lebende Einheiten			
	10^{-6} mg		10^{-7} mg	
	Frisch-Vaccine	Direkt nach II. Lyoph.	Frisch-Vaccine	Direkt nach II. Lyoph.
13/II, 1949	99,3	4,0	10,6	1,6
13/VII, 1949	75,0	18,3	8,0	3,0
3/VIII, 1949 Posten 7	78,0	36,6	5,0	7,6
24/III, 1964 Posten 763	48,3	27,6	7,0	3,3
Neue Vaccine[1]	34,1	33,3	4,6	3,3

[1] Die Trocken-Vaccine wurde in gewöhnlicher Art hergestellt, deshalb nur einmal lyophilisiert (Glycerin-Galle-Kartoffel — Sauton-Kartoffel — Sauton — Lyophilisation). I. II. Lyoph.: Erstmalige, zweite Lyophilisation.

Im folgenden gehen wir auf das Immunisierungsvermögen ein. Zur Prüfung dieser Frage wurden Meerschweinchen mit 0,3 mg Feucht-Impfstoff oder 0,5 mg Trocken-Impfstoff geimpft, 6 Wochen später mit $H_{37}Rv$ infiziert und nach weiteren 6 Wochen seziert. Nun wurde in je 10 mg Gewebe der Lunge, Milz und Leber die Zahl lebender Tuberkelbacillen ausgezählt. Die Tiere, welche mit der aus der alten lyophilisierten Vaccine hergestellten neuen Impfstoffen immunisiert worden waren, zeigten beinahe keine Tuberkelbacillen-Kolonien aus ihren inneren Organen. Dagegen zeigten diejenigen Meerschweinchen, welche mit der heute im Gebrauch befindlichen Vaccine geimpft worden waren, in den Kulturen aus Milzgewebe eine größere Anzahl von Kolonien, besonders bei der Gruppe, welche mit der Trocken-Vaccine geimpft worden war. Bei den Kontrolltieren waren aus dem Milz- und Lebergewebe, seltener aus dem

Lungengewebe, zahlreiche Kolonien von Tuberkelbacillen nachweisbar. Dieses interessante Experiment läßt auch vermuten, daß sich voraussichtlich die Virulenz des BCG-Stammes auf Glycerin-Galle-Kartoffel-Nährboden noch weiter verringern wird (Tab. 4).

Tabelle 4. *Immunologische Effekte von Frisch- und Trocken-Vaccine. Frisch-Vaccine von auf Glycerin-Galle-Kartoffel gehaltenem BCG. Trocken-Vaccine, hergestellt mit während 15 Jahren aufbewahrtem BCG. Kriterium: Kolonienzahl aus 10 mg Substanz innerer Organe auf Eiernährböden*

Datum der I. Lyophilisation	Tier Nr.	Frisch-Vaccine (0,3 mg)			Tier Nr.	Trocken-Vaccine (0,5 mg)		
		Milz	Leber	Lunge		Milz	Leber	Lunge
13. 2. 1949	1	0	0	0	14	0	0	0
	2	0	0	0	15	0	0	0
	3	0	0	0				
13. 7. 1949	4	0	0	0	16	0	0	0
3. 8. 1949	5	1,0	0	0	17	0	0	0
(Posten 7)	6	0	0	0	18	0	0	0
	7	54,0	0	0				
24. 3. 1964	8	54,3	0	0	19	7,0	0	0
(Posten 763)	9	1,7	0	0	20	58,7	0	0
	10	0	0	0	21	10,3	0	0
Neue	11	0	0	0	22	4,7	0	0
Vaccine	12	10,0	1,3	0	23	1,0	0	0
	13	0	0	0	24	12,0	0	0

	Keine Vaccination		
	Milz	Leber	Lunge
25	+ +	7,3	0
Kontrolle 26	+ +	8,7	0
27	+ +	8,7	0,3

Infektion mit $H_{37}Rv$: 6 Wochen nach der Schutzimpfung ausgeführt. Kultur auf Tuberkelbacillen aus den inneren Organen: 6 Wochen nach der Infektion angelegt.

Zur Frisch-BCG-Vaccine (Feucht-BCG-Vaccine)

Der Frisch-BCG-Impfstoff wird heute in der Welt noch in großem Umfange gebraucht. Die Herstellung des Frisch-BCG-Impfstoffes geschieht in Japan gewöhnlich in folgender Weise. Der auf Glycerin-Galle-Kartoffel-Nährboden gezüchtete BCG-Stamm wird auf Sauton-Wasser-Kartoffel-Nährboden und schließlich auf Sautonsche Nährflüssigkeit überimpft. Im weiteren wird die Bacillenmembran halb getrocknet und in einem Kolben, der Kristallkugeln enthält und unter Beigabe einer geringen Menge Flüssigkeit durch Schütteln zerrieben. Auf diese Weise gewinnt man eine dünne Suspension von 0,5—1 mg BCG-Kulturmaterial per cm³, welche in Ampullen abgefüllt und verschlossen im Eisschrank gehalten wird. Wie alt soll nun die Bacillenmembran sein, um beste Ergebnisse zu bekommen? Die Ausbildung einer BCG-Membran auf der Sauton-Flüssigkeit wird bereits am dritten Tag der angelegten Kultur beobachtet, am 7.—9. Tag ist die Oberfläche der Flüssigkeit vollständig mit dem Bacillenrasen bedeckt. Zwischen dem 10. und 18. Tag wird die Membran zunehmend naß und beginnt zu sinken. Wir geben hier die Resultate der früher von Sato [54] bereits veröffentlichten Ergebnisse früherer Experimente wieder. Er stellte mit BCG-Bacillen, welche auf Sauton-Nährflüssigkeit je 7, 16 oder 23 Tage lang kultiviert worden waren, 3 verschiedene Vaccinnen her. Mit diesen 3 Vaccinen wurde geimpft. Ein Jahr

nach durchgeführter Schutzimpfung war der Prozentsatz der positiven Tuberkulinallergie dieser 3 Vaccinen verschiedenen Alters 87,5% bzw. 76,4% bzw. 68,6%.
Andere Vaccinen, die mit einer je 7, 14 oder 21 Tage alten Bacillenmembran hergestellt und anschließend während 2 Monaten bei Zimmertemperatur gehalten worden
waren, wiesen 1 Monat nach durchgeführter BCG-Impfung einen Prozentsatz der
positiven Tuberkulinallergie von je 60%, 50% und 37,5% auf. Nach diesen Ergebnissen eignen sich BCG-Bacillen, welche weniger als 10 Tage auf Sauton-Nährflüssigkeit kultiviert worden waren, am besten für eine Feucht-BCG-Vaccine. Das geeignete
Medium zur Konservierung ist eine vierfach verdünnte Sauton-Nährflüssigkeit mit
5%igem Zusatz von Glucose. Weiterhin eignet sich physiologische Kochsalzlösung mit
einem Zusatz von 0,5% Gelatine, 5% Glucose und 5% Lactose und eine vierfach verdünnte Sauton-Flüssigkeit ziemlich gut. Ungeeignet ist destilliertes Wasser, physiologische Kochsalzlösung und 1% Asparaginlösung. Wir stellten fest, daß in einer Konzentration der Vaccine zwischen 0,1 mg bis 120 mg/cm³ die Suspension um so halt-
barer ist, je dicker die Suspension. Eine konzentrierte Vaccine über 60 mg/cm³
konnte im Eisschrank während der Dauer eines Monates ohne Verlust der Vitalität
gehalten werden.

Trocken-BCG-Impfstoff

Die Herstellung der Trocken-BCG-Vaccine für die Impfung der Bevölkerung
wird in Japan nach Vorschriften der Regierung durchgeführt. Die wichtigsten Punkte
sollen hier kurz angeführt werden.

1. Der BCG-Stamm. Der BCG, welcher auf Glycerin-Galle-Kartoffel-Nährboden jeweils in regelmäßigen Abständen von 4 Wochen überimpft worden ist, wird
anschließend auf Sauton-Nährflüssigkeit zweimal retransplantiert. Für die Vaccine
wird eine sekundäre, junge, 10 Tage alte Kultur gebraucht.

2. Die Herstellung der BCG-Stamm-Suspension. Halb getrockente BCG-Massen
werden in einem Kolben, der 7 mm große Kristallkugeln enthält, unter Zugabe einer
Lösung von 1%igem Rohrzucker oder Natrium L-Glutamat durch Schütteln vorerst in
eine dicke Suspension bei 80 mg/cm³ und anschließend in eine dünnere Suspension
bei 10 mg/cm³ gebracht.

3. Lyophilisation. Der von uns täglich verwendete Lyophilisations-Apparat enthält eine Kammer. Diese wird vorerst mit Hilfe von ultravioletten Strahlen sterili-
siert und in einer Kühlmaschine auf eine Temperatur von —20° bis —25° Celcius
gekühlt. Die 0,5 cm³ Suspension enthaltenden Ampullen läßt man in der Kammer
während der Dauer von rund einer Stunde gefrieren. Nach komplettem Einfrieren
der Suspension wird die Kammer mit Hilfe einer Vakuum-Pumpe bis zu einem
Vakuumgrad von ca. 1/100 mm Hg entleert. Der im Verlaufe dieses Trocknungspro-
zesses aus der bei —40° C gehaltenen Kühlkammer entweichende Wasserdampf wird
abgesogen. Am Ende des Austrocknungsprozesses läßt man die Temperatur der Kammer allmählich bis auf 30° C ansteigen. Dadurch läßt sich die Gleichmäßigkeit der
Vaccine fördern. Nach weiteren 7 bis 8 Std. schließlich wird die Kammer mit ge-
trockneter und sterilisierter Luft oder N_2 gefüllt. Dieser Vakuum-Apparat ermöglicht den Schluß der Ampullen im Vakuumzustand.

4. Rehydratation des Impfstoffes. Zur Herstellung eines gebrauchsfertigen Impfstoffes wird zur lyophilisierten Substanz diejenige Menge einer physiologischen Koch-

salzlösung beigefügt die nötig ist, um eine Konzentration von 0,5 mg/cm^3 der Vaccine-Suspension zu bekommen.

5. Prüfungen des Impfstoffes. Hauptsächliche Untersuchungen sind folgende:

a) Mittels Thioglykolatnährboden wird jeder Posten auf Sterilität untersucht.

b) Feuchtigkeit des Impfstoffes. Die Feuchtigkeit der Trocken-BCG-Vaccine soll unterhalb 3%, bestimmt nach der Abderhaldenschen Methode, sein.

c) Sicherheitsprobe. 1 cm^3 der BCG-Stamm-Suspension (30 mg/cm^3) wird Meerschweinchen intramuskulär oder subcutan gespritzt, welche 3 Monate danach getötet und seziert werden. Es darf kein progressiver tuberkulöser Herd vorhanden sein. Bei Verdacht auf eine progressive Tuberkulose müssen histologische und bakteriologische Zusatzuntersuchungen angeschlossen werden.

d) Potenzprobe.

α) Schutzprobe. 10 Humandosen der Vaccine werden Meerschweinchen subcutan gespritzt; 6 Wochen später wird 0,1—0,01 mg H$_{37}$Rv subcutan injiziert, und in weiteren 6 Wochen werden die Tiere getötet und seziert. Es sollen sich deutliche Unterschiede zwischen Geimpften und Nichtgeimpften finden lassen.

β) Die Bestimmung der lebenden Einheiten. Eine lebende Einheit unserer Bezeichnung ist eine Einheit der Bacillen, welche auf Nährboden eine Kolonie bildet. Eine solche Dosis enthält meistens 400 000—500 000 lebende BCG-Keime.

γ) Die Bacillenkonzentration wird spektrophotometrisch bestimmt.

e) Identitätsnachweis. 0,1 mg des resuspendierten Impfstoffes wird normalen und sensibilisierten Meerschweinchen intracutan injiziert. Kochsche Phänomene sollen nur bei sensibilisierten Tieren beobachtet werden können.

Weitere Studien über Trocken-BCG-Impfstoff

Wie wir bereits erwähnten, eignen sich für Feucht-BCG-Impfstoff junge, 7 bis 10 Tage alte Kulturen. Wie stellt sich die Frage des geeigneten Alters des Kulturmaterials für den Trocken-BCG-Impfstoff? Zur Lösung dieser Frage führten wir folgende Experimente aus: Eine 7 Tage alte BCG-Kultur auf Sauton-Flüssigkeit wurde auf Sauton-Flüssigkeit überimpft. Von dieser Kultur wird vom 7. Kulturtage an der Trocken-BCG-Impfstoff hergestellt. Vor und nach der Lyophilisation werden jeweils

Tabelle 5. *Beziehungen zwischen dem Alter der BCG-Kultur in Tagen und dem Überleben des BCG nach der Lyophilisation*

Kultur-tage	Ph in Sauton	Gewicht der BCG (mg)	Frisch-Vaccine			Trocken-Vaccine			Prozent-satz der Überleben-den
			10^{-4} mg	10^{-5} mg	10^{-6} mg	10^{-4} mg	10^{-5} mg	10^{-6} mg	
1	7,9	780	+++	93,0	11,4	+++	12,0	11,6	
8	7,7	800	+++	134	15,2	+++	82,0	7,1	61,0
9	7,5	1815	+++	128	14,6	+++	74,0	6,6	57,8
10	7,4	2400	++++	151,8	30,6	+++	78,6	16,2	51,1
12	7,0	2900	+++	108	29,0	+++	61,0	12,8	56,4
14	6,3	3800	+++	72,0	8,4	+++	16,4	3,5	22,7
17	6,1	4360	S	14	2,4	9,8	1,0	0,2	7,1
21	6,2	4600	50	6,4	0	11,0	2,0	0	31,0

N. B.: Der Prozentsatz der Überlebenden wird in „10^{-5} mg" berechnet. Gewicht d. BCG: d. h. Gewicht des halbgetrockneten BCG.

die lebenden Einheiten (Kolonien) kulturell ausgezählt. Wie unsere tabellarischen Zusammenstellungen zeigen, eignet sich für den Trocken-BCG-Impfstoff eine gegen 10 Tage alte Kultur am besten (Tab. 5, 6).

Tabelle 6. *Beziehungen zwischen dem Alter der BCG-Kultur in Tagen und dem Überleben des BCG nach der Lyophilisation*

| Kultur-tage | Gewicht der BCG (mg) | Frisch-Vaccine | | | Trocken-Vaccine | | | Prozentsatz der Über-lebenden |
		10^{-4} mg	10^{-5} mg	10^{-6} mg	10^{-4} mg	10^{-5} mg	10^{-6} mg	
7	420	+++		72	+++	89,4	19	
10	1550	+++	407	79,2	+++	211	17	51,8
11	1760	+++	280	49,4	+++	139	11	49,6
12	1810	+++	189,6	32,4	+++	95,2	12	50,0
14	1930	+++	175,6	S	120	11,0	1,4	6,2
16	2010	+++	133,0	12,4	89,4	3,0	0,4	3,0
19	2500	+++	139,0	21	40,4	1,6	0	1,0
23	2480	+++	46,4	7,0	39,7	1,8	0	3,8
26	2510	+++	21,0	1,6	29,4	2,0	0	9,5

Tabelle 7. *Beziehungen zwischen dem Alter der BCG-Kultur in Tagen und der positiven Umstellung der Tuberkulin-Reaktion*

Trocken-	Kulturtage auf Sauton	7	10	12	14
BCG-Vaccine	Rate der Überlebenden	31,5	13,4	14,3	7,1
	Dosis Gewicht (mg)	0,04	0,04	0,04	0,04
	Zahl der lebenden Bacillen	1 592 000	600 000	560 000	27 200
Schule		A	B	C	D
Zahl der Geimpften		88	112	85	76
Durchschnittliche	0— 4	14	13	21	33
Größe der Rötung	5— 9	4	10	24	12
	10—14	5	20	14	10
	15—19	15	28	21	8
	20 und mehr	50	41	5	13
Zahl der positiven Reaktion		70	89	40	31
Positivitätsrate		79,5	79,5	47,1	40,8
Größe der Induration		52	56	26	15
Indurationsrate		59,1	50,0	30,6	19,7
Induration/Rötung		0,74	0,63	0,65	0,48
Doppelte Rötung		13	3	2	1
Lokale	Zahl der Untersuchten	87	109	83	60
Reaktion	Induration mit Rötung	32	35	62	43
		(36,8%)	(32,1%)	(74,7%)	(71,7%)
	Geschwür	6	2	0	2
		(6,9%)	(1,8%)		(3,3%)
	Kruste	41	51	18	15
		(47,1%)	(46,8%)	(21,7%)	(25,0%)
	Narbe	0	21	3	0
	Keine	8	0	0	0

Anzahl der lebenden Bacillen wurde auf Eiernährböden nach Ogawa ausgezählt. Gewicht: d. h. Gewicht der halbgetrockneten Bacillen.

Beziehung zwischen der Schaffung einer positiven Tuberkulinreaktion und der Kulturdauer auf Sauton-Flüssigkeit

Yanagisawa [74] hat diese Frage eingehend und durch umfangreiche Untersuchungen an zahlreichen Gruppen von Schulkindern studiert. Er hat aus BCG-Kulturen vom 7., 10., 12. und 14. Kulturtag einer Kultur auf Sauton-Flüssigkeit 4 Trocken-BCG-Impfstoffe hergestellt. Jeder Impfstoff (0,04 mg) wurde Schulkindern intracutan injiziert. Die Überlebensrate der Bacillen betrug für jede Vaccine in der obigen Reihenfolge der Kulturtage direkt nach der Lyophilisation 31,5%, 13,4%, 14,3% und 7,1%. Eine positive Tuberkulinreaktion wurde mit den oben erwähnten Vaccinen bei 79,5,% 79,5,% 47,1% und 40,8% der Geimpften gefunden (Tab. 7). Für all diese Erscheinungen trägt sehr wahrscheinlich die Zahl der die Lyophilisation überlebenden Bacillen die Verantwortung. Was wir also im Abschnitt des Feucht-BCG-Impfstoffes sagten, gilt auch für den Trocken-BCG-Impfstoff.

Beziehung zwischen der Zahl lebender Einheiten des Trocken-BCG-Impfstoffes und der Schutzkraft

Wir haben verschiedenen Meerschweinchen 2 600 000, 260 000, 26 000, 2600 lebende Einheiten des Trocken-BCG-Impfstoffes subcutan injiziert. 6 Wochen nach dieser Schutzimpfung wurden die Tiere mit 100 000 oder 400 000 oder 1 800 000 virulenten Tuberkelbacillen (H_2) infiziert. 6 Wochen nach der Infektion wurden sie getötet und seziert. In allen Gruppen zeigten die geimpften Tiere geringgradigere tuberkulöse Organveränderungen als die Nichtgeimpften. Den besten Schutz zeigten die mit der höchsten Anzahl lebender Einheiten des Trocken-BCG-Impfstoffes vaccinierten Meerschweinchen. Eine protektive Potenz war 18 Wochen nach der Schutzimpfung noch vorhanden, obwohl die Tuberkulinreaktion bereits negativ geworden war. Diese Tierexperimente zeigen auch, daß der Schutzeffekt gegen virulente Tuberkelbacillen und das Auftreten der Tuberkulinallergie in direktem Verhältnis zur Anzahl der eingeimpften BCG-Keime steht. Diese Tatsache konnte auch am Menschen nachgewiesen werden. Im übrigen nehmen wir an, daß beinahe 500 000 lebende Einheiten des BCG-Stammes nötig sind, um eine starke postvakzinale Tuberkulinreaktion zu bekommen. Allerdings verursacht eine stärkere BCG-Dosis eine intensivere Lokalreaktion.

Bedingungen für die Aufbewahrung des Trocken-BCG-Impfstoffes: 1946 fand unser Mitarbeiter Kobayashi [32], daß fast sämtliche BCG-Keime des Feucht-Impfstoffes in direktem Herbst-Sonnenlicht innerhalb 30 min — auch im Reagenzglas — getötet werden. Dagegen ist der Trocken-BCG-Impfstoff gegen Sonnenlicht ziemlich widerstandsfähig. Abdecken mit schwarzem Papier schützt den lebenden BCG. Hingegen ist der schädigende Einfluß des gewöhnlichen Tageslichtes auf Trocken-BCG relativ gering. Allerdings kommt ihm auch bei längerer Einwirkung keimtötende Wirkung zu. Vor allem ist eine Resuspension des BCG gegenüber dem Sonnenlicht besonders empfindlich, dagegen kann die Resuspension, ohne daß es zu einer deutlichen Verminderung der Zahl der lebenden Bacillen käme, während rund 3 Std. an einem nördlich gelegenen Fenster gehalten werden. Immerhin empfehlen wir, eine Resuspension des Trocken-BCG-Impfstoffes innerhalb kurzer Zeit zu gebrauchen. Ganz generell empfehlen wir, sie an einem dunklen Orte aufzubewahren.

Vakuum und Überleben des BCG

Man nimmt allgemein an, daß lyophilisierte Mikroorganismen unter Vakuumverhältnissen länger leben. Wie hoch soll das Vakuum nun sein? Diese Frage ist für uns sehr wichtig. Zu ihrer Lösung sind wiederholt verschiedene Experimente durchgeführt worden. Ampullen des BCG-Impfstoffes wurden unter hohem Vakuum wie 10^{-3} oder 10^{-2} mmHg verschlossen und bei 37° C gehalten. BCG-Keime in hohem Vakuum überlebten die Kontrolle. Eine Differenz in der Überlebenszeit zwischen dem Vakuum 10^{-3} und demjenigen von 10^{-2} mm Hg wurde nicht gefunden. In weiteren Experimenten wurden lyophilisierten BCG enthaltende Ampullen mit getrocknetem O_2, N_2 oder Luft gefüllt. Die Hälfte jeder Gruppe wurde unter athmosphärischem Druck, die andere Hälfte unter Vakuum verschlossen und bei 5° C oder 25° C gehalten. Die auf diese verschiedenen Weisen konservierten Vaccinen wurden 76—78 Tage, 104—106 Tage und 292 Tage später auf überlebende BCG-Bacillen untersucht. Die Bacillen, die in denjenigen Ampullen, welche unter athmosphärischem Druck verschlossen und bei 25° C gehalten worden waren, waren nicht mehr imstande, Kolonien zu bilden, auch wenn ein dem Wachstum günstiges Gas beigefügt wurde. Waren die Ampullen bei 5° C gehalten worden, konnten einige wenige Bacillen in denjenigen Ampullen überleben, in welche N_2 eingeführt worden war. In den unter Vakuum geschlossenen und anschließend bei 5° C oder 25° C gehaltenen Ampullen überlebten zahlreichere Bacillen, wobei die unter 5° C gehaltene Vaccine viel mehr Kolonien bildete als die bei 25° C gehaltene. Durch diese Experimente gelang uns der Nachweis, daß die Anzahl überlebender BCG-Keime in denjenigen Ampullen am höchsten bleibt, welche mit N_2 gefüllt sind, und das dann später wieder evakuiert wird.

Feuchtigkeitsgrad und äußere Einflüsse

Welcher Feuchtigkeitsmesser eignet sich wohl am besten zur Bestimmung des Vakuumgrades in der Ampulle? Wir konstruierten unseren Apparat auf dem Prinzip, den Feuchtigkeitsgrad des Impfstoffes aufgrund des beim Erwärmen sich bildenden Dampfdruckes zu bestimmen. So sind wir imstande, den ablaufenden Prozeß im Vakuum zu messen. Unsere so ausgeführten Messungen zeigten, daß halbtrockene Vaccinen mit einem Feuchtigkeitsgehalt von 19,9% nach einer Aufbewahrung während 15 Tagen bei Zimmertemperatur ihre lebenden Bacillen verloren. War die gleiche Vaccine während rund 3—4 Monaten im Eisschrank gehalten worden, gingen die lebenden Bacillen allmählich zugrunde. Wurde die Vaccine innerhalb von 5 min auf 60° C erwärmt, verringerte sich die Zahl der lebenden Bacillen auf 1/10, und innerhalb von 60 min sogar auf 1/100. Wurden dagegen Trocken-BCG-Impfstoffe mit 3% Feuchtigkeit bei Zimmertemperatur während 15 Tagen, bei 5° C während einigen Monaten oder bei 60° C während 5 min aufbewahrt, nahm die Zahl der lebenden Bacillen kaum ab. Die lebenden Bacillen des Trocken-BCG-Impfstoffes mit höherem Feuchtigkeitsgehalt werden beim Erhitzen auf 100° C wesentlich mehr geschädigt als diejenigen in Vaccinen mit geringerem Feuchtigkeitsgehalt. Auch gegen das Sonnenlicht ist eine Vaccine mit geringerem Feuchtigkeitsgehalt widerstandsfähiger.

Auswirkungen zugefügter Stoffe

Als Beigaben wurden Rohrzucker, Pepton, Glutaminsäure, Lactose, Mannit, Glucose und Asparagin in 1%iger Lösung, Phosphat-Puffer mit pH 7,2 oder verdünnte

Sauton-Flüssigkeit gebraucht. Kulturelle Auswertungen gleich nach dem Austrocknungsprozeß zeigten uns die gute Eignung von Rohrzucker, Asparagin, Glucose und Pepton in 1%iger Lösung als Beistoffe für lyophilisierte BCG-Vaccine. Weiterhin prüften wir Glucose, Fructose, Rohrzucker und Lactose in 1%iger, 5%iger, 15%iger und 30%iger Lösung als Beistoffe für Trocken-BCG-Impfstoff. Für den lyophilisierten BCG hatten wir mit hochkonzentrierten Zuckerlösungen bessere Ergebnisse als mit dünnen Lösungen. Zieht man aber anderseits die Löslichkeit und die Injizierbarkeit konzentrierterer Zuckerlösungen in Betracht, sind diese für eine BCG-Vaccine nur teilweise geeignet.

Thermostabile Trocken-BCG-Impfstoffe

Wie wir oben ausführten, ist eine Trocken-BCG-Vaccine gegen verschiedene äußere Einflüsse ziemlich widerstandsfähig. Diese Tatsache hat vor allem da praktische Vorteile, wo die Impfstoffe nicht ständig im Eisschrank gehalten werden kön

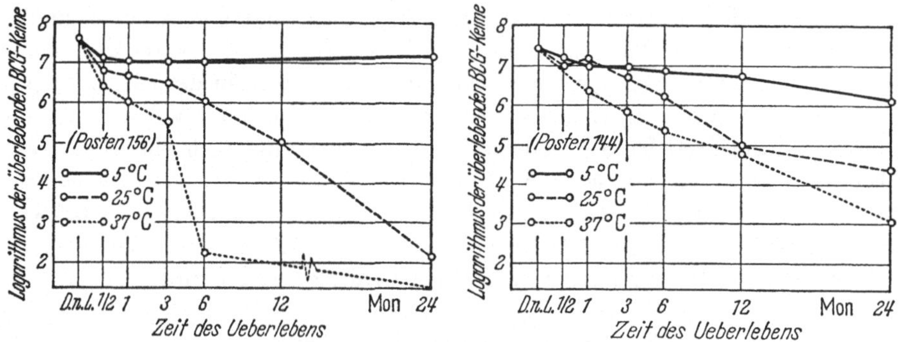

Abb. 8. Einflüsse der Temperatur auf das Überleben der 1% Rohrzucker-Trocken-BCG-Vaccine. *D. n. L.* Direkt nach der Lyophilisation

nen. Vor allem bei Impfaktionen in heißen Ländern läßt sich der Gebrauch der Vaccine bei hoher Zimmertemperatur nicht vermeiden. Besonders für solche Länder ist ein relativ hitzeresistenter Impfstoff sehr erwünscht. Im folgenden gehen wir kurz auf die Haltbarkeit der Trocken-BCG-Impfstoffe ein, welche mit 1%iger Rohrzuckerlösung als Adjuvans hergestellt und anschließend bei 5° C, bei 25° C und 37° C während der Dauer von 2 Jahren aufbewahrt worden waren. Nachfolgend werden die Ergebnisse vergleichend besprochen (Abb. 8). Wir halten fest, daß bei der unter 5° C gehaltenen Gruppe in der angegebenen Zeit von 2 Jahren kaum eine Verminderung der Kolonien festzustellen war. In der 25°-C-Gruppe dagegen verminderten sich die Kolonien nach 6 Monaten auf ca. 1/10, nach 2 Jahren auf ca. 1/100. In der 37°-C-Gruppe war die Abnahme der Anzahl der Kolonien noch deutlicher (Abb. 9). Wenn auch

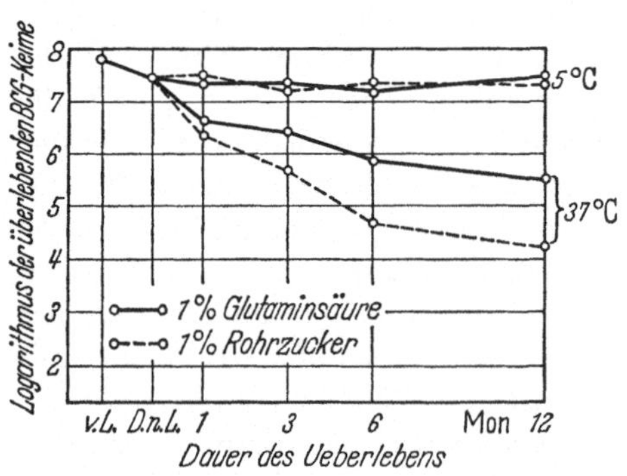

Abb. 9. Haltbarkeit der 1% Rohrzucker- und Glutaminsäure-Trocken-Vaccine bei 37° C. *v. L.* vor der Lyophilisation; *D. n. L.* Direkt nach der Lyophalisation

ohne Zweifel die Aufbewahrung der Vaccine für kurze Zeit bei höherer Temperatur keine wesentliche Veränderung der Trocken-BCG-Vaccine herbeizuführen vermag, sollte eine Vaccine so thermostabil wie möglich sein. Lassen sich geeignete Beistoffe für solche thermostabilen Impfstoffe finden? Nach MILLER, GOODNER [41], OBAYASHI und CHO [47] stellen Natriumglutamat und Natriumasparat solche geeigneten Beistoffe dar. Nach UNGAR [65] ist ein Impfstoff, dem Pferdeserum beigegeben wird, während 12 Monaten bei 25° C haltbar. Wir selbst halten 10%iges Ochsenserum zur Herstellung einer thermostabilen Trocken-BCG-Vaccine für sehr wirkungsvoll. Lösungen von 1% Natriumglutamat und 1% Natriumglutamat mit 0,1% Carboxymethyl-

Tabelle 8. *Die Haltbarkeit der Trocken-Vaccine bei 5° C*

Nummer des Postens	Lebende Einheiten im BCG und in Prozent			Prozent des Überlebens	
	Direkt nach Herstellung	nach ½ Jahr	nach 1 Jahr	nach ½ Jahr	nach 1 Jahr
545	31,7	28,4	22,2	89,5	70,1
547	27,6	19,8	22,4	71,5	81,1
548	23,2	19,6	20,1	84,6	86,9
549	19,4	15,3	13,8	79,1	71,0
551	21,6	17,2	19,8	79,6	92,4
552	22,1	19,6	10,2	88,6	45,9
554	21,4	21,6	15,0	101,0	70,2
555	20,7	12,9	11,9	62,4	57,4
556	18,7	11,6	13,0	62,0	69,5
557	28,9	19,2	22,6	66,5	78,2
Durchschnitt	23,5	18,5	17,1	78,5	72,3

	Direkt nach Herstellung	nach ½ Jahr	nach 2 Jahren	nach ½ Jahr	nach 2 Jahren
587	25	22	23	88	92
589	18	14	16	77	86,5
592	26	15	19	58	73
613	10	7	7	70	70
614	15	15	10	100	67
Durchschnitt	19	14,6	15	79	78

	Direkt nach Herstellung	nach ½ Jahr	nach 3 Jahren	nach ½ Jahr	nach 3 Jahren
529	23	21	6	91	27
530	18	19	9	105	50
535	9		4		39
537	12		23		34
570	29	17	20	90	69
571	31	21	16	91	52
572	28	14	13	50	43
Durchschnitt	21,5	18,4	13	85	45

cellulose scheinen uns geeignete Beistoffe. Im weiteren halten wir unsere Untersuchungsergebnisse über die Haltbarkeit unserer Trocken-BCG-Vaccine bei 5° C tabellarisch fest (Tab. 8, 9).

Tabelle 9. *Überleben des BCG in Trocken-Impfstoffen, die für lange Zeit (5—8 Jahre) im Eisschrank aufbewahrt worden sind*

Nummer des Postens	Datum der Herstellung	Lebende Einheiten in 5×10^{-6} mg			nach 5(8) Jahren
		Direkt nach Herstellung	nach ½ Jahr	nach 1 Jahr	
104	1951, VIII/31	1,8	1,8	1,3	1,4*
111	1951, X/5	3,2	2,0	1,2	9,4*
278	1954, IV/22	37,2	35,8	10,6	31,4
279	1954, IV/25	59,3	16,6	20,4	37,4
289	1954, IX/7	29,7	5,8	4,4	9,6
292	1954, IX/10	56,5	33,8		10,0

* 8 Jahre aufbewahrt.

Zusammenfassung

In unserer Arbeit weisen wir auf den vielseitigen Fragenkomplex der BCG-Vaccine hin und möchten namentlich folgende Ergebnisse festhalten:

1. Der BCG-Stamm war und ist auch heute noch für den Menschen apathogen. Eine Rückkehr zu seiner ursprünglichen Virulenz konnte nie festgestellt werden.

2. Die immunisatorische Eigenschaft des BCG ist auch heute immer noch deutlich nachzuweisen.

3. Unter den BCG-Stämmen, welche in verschiedenen Ländern der Welt gebraucht werden, bestehen keine deutlichen Unterschiede, vor allem in bezug auf die immunisatorischen Eigenschaften.

4. Im Vergleich mit der Frisch-BCG-Vaccine weist die Trocken-BCG-Vaccine eine Reihe von Vorteilen auf.

Summary

We have considered the manifold problems of BCG vaccination and should like to stress the following points:

1. BCG-strains were and are up to our days nonpathogenic in humans. A return to their original virulence could not be found.

2. The immunizing character of BCG can still be proved.

3. No significant differences exist between the various BCG strains used in different countries especially as regards their immunizing properties.

4. Dried BCG vaccine has various advantages over fresh BCG vaccine.

Literatur

[1] Benoit, J. C., et M. Panisset: Survie et multiplication du BCG et du bacille tuberculeux chez la souris. Acta tuberc. Scand. **43**, 115 (1963).

[2] Berger, K., und F. Puntigam: Die Bakteriologie des BCG, van Deinse, in Die BCG-Schutzimpfung von R. Griesbach, 1954.

[3] Berichte des Komitees gegen die Tuberkulose der japanischen Gesellschaft zur Förderung der Wissenschaft, 1943 (japanisch).

[4] Birkhaug, K. E.: Protection against tuberculosis with BCG vaccine in Guinea-pigs. Ann. Inst. Past. **49**, 630 (1932).

[5] Böe, J.: Allergizing capacity of the various BCG vaccines. Acta tuberc. scand. **25**, 1 (1950).

[6] Bönicke, R., und B. P. Lisboa: Typendifferenzierung der Tuberkulosebakterien mit Hilfe des Nikotinamidasetestes. Tuberk.-Arzt. **13**, 377 (1959).

[7] CALMETTE, A.: Technik der Kulturen des BCG. Beschaffenheit des Nährbodens. Herstellung und Aufbewahrung der zum Schutzverfahren dienenden Emulsionen. Kontrollen hinsichtlich Unschädlichkeit bzw. Avirulenz des Schutzstoffes. Z. Tuberk. 50, 124 (1928).

[8] — L'infection bacillaire et la tuberculose chez l'homme et les animaux. 198, Paris: 1936.

[9] — et C. GUÉRIN: Sur quelques propriétés du bacille tuberculeux d'origine bovine, cultivé sur bile de boeuf glycérinée. C. R. Acad. Sci. (Paris) 148, 716 (1909).

[10] — — Nouvelles recherches expérimentales sur la vaccination des bovidés contre la tuberculose. Ann. Inst. Past. 34, 553 (1920).

[11] — — B. WEILL-HALLÉ, L. NÈGRE, A. BOQUET, WILBERT et TURPIN: Essais de prémunition par le B.C.G. contre l'infection tuberculeuse de l'homme et des animaux. Bull. Acad. Méd., 93, 681 (1925).

[12] CHIANG, S.: Studies on three substrains, allergizing capacity of BCG in guinea pigs. J. Formosa med. Assoc., 57, 453, 486 (1958).

[13] CHIEN-TAO-HUANG and TSO-CHUAN CHANG: On the difference in viability between Pasteur and Japanese substrains of BCG, J. Formosa med. Assoc. 59, 912 (1960).

[14] DANG, LY., J. C. BENOIT, et A. FRAPPIER: Survie et multiplication du BCG et du bacille tuberculeux chez la souris. Comparaison des souches filles, brasilienne, canadienne, danoise, française, japonaise et russe. Acta tuberc. scand. 43, 113 (1963).

[15] DUBOS, R. J., and C. H. PIERCE: The effect of diet on experimental tuberculosis of mice. Amer. Rev. Tuberc. 62, 455 (1950).

[16] EBINA, A.: The fate of wet and dried BCG in the organs of guinea pigs. Sci. Rep. Res. Inst. Tohoku Univ.-C. 5, 65 (1953).

[17] EBINA, T., S. KASAI, M. ISHIKAWA, H. ISHIKAWA, M. KITAMURA, H. KUMAGAI, and M. MATUDE: Studies of methods of assaying BCG vaccines with enzymes. Sci. Rep. Res. Inst. Tohoku Univ.-C. 2, 1 (1950).

[18] — und K. KAYABA: Die Wirksamkeit der BCG-Schutzimpfung im Kampfe gegen die menschliche Tuberkulose, aus japanischer Sicht. In diesem Band.

[19] — und K. SHIKANAI: Vergleichende Untersuchungen über BCG-Substämme in verschiedenen Ländern. J. Chest. Dis. 5, 1594 (1961) (japanisch).

[20] FROMAN, S., D. W. WILL, A. M. BLISSE, L. J. CONDE, I. KRASNOW, and E. BOGEN: Bacteriophage susceptibility and cultural characteristics of BCG and other tubercle bacille. Dis. Chest 28, 377 (1955).

[21] GALLIOVA: Private Mitteilung.

[22] GUPTA, K. G., A. FRAPPIER, and M. PANISSET: Reduction of potassium tellurite by various substrains of BCG. Ind. J. Tuberc. 10, 156 (1963).

[23] — M. PANISSET, et J. C. BENOIT: Un caractère différentiel des soussouches du BCG. Ann. Inst. Pasteur 97, 340 (1959).

[24] HAUDUROY, P., et W. ROSSET: B.C.G. et Hamster. Rev. Tuberc. 15, 1071 (1951).

[25] HEVER, Ö., und G. MEISSNER: Erfahrungen mit der Nitratreduktase-Bestimmung bei Tuberkelbakterien mit besonderer Berücksichtigung INH-resistenter Stämme. Beitr. Klin. Tuberk. 127, 566 (1963).

[26] IMAMURA, A.: Bericht der Japan. Gesellschaft für Förderung der Wissenschaft. 1943.

[27] JESPERSEN, A.: Virulence of various strains of BCG determined on golden hamsters. A preliminary report. Acta tuberc. scand., Suppl. VII, 106 (1956).

[28] JESPERSEN, A., and M. W. BENTZON: The virulence of various strains of BCG determined on the goldhamster. Acta tuberc. scand. XZIV, 222 (1964).

[29] — — The aquired resistance to tuberculosis induced by BCG vaccine assayed by a quantitative method on red mice. Acta tuberc. scand. XZIV, 276 (1964).

[30] KANNO, I.: Virulenz-Probe des BCG in Tierexperimenten. Tohoku Igaku Zassi 35, 133 (1944) (japanisch).

[31] — Virulenz-Probe in Vorderkammer der Kaninchenaugen. Tohoku Igaku Zassi 35, 142 (1944) (japanisch).

[32] KOBAYASHI, T.: Über verschiedene Bedingungen für die Herstellung und die Erhaltung der lyophilizierten BCG-Vakzine. Kokensi 1, 8 (1947) (japanisch).

[33] Konno, K.: New chemical method to differentiate human tubercle bacilli from other mycobacteria. Science 124, 985 (1956).

[34] — R. Kurzman, and K. T. Bird: The metabolism of nicotinic acid in mycobacteria, a method for differentiating tubercle bacilli of human origin from other mycobacteria, Amer. Rev. Tuberc. 75, 529 (1957).

[35] — H. Nagayana, and S. Oka: Nicotin amidase in mycobacteria. A method for distinguishing bovine type tubercle bacilli from other mycobacteria, Nature 184, 1743 (1959).

[36] Kraus, R.: Zusammenfassung der Ergebnisse experimenteller Arbeiten über die Schutzimpfung nach Calmette mit BCG. Z. Immun.-Forsch. 60, 346 (1929).

[37] Kurylowicz, W.: Comparaison entre les souches du BCG de différentes origines. Acta tuberc. scand. 33, 354 (1957).

[38] Kusamitsu, N., und Y. Obayashi: Tuberkulose-Immunität in Meerschweinchen und Hamster. Allergie 2, 267 (1954) (japanisch).

[39] Lange, B.: Die Calmettsche Schutzimpfung und die Säuglingserkrankungen in Lübeck. Dtsch. med. Wschr. 56, 927 (1930).

[40] Lange, L., und K. W. Clauberg: Tierexperimentelle Nachprüfung der Schutzimpfung gegen Tuberkulose mit BCG. Beitr. Klin. Tuberk. 70, 346 (1928).

[41] Miller, R. J. R., and K. Goodner: Studies on the stability of lyophilized BCG vaccine, Yale J. Biol. Med., 25, 262 (1953).

[42] Murohashi, T., und M. Seki: Studium über BCG-Substämme. Kekkaku 27, 439 (1952) (japanisch).

[43] — —, K. Takahashi und Y. Yoshida: Studien über BCG-Substämme. Kekkaku 27, 300 (1952) (japanisch).

[44] — — und K. Yoshida: Infektion des Hamsters mit BCG oder humanen Tuberkelbazillen. Kekkaku 29, 239 (japanisch).

[45] —, T. Tokunaga und Y. Mizuguchi: Phage typing of slow-growing mycobacteria. Amer. Rev. resp. Dis. 88, 664 (1963).

[46] Neufeld, F.: Die Tuberkuloseschutzimpfung mit BCG. Dtsch. med. Wschr. 56, 1599 (1930).

[47] Obayashi, Y., and C. Cho: Further studies on the adjuvant for dried BCG vaccine, Bull. Wld Hlth Org. 17, 255 (1957).

[48] Panisset, M., et J. C. Benoit: Survie et multiplication du BCG et du bacille tuberculeux chez la souris en fonction du temps. Ann. Inst. Past. 97, 437 (1959).

[49] Petroff, S. A., A. Branch and W. Steenken: A study of Bacillus Calmette-Guérin (BCG) I. Biological characteristics, cultural „dissociation" and animal experimentation. Amer. Rev. Tuberc. 19, 9 (1929).
Microbic Dissociation III. BCG (Bacillus Calmette-Guérin). Proc. Soc. exp. biol. Med. 25, 14 (1927).

[50] Pierce, C. H., und R. J. Dubos: Differential characteristics in vitro and in vivo of several substrains of BCG. Amer. Rev. Tuberc. 74, 667 (1956).

[51] — — and W. B. Schaefer: Differential characteristics in vitro and in vivo of several substrains of BCG. III. Multiplication and survival in vivo. Amer. Rev. Tuberc. 74, 683 (1956).

[52] Pope, H., and D. T. Smith: Synthesis of B-complex vitamins by tubercle bacilli when grown on synthetic medium. Amer. Rev. Tuberc. 54, 559 (1946).

[53] Sato, M.: Tierexperimente über Schutzwirkungen von 2 Substämmen, die auf zwei verschiedenen Nährböden über lange Zeit gezüchtet worden sind. Kokensi, 4, 33 (1948) (japanisch).

[54] — On the preservability of BCG vaccine. Sci. Rep. Res. Inst. Tohoku Univ.-C 3, 23 (1951).

[55] Saito, S.: Pathologische Veränderungen der perbronchial infizierten Lunge mit humanen Tuberkelbazillen oder BCG. Kokensi 4, 26 (1948) (japanisch).

[56] Satake, O.: Studies on unclassified mycobacteria (1) Amidase activity of unclassified mycobacteria. Sci. Rep. Res. Inst. Tohoku Univ.-C. 11, 166 (1963).

[57] Sawada, T.: Comparative studies on BCG strains. Ann. Rep. Japan. Assoc. Tuberc. 2, 71 (1957).

[58] Shikanai, K., K. Sato und K. Fukushi: Vergleich der biologischen Eigenschaften zwischen Japanischen und Moreau-BCG-Substämmen. Kokensi 15, 167 (1961) (japanisch).

[59] Shinohara, C., K. Fukushi and J. Suzuki: Mitochondria-like structures in ultrathin sections of mycobacterium avium. J. Bacteriol. 74, 413 (1957).

[60] Sukai, T., und H. Hayashi: Bakteriologische Untersuchungen der durch BCG verursachten lokalen Abszesse. Kekkaku 20, 519 (1942) (japanisch).

[61] Suter, W., and R. J. Dubos: Variability of BCG strains. J. exp. Med. 93, 559 (1951).

[62] Takahashi, Y.: Growth of BCG in tissue and nutrition of animals. Kokensi 12, 299 (1957) (japanisch).

[63] — Influences of various dusts expecially of quartz dust on the multiplication of tubercle bacilli. Sci. Rep. Resp. Inst. Tohoku Univ.-C 9, 322 (1960).

[64] Toda, T., Y. Hagihara and K. Takeya: A simple test for the classification of mycobacteria. Amer. Rev. resp. Dis. 83, 757 (1961).

[65] Ungar, J.: Viability of freeze-Dried BCG culture. Tubercle 30, 2 (1949).

[66] Urabe, K., and H. Saito: The urease activity of mycobacteria. Amer. Rev. resp. Dis. 90, 266 (1964).

[67] van Deinse, F.: Considérations sur la Bactériologie du B.C.G. In La Vaccination par le B.C.G. R. Griesbach. Paris: Flammarion 1954.

[68] Vorwald, A. J., and A. Landau: Influence of dusts on tuberculous infections. Arch. Path. 24, 3 (1937).

[69] Wada, M.: Studium über die Virulenz des BCG. Japan. J. Bacteriol. 9, 516 (1954) (japanisch).

[70] Willis, S., and M. Vandiviere: The heterogenicity of BCG. Amer. Rev. resp. Dis. 84, 288 (1961).

[71] Yakuwa, E., und Y. Takase: Studium der BCG-Substämme. Kokensi 9, 101 (1953) (japanisch).

[72] Yanagisawa, K.: Bericht des Komitees gegen die Tuberkulose der Japanischen Gesellschaft zur Förderung der Wissenschaft, 1943 (japanisch).

[73] — Über BCG. Kekkaku 28, 475 (1953) (japanisch).

[74] — Über BCG. Kekkaku 28, 478 (1953) (japanisch).

[75] Zapf, K.: Über die Feinstruktur des Zytoplasmas in ultradünnen Schnitten von Mycobacterium tuberculosis (B.C.G.). Naturwissenschaft 44, 448 (1957).

Professor Dr. T. Ebina
Forschungsinstitut f. Tuberkulose u. Lepra, Tohoku Universität
Sendai/Japan

Bedeutung und Stand der BCG-Schutzimpfung gegen die Tuberkulose in der Bundesrepublik Deutschland

R. Hoppe

Wenn auch der Vergleich der Mortalitätszahlen aus der Bundesrepublik mit denen benachbarter Länder wegen der Verschiedenartigkeit der statistischen Ausgangspositionen hinkt, so ist sicher, daß unser Land keineswegs ein erfreuliches Bild zeigt und daß jedes Mittel unsere Aufmerksamkeit verdient, das imstande ist auch die Morbidität zu senken. Dazu gehören zweifellos die Lebendimpfstoffe des BCG. Man kann sagen, daß die Unsicherheit in der Tuberkulosesituation diese Waffe verstärkt in die Diskussion gebracht hat.

Wie überall in der Welt stellt man auch in der Bundesrepublik Überlegungen darüber an, ob die BCG-Impfung versagt habe oder nicht schon überholt sei, weil auch in den Ländern, die die BCG-Impfungen vernachlässigten, die Tuberkulose in gleicher Weise rückläufig ist. Mit Tuberkulinkataster und Röntgen-Schirmbildaktionen bei Reagenten, ferner mit der Chemophylaxe könne man die Morbidität genau so gut und ungefährlicher bekämpfen.

Andere Fachleute argumentieren, daß auch nach deutschen Literaturangaben die Wirksamkeit der BCG-Schutzimpfung erwiesen sei, wobei man die Meningitistuberkulose als „Kronzeuge" zitiert. Der personelle und finanzielle Aufwand sei deshalb weiterhin gerechtfertigt.

Sieht man in Deutschland von den ersten Bemühungen, die mit dem Lübecker Unglück ihr jähes Ende fanden, ab, so läßt sich feststellen, daß unter dem Eindruck des sprunghaften Anstieges der Tuberkulosedurchseuchung nach dem 2. Weltkrieg durch die Aktionen des Schwedischen und Dänischen Roten Kreuzes ein neuer Anfang gemacht wurde. Da die Erfolge dieser Impfungen aber nicht deutlich wurden und gleichzeitig der Siegeszug der Tuberkulostatica begann, ist die anfangs positive Einstellung einer gewissen Zurückhaltung gewichen.

Die BCG-Impfung ist in der Bundesrepublik nach dem Grundgesetz (Artikel 2) eine „freiwillige Impfung", aber eine „offensichtlich empfohlene Schutzimpfung", für deren Folgen der Staat haftet, wenn ein über das übliche Maß der Impfreaktionen hinausgehender Gesundheitsschaden auftritt. Das Deutsche Zentralkomitee zur Bekämpfung der Tuberkulose (DZK) hat die BCG-Schutzimpfung als „unbedenkliche Maßnahme der vorbeugenden Gesundheitsfürsorge" empfohlen.

Eine zentrale Steuerung auf Bundesebene gibt es nicht, sondern diese Sparte der Gesundheitspolitik gehört zum Ressort der Länder und es liegt in ihren Händen, die Empfehlung des DZK zur BCG-Schutzimpfung in die Tat umzusetzen. Aus diesem Grunde kann also kein geschlossenes Bild über die Bundesrepublik vermittelt werden.

Wenn hier nicht ein Experte auf dem Gebiete der BCG-Schutzimpfung zu Worte kommt, so deshalb, um in dem Streit der Meinungen ein möglichst objektives und wenig gefärbtes Bild zu bekommen. Es soll sich mehr um eine Bestandsaufnahme handeln. Zu diesem Zweck wurde eine Umfrage gehalten bei den zuständigen Ministerien aller Bundesländer, die auch bereitwillig Auskunft gaben über die BCG-Impfsituation in ihren Bereichen.

In allen Ländern ist eine gezielte behördliche Initiative zur *Propagierung* der BCG-Schutzimpfung zu konstatieren. An einer Stelle begnügt man sich damit, die Empfehlungen des DZK (Ausgabe 1962) weiter zu reichen. Sonst sind zum Teil unter Bezugnahme auf das Bundesseuchengesetz überall Erlasse oder Ausführungsbestimmungen ergangen, die bis auf die eines Landes von 1960, nicht älter als 2 Jahre sind bzw. z. Z. gerade erneuert werden.

Die *Durchführung* und Steuerung der Impfaktionen liegt weitgehend in den Händen der örtlichen Gesundheitsbehörden bzw. Gesundheitsämter. Ein organisiertes Netz von Impfzentralen, wenn man von einer Koordinierung durch regionale Tuberkulose-Gremien absieht, gibt es in der Bundesrepublik z. Z. nicht. Die Impfung der Säuglinge erfolgt fast ausnahmslos in Entbindungsanstalten, wo in 3 Ländern Impfzentralen installiert wurden. Die ambulanten Impfungen durch praktizierende Ärzte sind außer in einem Lande sehr selten geworden. Im übrigen sind die Gesundheitsämter zuständig.

Als *Impfmethode* hat sich bei Säuglingen die intracutane und bei Schulkindern die nach ROSENTHAL durchgesetzt.

Die Tabelle (nach Jahrbüchern des DZK) gibt die Anzahl der BCG-Impfungen in 6 Bundesländern mit relativ vollständiger Registrierung der Fälle seit 1955 wieder,

Tabelle. *Anzahl der BCG-Impfungen*

	Hamburg	Niedersachsen	Nordrhein-Westfalen	Hessen	Rheinland-Pfalz	Westberlin
1955	7541	19927	8952	64	353	181
	—	—	—	—	—	—
1956	8761	23982	14757	160	926	205
	—	—	—	—	—	—
1957	10573	26302	23825	215	1627	173
	—	31354	34500	8618	1627	—
1958	13670	30191	38610	78	2289	—
	—	6259	33864	8422	29	2593
1959	16070	36220	60845	848	3173	—
	—	6879	40309	6611	504	5181
1960	17680	42099	85140	914	4333	9669
	2757	—	44200	—	1250	—
1961	20789	—	109395	2676	12491	14127
	179	—	64571	—	8168	—
1962	24210	49239	139920	3901	20756	17601
	3453	22502	38301	617	11876	—
1963	27367	65313	166498	7888	27279	21501
	6538	75253	54797	1397	16351	706

getrennt nach Impfungen bei Neugeborenen (obere Zahl) und Impfungen ohne Neugeborenen (untere Zahl). Die lückenhaften Angaben aus anderen Ländern lassen Vergleiche mit früher nicht zu. Wie erwartet ist die Beteiligung in Stadtstaaten am größten. Aus dem Vergleich der *Säuglings-Impfungen* mit denen anderer Altersklassen geht hervor, daß die Säuglings-Impfungen eine weit größere Zuwachsrate haben als die übrigen.

Die Erhebungen des DZK für 1963 demonstrieren die Uneinheitlichkeit der Maßnahmen, so werden in Hamburg 95%, in Nordrhein-Westfalen 56% (repräsentativ) und in West-Berlin 83% der neugeborenen Kinder geimpft. In Hessen waren es 1961 z. B. 3,3% und in Rheinland-Pfalz 19%. Auf alle Länder der Bundesrepublik bezogen wurden im Jahre 1961 etwa 18 bis 20% der Neugeborenen BCG-schutzgeimpft. Die BCG-Schutzimpfung bei den übrigen Personengruppen spielt zahlenmäßig nur in Niedersachsen, Nordrhein-Westfalen und Rheinland-Pfalz eine Rolle.

Hamburg meldete 1960 17 680 Impfungen bei Neugeborenen, das sind 76% der Lebendgeborenen, 1961 20 789 = 81%, 1962 24 210 = 88%, 1963 27 367 = 95%. In diesen Zahlen sind an Hausentbindungen zwischen 500 und 800 Fälle jährlich enthalten.

Nach Dannenbaum (Jahrbuch DZK, 1959) wurden in der Stadt Braunschweig 1955 92%, 1956 85%, 1957 88%, 1958 87% und 1959 90% der lebendgeborenen Kinder geimpft. Lütgerath berichtet aus einem Landkreis, daß 1960 16% der Neugeborenen BCG-geimpft worden seien.

Ist die hohe Frequenz bei der Säuglingsimpfung als Bestätigung für erwiesene Wirksamkeit der Impfungen anzusehen oder resultiert sie doch mehr aus der leichten Erfaßbarkeit der Impflinge, dem Fehlen wesentlicher Impfreaktionen und der bequemen Gewohnheit, Kontrollen und Nachimpfungen zu vernachlässigen, oder findet sich auch in der deutschen Literatur beweisendes Material für die Wirksamkeit der BCG-Schutzimpfung, denn die Kardinalfrage ist und bleibt, ob und wie sehr nach der Impfung Tuberkulinempfindlichkeit und mit der Konversion der erwartete Schutz eintritt, ferner ob an der Zahl der Krankheitsfälle geimpfte und nichtgeimpfte Personen verschieden beteiligt sind.

Nach Freerksen ist die Dauer des *Impfschutzes* nicht bekannt. Aus eigenem Bereich gibt er an, daß alle Schulanfänger tuberkulinnegativ befunden wurden, gleichgültig, ob sie als Säuglinge geimpft worden waren oder nicht. Freerksen schätzt auf Grund von Stichproben den Anteil der Tuberkulinpositiven in der Gesamtbevölkerung auf 50%, also auf etwa 30 Millionen in der Bundesrepublik und er nimmt an, daß die Zahl der jährlichen „Neuzugänge" einschl. des Gesamtbestandes an aktiven und inaktiven Tuberkulosen daher auch noch lange Zeit bei 300 000 liegen werde.

Auch die Ergebnisse von Feldversuchen in Hessen und Niedersachsen lassen erwarten, daß sich im Schulalter nur noch bei der Hälfte der Kinder, die geimpft waren, Tuberkulinempfindlichkeit nachweisen läßt.

Dagegen stellte Lütgerath in einem Landkreis fest, daß die Pflasterproben mindestens 12 Wochen nach der Impfung bei ca. 1400 Impflingen in 4,2% (Knaben) bzw. 5,8% (Mädchen) negativ blieben. In einer zweiten Aktion bei ca. 800 Erfaßten 7 Jahre nach der Impfung fand er 7% der Knaben und 6% der Mädchen negativ.

Nach Lutterberg zeigen die BCG-Impflinge nach 2 bis 3 Jahren mit der Moroprobe in 81,7% und mit dem Intracutan-Test (50 TE) in 96,1% positive Reaktionen, nach 6 bis 7 Jahren noch in 73,8 bzw. 96,2%.

Menger berichtet aus dem Kinder-Krankenhaus Seehospiz (Kaiserin Friedrich), Norderney, daß von den BCG-geimpften Kindern, die nicht wegen Tuberkulose eingewiesen waren, im Alter von 0 bis 5 Jahren (1071 Fälle) 44,9% negativ geblieben waren und im Schulalter von 6 bis 14 Jahren (374 Fälle) 34,7% negativ reagierten.

Bei den Ermittlungen in Nordrhein-Westfalen (1951) von König und Schulze wurden die tuberkulösen Erkrankungen bei 592 000 Geimpften denen der Gesamtbevölkerung (0—15. Lebensjahr) gegenübergestellt. Von den Geimpften erkrankten 181 (= 3 auf 10 000) an Tuberkulose und von den Nichtgeimpften 8020 (= 34 auf 10 000), d. h. ihre Erkrankungshäufigkeit lag 10mal so hoch. Aus den nichtgeimpften Vergleichsgruppen ließ sich errechnen, daß bei den im Jahre 1951 geimpften 592 000 Kindern 1600 Erkrankungen an Tuberkulose vermieden wurden. Auch in Niedersachsen wurde 1950/51 festgestellt, daß von 400 000 geimpften Kindern 1 Kind an tuberkulöser Meningitis erkrankte und von 700 000 Nichtgeimpften 79 (Jahrbuch des DZK 1950/51, S. 120).

Daelen und Dix haben 1953 im hessischen Raum gefunden, daß in einem Beobachtungszeitraum von 4 Jahren bei 70 424 geimpften Kindern zwischen 3 und 18 Jahren 45 an Tuberkulose erkrankten und im gleichen Zeitraum bei 92 145 Nichtgeimpften 318.

Henkel berichtete 1951 über 2 Kinder mit ansteckungsfähiger Tuberkulose in einer Dorfschulklasse. Bei der Umgebungsuntersuchung wurden in der gleichen Klasse 10 Fälle mit aktiver primärer Tuberkulose entdeckt, die 1950 noch tuberkulinnegativ waren. Bei den unter gleichen Bedingungen und bei gleich langer Exposition lebenden geimpften Kindern wurde in einer ³/₄jährigen Beobachtung kein krankhafter Befund erhoben. Demnach war die BCG-Impfung imstande einen zumindest vorübergehenden wirksamen Schutz vor tuberkulöser Erkrankung zu vermitteln.

Dannenbaum fand bei 76 BCG-geimpften und exponierten Neugeborenen in einer Beobachtungszeit von 5 Jahren mit 3- bis 6monatlichen Kontrollen keinen Krankheitsfall, während in der gleichen Zeit bei 118 gleichaltrigen Nichtgeimpften eine Tuberkuloseerkrankung festgestellt wurde.

Aus Rheinland-Pfalz berichtet Heesen, daß von den jährlich rund 65 000 Lebendgeborenen, die Zahl der BCG-Geimpften von 1956 bis 1962 von 1168 pro Jahr auf 21 704 angestiegen sei. Von den BCG-Geimpften seien bis Ende 1962 14 an manifester Tuberkulose erkrankt, davon 13 durch massive familiäre Infektion, während im übrigen 2453 Kinder im Alter von 0—2 Jahren tuberkulös wurden. Da die Durchseuchung der Kinder bis zum Schulbeginn noch fast 10% betrage, könne auf die BCG-Impfung im Lande nicht verzichtet werden.

Genz konnte innerhalb einer Beobachtungszeit von 8 Jahren feststellen, daß bei 1291 stationär Geimpften 14 erkrankten. Von 538 ungeimpften Geschwistern (84% Konvertenten) bekamen 212 eine Tuberkulose, davon 15 eine Meningitis. 12 von ihnen starben.

In Berlin ist in den letzten Jahren eine steigende Tendenz von Impfungen festzustellen. So ist 1963 und 1964 nicht ein Kind der im Vorjahr geimpften erkrankt (Bericht des Senators für Gesundheitswesen vom 2. 6. 65), und in Hamburg kam laut Jahrbuch des DZK (1963, S. 89) seit 1957 kein Tuberkulosetodesfall mehr bei Kindern vor.

Nicht zuletzt auf diesen Ergebnisberichten in der deutschen Literatur basiert das Vertrauen der Ärzteschaft in die Wirksamkeit der Impfung, so daß es fortlaufend zu einem Anstieg der Impflingszahlen kommen konnte.

Einige Autoren (Ebers; Genz und Helbig; Heesen und Schwetje; Renovanz; Simon) haben aber auch Tuberkuloseerkrankungen nach BCG-Schutzimpfungen beobachtet. Dieses Material hat in der medizinischen Öffentlichkeit jedoch nicht den Eindruck von der Unwirksamkeit der BCG-Schutzimpfung hinterlassen.

Wiederholungsimpfungen (Auffrischungsimpfung) zur Gewährleistung eines nachhaltigen Schutzes über das Kindesalter hinaus als systematische Nachimpfung der als Säugling geimpften ist in keinem Lande gewährleistet. In den meisten Ländern hat man darüber überhaupt keine Erfahrung. Erst im 1. Schuljahr oder während der späteren Schulzeit bzw. bei Gefährdeten werden regional allerdings sehr verschieden Nachimpfungen durchgeführt. Zahlen darüber können nicht angegeben werden. Die vorangehenden Testungen sind meist nicht gezielt auf den Erfolg der Säuglingsimpfung gerichtet und können nicht als systematische Allergiekontrolle gewertet werden.

Gruppenimpfungen z. B. von Kleinkindern werden nur in einem Lande, sonst unregelmäßig in Kindergärten durchgeführt, so daß ihnen keine wesentliche Bedeutung zukommen. In den meisten Ländern ist auch die Gruppenimpfung der Schulanfänger nicht lückenlos organisiert, nur in 5 Ländern wird sie empfohlen und dort auch weitgehend durchgeführt. In Hamburg werden alle Schulabgänger bei negativer Tuberkulinprobe zur BCG-Impfung aufgefordert.

Heesen berichtet aus Rheinland-Pfalz, daß nach der empfohlenen Testung im 13. Lebensjahr die Tuberkulinnegativen (in einigen Kreisen zur Hälfte) sich bis zu 85% BCG-impfen ließen.

1964 wurden in Berlin in den Kinderabteilungen 247 Kleinkinder und in der Fürsorge 250 einer BCG-Impfung unterzogen. Schulkinder wurden in den Kinderabteilungen der Kliniken und Krankenhäuser in 93 und in der Fürsorge in 582 Fällen geimpft. Nordrhein-Westfalen registrierte 1963 als BCG-geimpft: Kinder unter 6 Jahren 1062 Fälle, Kinder zwischen 6 und 15 Jahren 49 850 Fälle. 15 Jahre und älter waren 167.

Gezielte Impfungen, so bei gefährdeten Säuglingen, werden überall empfohlen und auch weitgehend durchgeführt. Die Initiative liegt vorwiegend bei den Gesundheitsämtern. Zuverlässige Zahlen können darüber nicht angegeben werden. Das Einverständnis der Eltern wird erfahrungsgemäß überall leicht erreicht. Man begnügt sich vorher nicht mit der Moro-Probe, sondern testet nach MM 1 : 100 oder häufiger 1 : 200.

Wenn die systematische Durchführung der BCG-Schutzimpfung in diesen letzten Jahren große Mängel aufwies, so kann das an einer unzureichenden Propagierung in der Bevölkerung wie auch in der Ärzteschaft liegen. Ernster zu werten ist das Mißtrauen, das der BCG-Schutzimpfung von Fachleuten entgegengebracht wird. Es gipfelt in der Feststellung, daß die BCG-Impfung doch nur inkonsequent durchgeführt würde, daß nicht genug zuverlässiges Zahlenmaterial über die Allergiekontrollen vorliege und die notwendige Revakzination fast gänzlich unterbleibe. Die amtlichen Stellen haben es schwer, den örtlichen Aktionen den notwendigen Nachdruck zu verleihen, wenn die Experten so gegenteilige Meinungen vertreten.

Für Kleinschmidt ist die BCG-Schutzimpfung eine 100millionenfach erprobte Methode. Er schließt sich der Feststellung von Omodei-Zorini an, wonach 80% der fortschreitenden primären Tuberkuloseform, sowie die subprimären Komplikationen sich durch BCG-Impfungen vermeiden lassen und in geringerem Umfang auch die postprimären Krankheitsformen. Über die individuelle Prophylaxe hinaus könne die BCG-Schutzimpfung wesentliches für die Ausrottung der Tuberkulose leisten. Z. B. seien von 5000 Phthisikern in den Tuberkulose-Krankenhäusern Schwedens 4750 also 95% nicht geimpft gewesen.

KLEINSCHMIDT nimmt in der Bundesrepublik eine Durchseuchung bis zum Schulalter von 10% an (Holland 1,5%). Die wichtigste Aufgabe sei und bleibe die Ausschaltung der Infektionsquellen. Die Tuberkulosefrühbehandlung mit Tuberculostatica als neue Möglichkeit der Behandlung der Tuberkulose müsse ausgenutzt werden, wo immer sie praktisch möglich sei.

Stärkster Gegenspieler ist FREERKSEN. Er führt einige Argumente von Impfgegnern an, ohne sich mit ihnen zu identifizieren. FREERKSEN will die BCG-Schutzimpfung nur bei einigen wenigen Indikationen angewendet wissen, um die Diagnostik der Frühfälle nicht zu erschweren. Die ungezielte Anwendung der BCG-Schutzimpfung mache die sichere Erkennung der Infizierten unmöglich. Es sei nicht bewiesen, daß durch die BCG-Schutzimpfung die Infektion auf der Stufe des Primärkomplexes gestoppt werden könne. Auch der Rückgang der Meningitisfälle sei epidemiologisch nicht mit der BCG-Impfung zu beweisen. Er meint, der Tin-Test könne bei Kleinkindern nur zur Auffindung von Infektionsquellen führen, wenn man nicht durch die BCG-Impfung der Neugeborenen die Probanden künstlich Tuberkulin positiv mache und damit den Aussagewert der Tuberkulinreaktion zerstöre.

KREUSER schreibt, die epidemiologische Situation in jugendlichem Alter mache z. B. in Baden-Württemberg eine allgemeine Neugeborenen BCG-Impfung nicht mehr dringlich.

Man wird sich ernsthaft mit der These FREERKSENS auseinandersetzen müssen, Tuberkulinkataster und BCG-Impfung schlössen sich gegenseitig aus. Nur in einem Land wurde diese Frage klar bejaht und in 3 Ländern ebenso klar verneint. 2 Länder konnten sich nicht zu einer Stellungnahme entschließen. In 4 anderen Ländern will man auf die BCG-Impfung trotzdem nicht verzichten. Nur gesicherte Angaben über einen Durchseuchungsgrad, der BCG-Aktionen überflüssig machen könnte, vermögen diese Ansicht zu erschüttern.

Die Ausschließlichkeit der Forderung FREERKSENS muß in der Öffentlichkeit den Eindruck erwecken, die Propagierung und Finanzierung des bisherigen BCG-Programms sei fehlerhaft gewesen. Der von ihm modifizierte Tin-Test (gereinigtes Tuberkulin und Einwegkunststoffträger) sollte aber, sofern sich die Erwartungen erfüllen und das Problem der Duldungspflicht eine großzügige Handhabung zuläßt, in größtmöglichem Umfange unter Einschluß der als Säugling bereits BCG-Geimpften eingeführt werden.

Theoretisch mag dieses Nebeneinander widersinnig erscheinen. Aber man wird es für die Praxis zunächst gelten lassen müssen, zumal, wie FREERKSEN andeutet, wirksame Vaccine denkbar sind, nach deren Anwendung keine Hautreaktionen mit Tuberkulin ausgelöst werden können.

Zweifellos werden die Stellen, die die BCG-Impfung z. Z. propagieren sich auch für einen verbesserten Tuberkulinkataster begeistern lassen, wobei sich ihnen als größtes Hindernis für die praktische Durchführung die personelle Situation entgegenstellt. Um die Schutzmaßnahmen gegen die Tuberkulose nach einer anderen Konzeption empfehlen oder durchführen zu können, vermögen sie aber erst tätig zu werden, wenn die Wissenschaftler sich über den Vorrang der einen vor der anderen Methode einig geworden sind.

Wenn der Tin-Test auch im Wiederholungsfalle und bei Tuberkulinpositiven unbedenklich ist, stellt die Säuglingsimpfung kein unüberwindliches Hindernis dar, weil ein Teil der Kleinkinder ohnehin wieder negativ geworden ist und es keine prinzipiellen Schwierigkeiten machen dürfte, vor allem in den Ländern, die in einem hohen Prozentsatz Säuglingsimpfungen durchführen, zu differenzieren zwischen natürlich und künstlich positiven Reagenten.

Impfbücher mit entsprechenden Hinweisen sind unbedingt notwendig, so daß bei späteren Tuberkulinprüfungen so weit wie möglich eine falsche Auslegung des Ergebnisses vermieden werden kann. Damit sich die Eltern an eine Weiterverfolgung der Impfergebnisse gewöhnen, sollten bei Untersuchungen durch behandelnde Ärzte in Krankenhäusern und Sanatorien, bei der Aufnahme in den Kindergarten sowie bei der Schulanmeldung, die Vorlage des Impfbuches, wenn auch ohne jede Konsequenz für das Kind, vorgelegt werden. Eltern und Ärzte werden sich bei geeigneter Orientierung, auch im Hinblick auf andere Schutzimpfungen, verständnisvoll zeigen. Die Zählarbeit für eine Statistik läßt sich durch moderne Gestaltung des Buches mit Durchschreibe- und Abreißverfahren sehr erleichtern.

Vorsorgeuntersuchungen nach dem Jugendarbeitsschutzgesetz sollten mit einer Tuberkulinprobe verbunden werden.

Zusammenfassung und Schlußfolgerung

Die nachhaltige Propagandawirkung und die eingefahrene Praxis bei der BCG-Impfung werden wohl noch für Jahre zu einem Kompromiß führen müssen, nämlich nach der Empfehlung des DZK je nach Lage des Falles BCG-Schutzimpfungen oder präventive Chemotherapie durchzuführen. Ob und wann die letztere die BCG-Impfung verdrängen könnte, läßt sich in Deutschland nicht übersehen. Trotz großer wissenschaftlicher und organisatorischer Anstrengungen zeichnet sich eine eindeutige Konzeption für die Zukunft noch nicht ab.

So hat sich das DZK neuerdings noch dahin ausgesprochen (Ausschußvorsitzender Spiess), daß „einerseits die Wirkung der BCG-Schutzimpfung mit etwa 80% über 8,8 Jahre eindeutig bewiesen und daß andererseits weder die Durchführbarkeit regelmäßiger Tuberkulinprüfungen noch die regelmäßige Tabletteneinnahme zur präventiven Chemotherapie bei Tuberkulinkonversion gesichert sei".

Endlich muß ein klarer Weg eingeschlagen werden, der auch eines Tages zum Wegfall der Säuglingsimpfung führen könnte.

1. Die Säuglingsimpfung ist neben der Impfung der Exponierten möglichst vollzählig durchzuführen.

2. Das Impfbuch (mit Tuberkulintestergebnissen) soll das Kind zumindest bis in das Schulalter begleiten.

3. Die konsequente Tuberkulintestung der Schulanfänger und Schulabgänger unter Einschaltung der Röntgen-Reihenuntersuchung muß erreicht werden. Ob BCG-Impfungen oder Chemotherapie folgen sollen, kann nur individuell entschieden werden.

4. Die weitere Testung der Berufsschüler und Wehrmachtsangehörigen ist wünschenswert.

Summary and Conclusions

The propaganda for BCG vaccination and its established use must necessarily leed to a compromise between BCG-vaccination and prophylactic chemotherapy. It cannot yet be foreseen if or when the latter might replace BCG vaccination. In spite of all scientific and organizing efforts we cannot see a clear conception for the future.

The German Central Committee for the Prevention of Tuberculosis recently stated: "On the one hand the beneficial effect of BCG-vaccination, with a duration of immunity of 8,8 years in 80%/o of cases, is proved, whereas on the other hand neither regular tuberculin testing, nor regular application of preventive chemoprophylaxis in the event of conversion is guaranteed!"

A way should be found which might render vaccination in newborn superfluous.

1. Vaccination of all infants and persons exposed to the disease.
2. The vaccination record, including the results of tuberculin tests, must be kept until entering school.
3. Systematic tuberculin testing of all children entering and leaving school, including screening programs. Depending on the individual results, either BCG vaccination or chemotherapy must be given.
4. Further testing of all young people entering a profession and of all services recruits seems desirable.

Literatur

DAELEN, M., u. E. DIX: Mschr. Kinderheilk. **101**, 517 (1953).
DANNENBAUM, P.: Mittlg. Niedersächs. Landesgesundheitsamt. **16**, 9 (1961).
EBERS, N.: Tuberk.-Arzt **13**, 397 (1959).
FREERKSEN, E.: Vortrag vor Landesverb. Hessen i. Bad Soden. 6. 5. 1965.
GENZ, H.: Praktikum der Schutzimpfungen. Berlin: Hoffmann 1962.
—, u. L. HELBIG: Tuberk.-Arzt **11**, 199 (1957).
HEESEN, W.: Ärtzebl. f. Rhl.-Pfalz **17**, 4, 178 (1964).
—, u. M. L. SCHWETJE: Z. Tuberk. **113**, 1—2 (1959).
HENKEL, W.: Beitr. Klin. Tuberk. **107**, 134 (1952).
KLEINSCHMIDT, H.: Vortrag vor Landesverb. Hessen i. Bad Soden Med. Welt 6. 5. 1965.
KÖNIG, H., u. H. SCHULZE: Behringwerkmitteilungen **27**, 17 (1953).
KREUSER, F.: Ärztebl. f. Baden-Württemberg **20**, 3, 69 (1965).
LIEBKNECHT, W.: Dtsch. med. Wschr. **82**, 2001 (1957).
LÜTGERATH, F.: Prax. Pneumologie **18**, 217 (1964).
LUTTERBERG, W.: Jahrbuch des DZK 1964, S. 18.
MENGER, W.: Ärztl. Jahresberichte Kinderkrankenhaus Seehospiz Norderney 1961—1964.
OMODEI ZORINI: Zit. Kleinschmidt.
RENOVANZ, H. D.: Beitr. Klin. Tuberk. **110**, 99 (1958).
SIMON, K.: Ärztl. Wschr. **1954**, 895—896.
SPIESS, H.: Jahrbuch des DZK 1963, S. 20.

Obermedizinaldirektor Dr. R. HOPPE
4 Düsseldorf, Oertelstraße 8

Place du B.C.G. dans la lutte contre la tuberculose en France

R. Mande

Le B.C.G. est né en France. C'est à Paris qu'il a été appliqué pour la première fois chez l'homme. Malgré ces circonstances apparemment favorables, la vaccination B.C.G. a connu en France bien des vicissitudes. Assez largement répandue du vivant de Calmette, la vaccination était alors réalisée par voie buccale à faibles doses. Cette méthode n'a pas donné tout ce qu'on en espérait; même dans les cas heureux, son efficacité était d'assez courte durée. Il s'ensuivit après quelques années, une assez large desaffection des médecins. L'intérêt pour la vaccination se maintint essentiellement chez les pédiatres qui utilisèrent, à partir de 1930 environ, la vaccination par scarification. Les phtisiologues n'étaient pas dans l'ensemble, notablement interessés par le B.C.G. à cette époque. L'augmentation de la morbidité tuberculeuse pendant la guerre, la relative fréquence des formes aigües que l'on observa alors ramenèrent l'attention sur le B.C.G., dont l'application, en dehors de cercles restreints, était limitée aux enfants exposés à un danger de contamination tuberculeuse précis. Dès lors et assez rapidement, la vaccination par le B.C.G. fut adoptée comme une mesure de routine par un nombre croissant de pédiatres. C'est de cette époque que date également la prise de position formelle des phtisiologues qui firent désormais de la vaccination B.C.G. une des armes essentielles de leur programme de lutte globale contre la tuberculose. Depuis 1950, la vaccination B.C.G. a été rendue obligatoire en France pour tous les enfants et une large portion des adolescents et des adultes jeunes.

Quelqu'étrange que cela puisse paraître, ce n'est pas en France qu'ont été réalisées les grandes enquêtes contrôlées qui ont entraîné l'accord unanime sur l'efficacité du B.C.G. chez l'homme. Il y a, à cela, bien des raisons. L'une des plus importantes tient sans doute au respect qu'inspirait à tous ses contemporains la personnalité de Calmette. Elevé dans la discipline pastorienne, Calmette avait accumulé pendant 20 ans les preuves de l'efficacité du B.C.G. contre la tuberculose expérimentale. La perfection de son travail, auquel bien peu d'éléments fondamentaux ont été ajoutés depuis, parut à tous ceux que ce problème interessait, un gage de la valeur et de l'efficacité du B.C.G. Les premières observations de Weill-Hallé et Turpin confirmèrent que l'effet de protection observée chez l'animal d'expérience se retrouvait chez l'homme.

L'époque n'était pas aux enquêtes contrôlées et la statistique pénétrait à peine dans les habitudes médicales. En fait, l'usage de la vaccination était déjà assez répandu lorsque furent connus les résultats des premières enquêtes de ce genre, menées dans les pays scandinaves. Les conclusions de ces enquêtes très favorables à la vaccination, parurent aux médecins français une confirmation toute naturelle des opinions de Calmette. La vaccination se répandit dès lors et il devint difficile de faire de grandes enquêtes avec des groupes témoins.

Cependant, bien des recherches avaient été faites sur le degré de protection conféré par la vaccination. Parmi les plus représentatives on peut relever:

1. le travail de Courcoux et Duret qui porta sur les adolescents et les adultes jeunes et tout particulièrement sur les élèves infirmières. De 1942 à 1948 parmi 554 personnes vaccinées, dont un grand nombre étaient de jeunes infirmières, il ne survint que 4 cas de tuberculose cliniquement manifeste. Pendant la même période, 38% des jeunes infirmières, non allergiques et qui avaient refusé la vaccination, ont présenté des manifestations tuberculeuses diverses. Certes, il manque à cette étude bien des éléments que l'on exige aujourd'hui d'un travail de ce genre. Il n'empêche que la différence est si grande entre les deux chiffres que, malgré l'absence d'un échantillonage homogène et d'un vrai groupe témoin, l'on s'accorde à y voir une preuve supplémentaire de l'activité du B.C.G. chez l'homme.

2. la grande étude de Gernez-Rieux et Gervois qui a porté sur 15 567 enfants vaccinés pendant les années 1946—1953 et sur 3173 enfants non-vaccinés appartenant au même groupe et vivant dans les mêmes conditions. Ces 3173 enfants avaient une réaction tuberculinique négative au début de l'enquête, c'est à dire qu'ils se trouvaient exactement dans les mêmes conditions que ceux qui furent vaccinés. Le total des manifestations tuberculeuses a été de 0,66 pour 1000 chez les enfants vaccinés et de 4,27 pour 1000 chez les sujets à réaction tuberculinique initialement négative non vaccinés. La période d'observation dura 6 ans et il ne fut pas observé d'affaiblissement notable de l'effet protecteur du B.C.G. pendant cette période. Il est à noter que les conclusions de cette étude sont très voisines de celles de l'enquête du Medical Research Council.

3. le travail de Fourestier à Montreuil a l'intérêt particulier d'avoir été poursuivi de longues années et de porter sur presque toute la population jeune d'une ville de 90 000 habitants de la proche banlieue parisienne. Dans la tranche d'âge 5 à 14 ans qui fut vaccinée dans la proportion de 69%, le nombre des primo-infections et des tuberculoses pulmonaires a été nettement inférieur à celui des primo-infections observées dans la tranche d'âge 0—4 ans où la vaccination ne put pas être appliquée aussi largement.

L'influence de la vaccination ressort aussi nettement de la comparaison du nombre des cas de tuberculose dépistée dans les différentes catégories d'âge entre 1948 et 1963.

Tableau 1

| Age | Pourcentage pour 100 000 habitants | | Indice de régression (p. 100) |
	1948	1963	
De 0 à 19 ans	123	27	78%
Au-dessus de 19 ans	267	121	54%
Tous les âges	229	91	60%

Sans doute a — t'on observé une régression notable de la tuberculose dans tous les pays d'Occident depuis 1948, mais il n'en reste pas moins que ce recul est plus accentué dans le groupe d'âge où la vaccination fut menée le plus intensivement.

4. le travail de R. MANDE, H. GUILLUY, C. FILLASTRE et E. ORSSAUD portant sur les écoliers de la Commune de Meudon aux Portes de Paris. Pendant une période d'observation qui a duré 6 ans ont été suivis:

> 3969 enfants aux réactions tuberculiniques négatives
> 1694 enfants vaccinés
> et 733 enfants à réaction tuberculinique positive

L'intérêt particulier de cette observation est que à deux reprises, certains de ces enfants comprenant à la fois des vaccinés et des non vaccinés ont été exposés à une contamination de classe par un instituteur et une institutrice.

Dans le premier groupe des 3969 enfants non allergiques et non vaccinés, il a été observé 315 virages des réactions tuberculiniques et 72 maladies tuberculeuses à expression clinique.

Dans le groupe des 1694 vaccinés il n'y eut aucune manifestation clinique et l'on nota seulement dans 13 cas une augmentation franche de l'allergie tuberculinique.

Pendant cette même période, 2 cas de tuberculose pulmonaire se déclaraient chez les enfants spontanément allergiques.

5. l'observation de GERBEAUX sur les enfants exposés à un risque familial précis de contamination tuberculeuse. Elle est un des exemples les plus frappants de l'efficacité du B.C.G.

Elle porte sur deux groupes d'enfants vivants tous dans un foyer qui comporte au moins un tuberculeux contagieux.

Sur un total de 489 enfants appartenant à 136 familles, 239 ont été vaccinés et 250 non-vaccinés. Dans le groupe des 239 vaccinés, 9 furent atteints d'une primo-infection qui légitima une hospitalisation, tandis que dans le groupe des 250 non-vaccinés, ce chiffre s'éleva à 143.

Bien d'autres observations isolées ont été ainsi rapportées qui ne font que confirmer les résultats actuellement admis de tous sur l'efficacité du B.C.G.

Aussi plutôt que de multiplier des exemples tous plus ou moins comparables démontrant à nouveau et dans des circonstances différentes l'utilité de la vaccination, il nous paraît plus utile de définir les conditions qui permettent à la vaccination de réaliser toute son efficacité.

C'est là le vrai problème avec lequel nous sommes actuellement confrontés. Obtenir le meilleur effet possible de la vaccination suppose une série de précaution qui nous paraissent, au stade actuel de la diffusion du B.C.G. un chapitre essentiel à l'étude duquel s'est largement consacrée la Station Pilote B.C.G. du Centre International de l'Enfance.

La première de ces précautions est celle d'avoir *un bon vaccin.* Il est, en effet, devenu évident depuis quelques années que tous les B.C.G. en circulation dans le monde n'ont pas la même activité antigénique et immunisante. De la souche mère de CALMETTE et GUÉRIN sont nées une série du souches filles, bien étudiées, entre autres, par R. DUBOS et A. FRAPPIER, qui n'ont pas gardé tous les caractères de la souche originelle. Aucune n'est redevenue pathogène. Mais plusieurs ont perdu de cette virulence résiduelle qui conditionne l'activité vaccinante du B.C.G. Ces faits, bien qu'ils aient donné lieu à de nombreuses publications, ne sont pas encore de notoriété courante.

De cette méconnaissance a déjà résulté que certaines campagnes de vaccinations, entrepises avec un vaccin préparé à partir de souches faibles, n'ont pas donné tous les résultats qu'on était en droit d'en attendre. Cette situation risque de se reproduire tant que ne seront pas définis les critères à éxiger d'un bon vaccin. De nombreuses études, encouragées et centralisées par l'O.M.S., sont en cours sur ce point. Elles n'ont pas abouti jusqu'alors à recommander un vaccin B.C.G. standard et il semble qu'on soit encore loin de ce but idéal. Mais ces études entreprises par différents laboratoires et en particulier celui du Centre International de l'Enfance à Paris ont cependant permis de définir certains critères simples qui permettent de prévoir l'activité d'un vaccin: la numération des unités vivantes, l'étude du temps de survie de la souris, celle du pouvoir allergisant chez l'animal et chez l'homme sont parmi les meilleurs.

Avoir un bon vaccin est évidemment primordial. Encore faut-il, et c'est la seconde grande précaution, le conserver de telle sorte qu'il ne perde pas ses qualités. Il est essentiel pour cela qu'il soit conservé à basse température, autour de $+4°$ et à l'abri de la lumière. L'exposition à la chaleur ou à la lumière solaire ont un effet bactéricide très rapide et si l'on utilise un vaccin conservé à la température ambiante ou laissé quelques minutes à la lumière solaire on risque d'injecter une solution constituée en majorité, sinon en totalité de bacilles morts.

Le même risque se présente si l'on utilise un vaccin frais liquide trop longtemps après sa date de préparation. Il n'est pas besoin de rappeler ici que le B.C.G. est un vaccin vivant. Lorsque la solution vaccinale est mise en ampoules, les bacilles ne sont plus dans les meilleures conditions de survie. De fait une certaine proportion meurent chaque jour et cette proportion va en augmentant. L'experience nous a montré qu'il est prudent de ne pas utiliser un vaccin frais plus de 15 jours après sa préparation.

Ce délai n'est pas considérable et la nécessité d'avoir constamment du vaccin datant de moins de 15 jours peut présenter même dans les pays européens certaines difficultés non certes de transport mais d'organisation. Ces difficultés sont évidemment beaucoup plus grandes losque la vaccination doit avoir lieu dans un autre continent très loin d'un centre de production. C'est la raison pour laquelle la Station Pilote du Centre International de l'Enfance s'est attachée depuis 10 ans à l'étude du vaccin lyophilisé.

Le vaccin lyophilisé, préparé par l'Institut Pasteur de Paris, se présente sous forme de cristaux agglomérés que l'on remet instantanément en solution en introduisant dans l'ampoule une quantité déterminée d'eau distillée.

De longues études sur d'importants groupes d'enfants nous ont montré que le vaccin lyophilisé, encore dit «vaccin sec» a, si l'on en juge par le développement et le caractère de l'allergie post-vaccinale une efficacité légèrement plus faible que le vaccin frais préparé à partir de la même culture, mais la différence est minime.

L'usage du vaccin sec présente de grands avantages pratiques. Tant qu'il est sous forme desséchée il n'est pas altéré par les variations de température ni de lumière. Ses caractères ne se modifient pas pendant au moins 6 mois. Par contre, dès qu'il est remis en solution, il s'altère rapidement. Il doit alors être utilisé dans des délais très brefs et n'être remis en solution qu'au début de chaque séance de vaccination.

Un autre avantage tout à fait notable du B.C.G. sec est que chaque lot peut être soumis, avant son utilisation, à l'étude de critères d'activité rappelés ci-dessus. Cette étude demande environ deux mois. Elle ne peut donc pas être réalisée autrement que dans un but théorique avec un lot de vaccin frais qui sera périmé avant que les résultats de l'étude soient connus. Par contre avec le vaccin sec qui demeure inaltéré pendant au moins 6 mois, on peut soumettre chaque lot à un contrôle précis et n'utiliser que ceux qui auront témoigné de la plus grande activité.

L'usage du vaccin sec se répand progressivement en France. Il est déjà largement utilisé pour les vaccinations intra-dermiques effectuées dans la région parisienne.

Si l'on suppose résolus les problèmes posés par le choix et l'utilisation d'un bon vaccin, la réussite de la vaccination dépend dans une très large mesure de la méthode d'administration du B.C.G.

La valeur d'une méthode de vaccination se juge sur:
— le caractère de la lésion locale au point de pénétration du B.C.G.
— la qualité de l'allergie post-vaccinale
— la fréquence et le caractère plus ou moins gênant des complications.

L'expérience française permet de conclure que les deux meilleures méthodes, à ce triple point de vue, sont l'injection intra-dermique et la scarification. L'injection intra-dermique l'emporte sur les scarifications par la qualité et la durée de l'allergie post-vaccinale. Par contre, la lésion locale qu'elle entraîne est moins bien acceptée des familles parcequ'elle provoque souvent une ulcération suintante pendant quelques semaines, tandis que les bourrelets des scarifications restent secs. Pour ce qui est des complications, en particulier du pourcentage des adénites suppurées, les deux méthodes se valent.

Dans la pratique actuelle, la scarification est encore la méthode la plus couramment utilisée en France. Cependant, on observe dequis quelques années, surtout dans des services publics chargés des vaccinations, une tendance de plus en plus marquée à adopter la voie intra-dermique. Cette tendance est particulièrement nette dans la région parisienne où près de 50% des enfants sont vaccinés par la voie intra-dermique.

A la Station-Pilote du Centre International de l'Enfance où l'on procède à des études précises et souvent à des comparaisons de vaccins, la voie intra-dermique est pratiquement la seule en usage. Elle permet, en effect, et, de toutes les méthodes usuelles, elle est la seule à permettre, d'injecter une dose déterminée de vaccin.

Cependant l'utilisation de la voie intra-dermique soulève deux réserves:

1. elle ne convient pas très bien à la vaccination des nouveau-nés et des nourrissons, chez qui la minceur du derme expose à l'injection du vaccin dans le tissu cellulaire sous-cutané.

2. elle necessite une très bonne formation de vaccinateurs. Tous les médecins, toutes les infirmières ne sont pas entraînés à faire des injections intra-dermiques: si l'on confie la vaccination intra-dermique à du personnel non entraîné, il y aura un grand nombre d'injections sous-cutanées qui amèneront la formation d'abès froid. Ces abcès froids sont certes sans gravité, mais ils inquiètent les familles et leur survenue risque de rendre rapidement impopulaire la meilleure méthode de vaccination. Aussi les médecins chargés des vaccinations intra-dermiques dans les service publics français doivent ils faire, avant d'être agréés, un stage de formation où l'on les entraîne à faire d'abord des intra-dermo-réactions à la tuberculine.

Même si l'on a utilisé un bon vaccin et une bonne méthode de vaccination il est bon de prendre encore une dernière précaution: c'est de vérifier de développement de l'allergie post-vaccinale. Cette recherche de l'allergie, qu'elle soit réalisée sur tous les sujets vaccinés ou qu'elle ne porte que sur un échantillon représentatif, permet, en effet, de contrôler sans cesse la qualité de la vaccination.

Un bon vaccin, bien administré doit donner, chez l'enfant, un taux d'allergie post-vaccinale de 95% et cette allergie doit atteindre une certaine intensité. Si, lors du contrôle post-vaccinal, que l'on effectue en France entre le 4ème et le 12ème mois après la vaccination, le taux de virage des réactions tuberculiniques n'atteint pas 90%, cela veut dire ou que la souche vaccinale est trop faible, ou que le vaccin a été mal préparé ou mal conservé, ou que la méthode de vaccination a été défaillante. On a ainsi par l'étude de l'allergie post-vaccinale un moyen bien simple, à la portée de chaque médecin, de contrôler la qualité de vaccination et de pallier ses insuffisances essentielles en améliorant soit le vaccin, soit la technique vaccinale.

Lorsque toutes ces précautions sont observées, on peut être assuré que la vaccination donnera de bons résultats. C'est ainsi que dans toutes les séries de vaccinations effectuées par les médecins de la Station-Pilote du Centre International de l'Enfance, le taux d'acquisition de l'allergie post-vaccinale oscille entre 95 et 100% et l'intensité des réactions a l'injection intra-dermique de 2 u. de RT 23 oscille autour de 15 millimètres.

La vaccination B.C.G. a été rendue obligatoire en France par la loi du 5 janvier 1950, complétée par une série de décrets qui en ont, d'une part, précisé les modalités d'exécution, d'autre part étendu progressivement les indications.

Actuellement sont soumis à l'obligation vaccinale:

1°) les enfants du premier âge et du deuxième âge c'est à dire de moins de six ans qui sont placés en maisons maternelles, crèches, pouponnières ou en nourrice;

2°) les enfants vivant dans un foyer où vit également un tuberculeux recevant, à ce titre, des prestations des collectivités publiques ou des organismes de sécurité sociale;

3°) les enfants d'âge scolaire fréquentant les établissements d'enseignement et d'éducation de tous ordres;

4°) les étudiants se préparant au certificat de physique-chimie-biologie, les étudiants en médecine et en art dentaire, les élèves des écoles d'infirmiers, d'infirmières, d'assistants, d'assistantes sociales ou de sages-femmes, les élèves des établissements d'enseignement supérieur, des écoles techniques supérieures, des grandes écoles et de classes du second degré préparatoire à ces écoles.

5°) les personnels des établissements hospitaliers publics et privés;

6°) les personnels des administrations publiques;

7°) les militaires des armées de terre, de mer et de l'air;

8°) les personnes des entreprises industrielles et commerciales, et particulièrement, les personnes travaillant dans un milieu insalubre ou qui manipulent des denrées alimentaires.

Les membres du personnel des établissements publics d'enseignement et d'éducation et toutes les personnes se trouvant en contact habituel avec les élèves.

Les sujets ne sont vaccinés qu'après avoir un test tuberculinique préalable.

Les deux méthodes de vaccination préconisées par la loi sont la scarification et l'injection intra-dermique.

Le contrôle de l'allergie post-vaccinale est lui aussi obligatoire pour tous les sujets vaccinés.

Le gouvernement français a donc pris en conséquence un ensemble de mesures très complet pour favoriser au maximum la diffusion de la vaccination et en faciliter la réalisation.

Cet effort a — t'il été couronné de succès? Pas complètement, puisqu'il y a encore un grand nombre de sujets qui ne se soumettent pas à l'obligation vaccinale. Mais la proportion de ces abstentionnistes va en diminuant d'année en année, tout en restant encore assez élevée.

En 1963, 727.497 vaccinations B.C.G. ont été réalisées dans l'ensemble de la France. Ce chiffre peut paraître très satisfaisant si on le compare au nombre des naissances qui est d'environ 800.000 par an. Mais une telle comparaison n'est pas légitime puisque dans ce groupe de 727.497 sujets vaccinés, entrent des enfants d'âges différents qui n'avaient pas été vaccinés jusqu'alors. En fait, si l'on fait le compte des sujets qui ont reçu une convocation les invitant à se présenter à un Service officiel de vaccination dans 58 des 85 départements français, on trouve que 64% seulement ont satisfait à cette obligation.

Tableau 2. *Département de la Seine*

	1961	1962	1963	1964
Nombre de sujets convoqués	405757	419961	426717	431853
Nombre de sujets présentés	201564	265634	278993	275865
Nombre de vaccinés	81980	81385	92158	91425
soit		63,25%	65,36%	63,87%

Il est frappant de noter que la même proportion est retrouvée dans la région parisienne où elle fut de 63% en 1962, de 65% en 1963 et de 64% en 1964 (cf. Tableau 2). Il y a donc encore un pourcentage notable d'abstentions, qui s'est cependant notablement atténué depuis une dizaine d'années. En 10 années, un nombre total de 751.651 vaccinations ont été réalisées dans la Seine.

La proportion des abstentions varie avec la classe sociale, elle est toujours, contrairement à ce que l'on pourrait attendre, plus élevée dans les classes matériellement plus aisées. Mais elle varie aussi, et assez largement d'une région à l'autre: alors qu'elle atteint 70% à Bordeaux et 58% à Lille, elle n'est que de 46% à Strasbourg.

L'obligation du contrôle post-vaccinal peut donner lieu aux mêmes remarques. La tendance à l'abstention tend à s'atténuer. Si l'on prend la seule région parisienne, l'effort du service B.C.G. de l'Office Public d'Hygiène Sociale a permis de passer de 66.462 sujets contrôlés en 1961, à 125.854 en 1962, 137.286 en 1963 et 158.158 en 1964.

Le taux moyen des virages des réactions tuberculiniques post-vaccinales a été en 1963 de 87% sur 354.348 enfants contrôlés dans 69 départements.

Tous les chiffres précédemment cités ont trait aux vaccinations effectuées par un service officiel. Elles sont de loin les plus fréquentes. Elles ne représentent pas cependant la totalité des sujets vaccinés. Une proportion d'enfants qu'il est difficile de chiffrer avec exactitude sont vaccinés, surtout dans les classes aisées, par leur médecin de famille. Et, dans ce groupe aussi, on observe depuis quelques années une augmentation indéniable du nombre des sujets vaccinés, témoins de ces chiffres provenant du département de la Seine:

— Sujets vaccinés par les Médecins-Traitants (certificats parvenus aux Dispensaires D.H.S.):

EN:	1691	1962	1963	1964
	1327	3864	8338	6418

Même si ces chiffres n'indiquent pas la totalité des sujets vaccinés par leurs médecins, ils montrent l'augmentation progressive, d'une année à l'autre des enfants de cette catégorie.

Les raisons de l'abstention vaccinale ont fait l'objet récemment, d'une étude d'opinion entreprise par la Station Pilote du Centre International de l'Enfance dans une commune de la banlieue parisienne. Il en résulte que l'opposition de certains médecins joue certes un rôle important mais nullement primordial et que, en fait, les parents sont influencés plus souvent par les commentaires d'un voisin que par le médecin ou l'assistante sociale. Il est rare, d'ailleurs, qu'il s'agisse de leur part, d'une hostilité résolue et raisonnée. Pour la plupart, il s'agit bien plus souvent d'ignorance et de négligence. Une des preuves les plus remarquables de l'importance de ce facteur négligence dans la genèse de l'abstention vaccinale peut être trouvée dans le fait, que, depuis que la vaccination B.C.G. est indispensable avant le départ des enfants en colonie de vacances, beaucoup d'enfants non-vaccinés jusqu'alors se présentent aux centres de vaccination.

Une des raisons qui facilite l'introduction progressive de la vaccination B.C.G. dans les moeurs est la très grande rareté des complications. Or, la tradition populaire, en France au moins, tend à porter au passif du B.C.G. beaucoup de troubles très divers. Les familles, de ce fait, ont eu longtemps une certaine appréhension à l'idée de faire vacciner leurs enfants. A mesure que les années passent, des centaines de milliers d'enfants sont vaccinés sans incident. Aux dangers mythiques, entretenus par une légende venue on ne sait d'où, fait place, dans presque chaque famille une connaissance objective basée sur l'observation de ce qui se passe chez leur propre enfant, et qui met fin aux craintes injustifiées. De fait les complications observées au cours des 10 dernières années en France, chez les enfants d'âge scolaire ont été extrêmement rares. La plus commune est l'adénite suppurée dont la fréquence a été appréciée en 1963 sur 453.029 enfants vaccinés dans 42 départements à 0,2 pour mille.

Résumé

Les médecins français, particulièrement les pédiatres et les phtisiologues, de même que le Ministère de la Santé Publique, rangent la vaccination B.C.G. parmi les mesures fondamentales de la lutte anti-tuberculeuse. Dans un pays où la morbidité tuberculeuse est encore assez élevée comme c'est le cas en France, la vaccination par le B.C.G. est, à leurs yeux, la seule mesure préventive efficace sur une grande échelle.

Elle forme avec le dépistage systématique des malades qui s'ignorent et le traitement correct de tous les cas diagnostiqués l'un des trois éléments de base de la politique de lutte contre la tuberculose. Et il y a tout lieu de penser qu'elle conservera une grande importance pendant encore un certain nombre d'années.

Zusammenfassung

Die französischen Ärzte und unter ihnen vor allem die Paediater und die Phthisiologen, wie auch das Ministerium der öffentlichen Gesundheit sehen in der BCG-

Schutzimpfung eine der Hauptmaßnahmen im Kampfe gegen die Tuberkulose. In einem Lande, in welchem die Tuberkulosemorbidität so hoch ist, wie z. B. in Frankreich, ist die BCG-Impfung die einzige Maßnahme, die auf weiter Ebene eine wirksame Vorbeugung erlaubt.

Die Impfung bildet zusammen mit den Reihenröntgenuntersuchungen zur Entdeckung unbekannter Tuberkulosefälle und einer korrekten Behandlung der bekannten Krankheiten mit die Basis einer zielgerichteten Tuberkuloseabwehr. Man hat allen Grund zur Annahme, daß die Impfung noch manche Jahre ihre große Bedeutung behalten wird.

Summary

French physicians and specially pediatricians, phthysicians and the Ministry of Public Health consider BCG vaccination as one of the most important measures in the control of tuberculosis. In a country in which tuberculosis morbidity is as high as, for example in France, BCG vaccination is the only effective prophylaxis on a wide basis. BCG vaccination, mass X-ray examinations and correct treatment of known cases are regarded as the 3 basic principles in the control of tuberculosis. BCG vaccination will most probably keep its importance for many years to come.

Bibliographie

COURCOUX, A., MOREL et PELTIER: Reflexions sur 30 cas de tuberculose survenus chez des infirmières vaccinées préalablement au B.C.G. Rev. Tuberc. (Paris), 5° série, 18, 7 (1954).

DEBRÉ, R., et M. LEVY: La comparaison entre les divers B.C.G. Esquisse méthodologique. Rev. Immunol. (Paris) 3, 121 (1955).

DUBOS, R.-J., C. FILLASTRE, R. MANDE et F.-M. LEVY: Conditions et perspectives de la standardisation du B.C.G. Congress (7th) international microbiological standardisation, London, August 28—September 1 1961, 371.

FILLASTRE, C., F.-M. LEVY, E. ORSSAUD et R. MANDE: Efficacité et stabilité du B.C.G. sec préparé pour la voie intra-dermique. Congress (7th) international microbiological standardization, London, August 28—September 1, 1961, 389.

FOURESTIER, M.: Vers la disparition de la tuberculose chez les enfants et les adolescents dans une grande ville française sous l'influence du B.C.G. L'expérience de Montreuil 1948—1961. Sem. Hôp. (Paris) 10, 324 (1963).

FRAPPIER, A.: Critères d'activité et de régularité des vaccins B.C.G. Bull. Un. int. Tuberc., 1960, numéro special, 278.

—, et M. PANISSET: La souche du B.C.G. Monographie de l'Institut de microbiologie et d'hygiène de l'Université de Montréal 1957.

GERBEAUX, J., et R. MANDE: Données relatives aux mesures de lutte antituberculeuse chez l'enfant et l'adolescent en France. Pédiatrie 7, 737 (1962).

GERNEZ-RIEUX, CH., M. GERVOIS et R. LEBEURRE: Protection antituberculeuse conférée à longue échéance par la vaccination B.C.G. en scarifications cutanées. L'allergie tuberculinique des anciens vaccinés. Ann. Inst. Pasteur Lille 9, 57—67 (1957).

GERNEZ-RIEUX, S.: Les enseignements de la XVème Conférence internationale de la Tuberculose à Istambul. Lille med. 5, 3—12 (1960).

LEVY, F.-M.: Le test de protection de la souris, critère d'activité du B.C.G. Rev. Immun. 19, 210—228 (1955) (avec CONGE, G.).

— Etude comparative d'un B.C.G. frais et d'un B.C.G. sec. C.R. du groupe de travail sur la vaccination antituberculeuse. Centre international de l'Enfance, Paris, 1, 14 (1956) (avec CONGE, G., et M. MICLEA).

— Le rôle de l'âge des cultures dans l'activité du B.C.G. Rev. Path. gén. 693, 1733—1745 (1957) (avec CONGE, G., et M. MICLEA).

MANDE, R., C. FILLASTRE et A. HERRAULT: Les adénites suppurées du B.C.G. Rev. Tuberc. (Paris) **22**, 2—3, 165—173 (1958).

—, et A. HUET: Etude du vaccin B.C.G. sec chez l'homme. Rev. Immunol. (Paris) **19**, 3, 229—261 (1955).

—, et C. FILLASTRE: Les techniques d'observation clinique des sujets vaccinés. Bull. Un. int. Tuberc. février 1960, 172—192.

PASQUIER, J.-F.: Utilisation des isotopes radioactifs pour l'étude du vaccin B.C.G. Rev. Immunol. (Paris) **3**, 168 (1955).

Professor Dr. R. MANDE
Médecin des Hôpitaux, 10 Boulevard Flandrin
Paris 16e/France

Die BCG-Schutzimpfung aus skandinavischer Sicht

Gunnar Dahlström

Mit 2 Abbildungen

In Skandinavien wurde die BCG-Vaccination frühzeitig eingeführt. In Schweden führte man die ersten peroralen Impfungen schon 1925 mit Vaccine vom Pasteurinstitut aus. Seit Wallgren (1928) die intrakutane Vaccinationsmethode eingeführt hatte, und die Vaccineherstellung innerhalb des Landes in Gang gekommen war, wurde das Interesse für die Vaccination in weiten medizinischen Kreisen geweckt. Sie wurde sehr schnell, mit voller Überzeugung, sowohl von Ärzten als auch Laien akzeptiert. Das Lübecker Unglück beeinflußte Schwedens Einstellung zur Vaccination niemals in größerem Maße. Wallgrens (1934) Veröffentlichung über die Resultate der Säuglingsvaccination in Göteborg bestärkte die Auffassung über den Wert der Impfung, und die Vaccinationstätigkeit wurde kräftig von der Schwedischen Nationalvereinigung gegen Tuberkulose unterstützt. Anfangs stellte man sich hauptsächlich auf die Vaccination von Säuglingen und Krankenhauspersonal ein, später jedoch vaccinierte man auch im Militär und in den Schulen.

In Norwegen riefen u. a. Heimbecks (1928) und Scheels (1933) Untersuchungen über die Tuberkulosemorbidität bei vaccinierten und nichtvaccinierten Krankenschwesterschülerinnen das Interesse für die Vaccination hervor. In Dänemark hatten Olsens (1941) und Hyges (1947, 1949) Arbeiten einen ähnlichen Effekt. Gleichermaßen wurde in Finnland die Vaccination verbreitet.

Vaccinationsmethoden

In Skandinavien ist z. Z. die intracutane Vaccinationsmethode allein herrschend.

Früher wurde sorgfältig den drei Regeln gefolgt, welche Wallgren für die Vaccination formuliert hatte, nämlich: 1. einer fachgemäßen Vaccination sollte eine positive Tuberkulinreaktion folgen; 2. nur tuberkulin-negative Personen sollten geimpft werden, und 3. sollte eine Person, welche einer Tuberkuloseinfektion ausgesetzt gewesen sein konnte, nicht geimpft werden, bevor eine neue Tuberkulinprobe, nach achtwöchiger Isolierung von der Infektionsquelle, negativ ausgefallen war.

Heute ist man von der dritten Regel abgekommen, man vacciniert auch Individuen in tuberkulöser Umgebung, wenn sie nur eine negative Tuberkulinreaktion gezeigt haben.

In Schweden wird gewöhnlich als Vorprobe die Tuberkulinreaktion nach Mantoux mit 1 mg (= 100 TU) Alttuberkulin angewandt. In Dänemark benutzt man gewöhnlich 10 TU PPD dänischer Herstellung. In Norwegen benutzt man die Pirquet'sche Probe, wobei man dem anzuwendenden Tuberkulin Adrenalin zusetzt. In Finnland ist die Mantouxreaktion mit Alttuberkulin oder PPD (10 TU) üblich.

Sämtliche skandinavischen Länder haben eigene Vaccineherstellung. Die in Schweden übliche Vaccinedosis ist 0,05 mg. Mit dieser Menge erhält man eine hohe Tuberkulinumschlagsfrequenz, und unmittelbare Revaccinationen sind selten.

Obwohl die genaue Relation zwischen Tuberkulinempfindlichkeit und erworbener Widerstandskraft gegen Tuberkulose nicht klar ist, wissen wir, daß beide Phänomene associiert sind. Deshalb sehen wir es für richtig an, eine positive Tuberkulinprobe als Kriterium für eine zufriedenstellende Vaccination zu fordern.

Die Frage der Persistenz der Tuberkulinreaktion nach Vaccination mit dem schwedischen BCG-Vaccin wurde von SIEVERS u. SIEVERS (1961) behandelt. Sie haben in Göteborg vaccinierte Kinder untersucht und gefunden, daß 93% von ihnen noch 14 Jahre später tuberkulinpositiv waren. Es handelte sich um Kinder, welche in den Jahren 1945—46 geboren und im ersten Lebensjahre geimpft worden waren. Kinder, geboren 1951—52 und ebenfalls im ersten Lebensjahre geimpft, zeigten sieben Jahre später in 82% eine positive Tuberkulinprobe. Alle diese Kinder waren gesund, und keines von ihnen hatte klinische Zeichen einer Tuberkulose gehabt. Der Verfasser nimmt an, daß die durch die BCG-Vaccination entstandene Tuberkulinempfindlichkeit durch einen Boostereffekt von einer natürlichen Infektion aufrecht erhalten worden ist, und daß es wahrscheinlich ist, daß sich die Gefahr einer virulenten Ansteckung zwischen den beiden oben genannten Zeitabschnitten vermindert hat, aber doch noch nicht unbedeutend ist.

Vaccinationspolitik

In Schweden ist die Vaccination freiwillig. Seit Mitte 1940 werden mehr als 90% aller Neugeborenen auf den Entbindungsabteilungen geimpft, wo fast alle Geburten stattfinden. Die Tuberkulinreaktion nach dieser Vaccination wird in den im ganzen Lande eingerichteten Kinderfürsorgestellen kontrolliert. Danach findet eine erneute Tuberkulinprobe am Schulanfang im 7. Lebensjahre statt. Kindern, welche tuberkulinnegativ geworden sind, wird eine Revaccination angeboten. Eine weitere Tuberkulinprobe macht man ehe die Kinder die Schule verlassen. Im gegebenen Falle wird eine erneute Vaccination ausgeführt. Während dem Militärdienst werden die Männer tuberkulinuntersucht und den tuberkulinnegativen die Vaccination vorgeschlagen. Für alles medizinische Personal ist die positive Tuberkulinreaktion Bedingung für die Arbeitserlaubnis. Das bedeutet, daß alle Tuberkulinnegativen BCG-vacciniert oder revacciniert werden müssen, bevor sie den medizinischen Unterricht oder irgendeine Anstellung im Krankenhaus beginnen dürfen.

Auch in Dänemark ist die Vaccination freiwillig. Die erste Inokulation wird dort auf den Schulanfang im 7ten Lebensjahre verlegt. Es wird angegeben, daß mehr als 90% der Kinder vacciniert werden.

In Norwegen ist die Vaccination obligatorisch. Die erste Impfung wird, ehe die Kinder die Volksschule verlassen, d. h. im 14. Lebensjahre, durchgeführt.

In Finnland vacciniert man 85—90% der Neugeborenen. Praemature Kinder und solche mit anderen Schwächezuständen werden ausgenommen. Die Vaccination ist freiweillig.

Abgesehen von diesen Massenvaccinationen führt man natürlich in allen skandinavischen Ländern in den Tuberkulosefürsorgestellen Impfungen an Kontaktpersonen und Angehörigen von Tuberkulosekranken durch.

Der Effekt der BCG-Vaccination

Seit langem sind die Pneumologen und Pädiater der skandinavischen Länder überzeugt von dem prophylaktischen Effekt der BCG-Vaccination gegen tuberkulöse Erkrankungen. Diese Auffassung ist auf eigene Erfahrung und Beurteilung gegründet und darauf, daß man frühzeitig an den Untersuchungen teilnehmen konnte, welche in Skandinavien ausgeführt worden waren und den Wert der Vaccination betrafen.

HEIMBECKS (1928, 1948) Untersuchungen an Krankenschwesterschülerinnen, HYGES (1947, 1949) Berichte über eine Tuberkuloseepidemie an einer Schule, legten klar, daß die BCG-Vaccination einen relativ guten Schutz gegen die Folgen einer Tuberkuloseansteckung mit sich bringt. Spätere Untersuchungen konnten auch einen gewissen quantitativen Anhalt vom Wert des Vaccinations-Schutzeffektes geben.

DAHLSTRÖM und DIFS (1951) verfolgten die Tuberkulosemorbidität bei 36 000 vaccinierten Soldaten und 25 000 nichtvaccinierten tuberkulinnegativen Kontrollen unter dem Bereitschaftsdienst während des zweiten Weltkrieges. Die Soldaten machten ihren Dienst während der Vaccinationszeit ohne irgendwelche Isolierung.

Der Zeitpunkt an welchem ein eventueller Effekt der Vaccination abgelesen werden konnte, wurde für die verschiedenen Tuberkuloseformen folgendermaßen berechnet. Die „Inkubationszeit" der BCG-Vaccination beträgt 5—6 Wochen. Wenn eine Person, unmittelbar bevor die Impfung gewirkt hat, mit virulenten TBC-Bazillen infiziert wird, dauert es noch weitere 5—6 Wochen ehe diese virulente Infektion Anlaß zu einer Primärtuberkulose gibt. Eine effektive Vaccination sollte daher innerhalb von 10—12 Wochen, d. h. nach ca. 3 Monaten, einen deutlichen Fall der Primärtuberkulosemorbidität mit sich führen. Es zeigte sich an den schwedischen Untersuchungen des Militärs, daß dieses tatsächlich der Fall war. Ab 4. Monat nach der Vaccination war die Primärtuberkulosefrequenz in der vaccinierten Gruppe 0,75 per 1000, während sie bei den beim Dienstbeginn negativen, nichtvaccinierten Soldaten 3,33 von 1000 betrug. Der Unterschied ist statistisch signifikant.

Die tuberkulöse Pleuritis hat ihr Frequenzmaximum während des 3. Monates nach dem Auftritt der Primärtuberkulose (WALLGREN 1948). Eine Wirkung auf die Pleuritismorbidität konnte man deshalb 6 Monate nach der Vaccination erwarten. Während der ersten 6 Monate nach der Vaccination bekamen 1,44 von 1000 der nicht vaccinierten Soldaten eine tuberkulöse Pleuritis. Entsprechende Zahlen ab 7. Monat, wo ein eventueller Effekt der Vaccination sich deutlich machen konnte, waren 1,27 bei den Geimpften resp. 5,75 bei den Nichtgeimpften. Der Unterschied ist statistisch signifikant.

Auch bei der postprimären Lungentuberkulose konnte der Schutzeffekt nachgewiesen werden. Ab 7. Monat nach der Vaccination wurden bei 0,41 per 1000 der Geimpften und bei 1,46 von 1000 der Nichtgeimpften eine postprimäre Lungentuberkulose festgestellt. Der Unterschied ist signifikant. Damit wurde klar gezeigt, daß die Vaccination auch bei der frühen postprimären Lungentuberkulose einen Erfolg hat. Um irgendwelche Schlußfolgerungen betreffend der sogenannten späten postprimären Tuberkuloseformen zu ziehen, war die Beobachtungszeit in diesem Material zu kurz. In diesem Zusammenhang ist es von Interesse zu notieren, daß WHO's Expertenkomitee für die Tuberkulose (1964) es für erwiesen hält, daß die Anzahl und Größe von latenten tuberkulösen Herden, welche nach virulenten Infektionen auftreten, bei BCG-vaccinierten Personen kleiner sind als bei nichtvaccinierten. Weiter wird für wahrscheinlich angesehen, daß die Vaccination auch eine langdauernde Reduktion des Risikos für endogene Exacerbation mit sich führen dürfte. Damit vermindert sich das Risiko für die sogenannte „späte postprimäre Lungentuberkulose". Törnell (1951) zeigte, daß diese Form der Lungentuberkulose in Schweden schon Ende 1940 üblicher war als die frühe postprimäre Lungentuberkulose, welche in relativ nahem Anschluß zur Primärinfektion auftritt.

In dem oben genannten Material des schwedischen Militärs war die totale Tuberkulosemorbidität vom 7. Monat nach der Vaccination, wo ein Effekt sich geltend machen konnte, 1,9 per 1000 in der vaccinierten — und 8,20 in der Kontrollgruppe. Das bedeutet eine Reduktion der Tuberkulosemorbidität in der vaccinierten Gruppe um 77%.

Die wohlbekannte Untersuchung vom British Medical Research Council (1959) ergab ähnliche Resultate. Unter 14000 Schulkindern welche BCG-vacciniert worden waren, gab es in den ersten 5 Jahren nach der Vaccination 0,38 Tuberkulosefälle auf 1000. Unter den tuberkulinnegativen, nichtvaccinierten waren es 2,29 auf 1000. Die Reduktion in der geimpften Gruppe beträgt hier 83%.

Rosentahl u. Mitarb. legten 1961 das Ergebnis einer gutkontrollierten Studie an BCG-vaccinierten Neugeborenen aus tuberkulösen Elternhäusern in Chicago vor. Unter 231 vaccinierten Kindern betrug die jährliche Tuberkulosemorbidität 0,68 auf 1000 und unter den 220 nichtgeimpften Kindern war sie 2,62 auf 1000. Das bedeutet eine Reduktion von 74%. Der Unterschied war, so wie auch in den englischen Untersuchungen signifikant. Es hat sich also gezeigt, daß bei diesen drei, unter verschiedenen Zeitabschnitten ausgeführten Untersuchungen, welche Säuglinge, Schulkinder und junge Erwachsene betraf, die Tuberkulosemorbidität in gleicher Größeordnung, nämlich um 75—80% reduziert war.

Eine interessante Studie über die Wirkung der BCG-Vaccination ist von den norwegischen Verfassern Bjartveit und Waaler (1964) vorgelegt worden. Ihre Untersuchungen gründen sich auf die Verschiedenheit der Vaccinationshandhabung zwischen Schweden, Dänemark und Norwegen. Sie haben die Tuberkulosehäufigkeit in den drei skandisnavischen Ländern verglichen und gefunden, daß die Tuberkulosehäufigkeit in den drei Ländern in den Nachkriegsjahren abgenommen hat. Verschiedene Altersgruppen jedoch haben während dieser Zeit sehr variierende Verhältnisse gezeigt. Man fand eine besonders günstige Entwicklung bei den Altersgruppen, welche hauptsächlich von den Vaccinationen in großem Maßstab berührt worden waren. Demzufolge war die Senkung in Schweden mit seiner Säuglingsvaccination besonders auffällig in der Altersgruppe bis zum 10. Jahre. In Dänemark, wo die Impfungen in großem Ausmaß im 7. Lebensjahre vorgenommen wird, war eine Senkung am deutlichsten in der Gruppe von 10—20 Jahren. In Norwegen, wo man im 14. Lebensjahr vacciniert war die Tuberkulosehäufigkeit am niedrigsten in den Altersgruppen 15—25 Jahre.

Wenn auch das Resultat der BCG-vaccination gut ist, so gibt sie doch keinen hundertprozentigen Schutz gegen die Tuberkulose. Tuberkulose tritt ab und zu auch bei BCG-vaccinierten Personen, nach einer Infektion mit virulenten Bacillen auf. Eine vom schwedischen Gesundheitsamt gemachte Rundfrage an alle Lungenkliniken und Lungenkrankenhäuser des Landes zeigte, daß ca. 5% aller wegen Tuberkulose behandelten Patienten an einem bestimmten Stichtage vacciniert worden waren. Das oben genannte schwedische Militärmaterial gab gewisse Möglichkeiten, den Verlauf der Tuberkulose bei BCG-vaccinierten zu studieren (Dahlström, 1953). Das Material stammte von 1941—44, also aus der Zeit, bevor die Antibioticabehandlung allgemein zur Anwendung gekommen war. 167 BCG-vaccinierte Soldaten und 315 nichtvaccinierte erkrankten an der einen oder anderen Form von Tuberkulose. Unter den 167 vaccinierten waren auch solche Soldaten mitgerechnet, welche so eng im Anschluß an die Impfung erkrankten, daß die virulente Infektion vor der Vaccination eingetreten sein mußte. Die Beobachtungszeit betrug 5 Jahre. Die Primärtuberkulose hatte bei den Vaccinierten eine etwas günstigere Prognose als bei den Nichtgeimpften. Das galt auch für die Fälle mit tuberkulöser Pleuritis. Der Unterschied war jedoch klein. Die Nachuntersuchungen zeigten keinen Unterschied zwischen vaccinierten oder nichtvaccinierten Personen, welche an postprimärer Lungentuberkulose erkrankt waren.

Risiken und Komplikationen der BCG-Vaccination

Durch die intracutane Vaccination treten bisweilen kleine Abscesse an der Injektionsstelle auf. Aus Dänemark sind Fälle von Lupus vulgaris beschrieben worden, welche von der Vaccinationsstelle ausgegangen waren (Horwitz und Meyer, 1957). Solches ist nicht in nennenswertem Ausmaße in Schweden vorgekommen. Man kann dies vielleicht dem Faktum zuschreiben, daß das dänische Vaccin, wenigstens zeitweise, stärker gewesen war als das schwedische und außerdem, daß man in Dänemark nach Tuberkulinprobe mit 5—10 TU PPD vacciniert, während man in Schweden weiterhin 100 TU Alttuberkulin anwendet.

Einige Fälle von generalisierter Tuberkulose mit tödlichem Ausgang nach BCG-Impfung sind beschrieben worden (siehe Horwitz und Meyer, 1957). Mit Rücksicht auf die große Anzahl von Impfungen, welche durchgeführt worden sind, ist jedoch die Frequenz von ernsthaften Komplikationen außerordentlich gering, sicherlich kleiner als bei jeder anderen aktiven Immunisierung.

Es ist manchmal eingewandt worden, daß die BCG-Vaccination mit der darauf folgenden postvaccinalen Tuberkulinempfindlichkeit den epidemiologischen und diagnostischen Wert der Tuberkulinreaktion zerstört. Es ist auch gesagt worden, daß man an Stelle der BCG-Vaccination regelmäßige Tuberkulinproben ausführen und eventuell denen, welche tuberkulinpositiv geworden sind eine „prophylaktische" Chemotherapie geben sollte. Ein solches Verfahren würde, jedenfalls für schwedische Verhältnisse, eine viel größere Arbeit bedeuten, als die, welche man jetzt für die BCG-Vaccination benötigt. Auch kann man nicht sagen, daß eine sogenannte prophylaktische Chemotherapie ohne Risiko ist. Der Einwand, daß die Tuberkulinempfindlichkeit, welche der BCG-Vaccination folgt, die Diagnose von Lungenerkrankungen erschweren könnte, ist niemals von den Lungenspezialisten Skandinaviens acceptiert worden. Die diagnostischen Möglichkeiten sind so groß, daß man sehr selten von der Tuberkulinprobe abhängig ist, um eine endgültige Diagnose stellen zu können.

Von den Gegnern der BCG-Vaccination ist gelegentlich angeführt worden, daß sie das Risiko mit sich führt, daß andere prophylaktische Maßnahmen versäumt werden. Dieses war jedoch nicht der Fall in Skandinavien, wo die Tuberkulosefürsorge frühzeitig auf einen hohen Standard gebracht und aufrechterhalten worden ist. Aber immer noch gilt natürlich Wallgrens (1952) Ausspruch, daß die BCG-Vaccination allein keine Wundermedizin ist, welche die Tuberkulose im Lande ausrotten kann. Sie ist nur ein Teil in der Antituberkulosearbeit. Andere Maßnahmen können noch wichtiger sein, nämlich tuberkulöse Infektionen zu verhindern und die natürliche Widerstandskraft der Bevölkerung durch Erhöhung des Lebensstandardes zu stärken, sowie auch frühzeitige Entdeckung und adäquate Behandlung von jedem, welcher an dieser Krankheit leidet.

Die aktuelle Tuberkulosesituation in Skandinavien

Die Tuberkulosemorbidität und -mortalität ist in den skandinavischen Ländern sehr schnell gesunken. Dieses Absinken fand sich vor allem bei Kindern und jüngeren Erwachsenen, während es in den höheren Altersgruppen wesentlich langsamer vor sich ging. Die Entwicklung kann verdeutlicht werden mit Angaben, welche der schwedischen Medizinalstatistik entnommen worden sind. In Abb. 1 wird die Prävalenz der Tuberkulose (aller Formen) von 1943—1964 samt die Tuberkulosemortalität von 1912—1964 angegeben. Die Altersverteilung unter den erstmalig diagnostizierten Tuberkulosefällen geht aus Abb. 2 hervor.

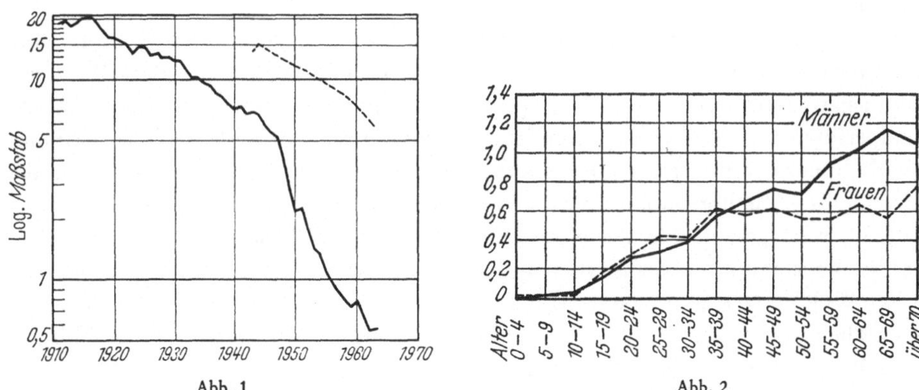

Abb. 1. Die Prävalenz der Tuberkulose (aller Formen) von 1943—1963 (- - - -) und die totale Tuberkulosemortalität pro 10 000 Einwohner von 1912—1963 (———)

Abb. 2. Die Altersverteilung unter den erstmalig diagnostizierten Tuberkulosefällen pro 1000 Einwohner 1963

Im großen und ganzen war die Entwicklung ähnlich in Dänemark und Norwegen, jedoch mit dem Unterschied, daß die oben genannte Differenz in der Handhabung der Vaccination die Tuberkulosehäufigkeit in verschiedenen Altersabschnitten von Kinder- und Jugendjahren beeinflußt hat (BJARTVEIT und WAALER, 1964). Obduktionsstudien (LARSSON und LINELL, 1960) haben gezeigt, daß nicht selten bei älteren Menschen die Tuberkulose zeitlebens undiagnostiziert bleibt. Es ist eine allgemeine Erfahrung, daß alte tuberkulöse Veränderungen nicht allzuselten bei älteren Menschen aktiviert werden können.

Ein anderer Gesichtspunkt zum Tuberkuloseproblem muß in diesem Zusammenhang genannt werden. In Skandinavien, wie auch in anderen Teilen der Welt, setzt sich ein beträchtlicher Teil der Tuberkulosekranken aus Individuen mit schlechtem sozialem Anpassungsvermögen, wie Alkoholikern, Geisteskranken usw. zusammen (BRUCE u. Mitarb., 1961). All das muß berücksichtigt werden, wenn man die Ansteckungsgefahr in der heutigen Gesellschaft beurteilen und der BCG-Vaccination ihren rechten Platz im Kampfe gegen die Tuberkulose geben will.

Die Zukunft der BCG-Vaccination

Es ist in Schweden die Frage aufgeworfen worden, ob man mit Rücksicht auf die sinkende Tuberkulosemorbidität das nun geltende schwedische Vaccinationsprogramm ändern sollte (Wallgren , 1955; Lundquist, 1964). Man hat das damit begründet, daß das Risiko für eine Infektion im Säuglingsalter sehr klein sein dürfte, und daß man gute therapeutische Möglichkeiten hat, wenn der eine oder andere Fall von Säuglingstuberkulose auftreten sollte. Im Vorschulalter und im frühen Schulalter ist die Prognose der Tuberkulose meistens gut. Es sollte unter solchen Umständen, meint man, berechtigt sein, eine Massenvaccination von der Neugeborenenperiode bis zum Abschluß des Schulalters aufzuschieben, genau so, wie es nun in Norwegen geschieht. Den Jugendlichen würde dann ein aktueller BCG-Schutz gegeben, ehe sie ins Berufsleben eintreten. Die Debatte war zum letzten Male aktuell im schwedischen Lungenärzteverband im Jahre 1958 (siehe Barclay, 1959). Die damals aufgestellten Empfehlungen gingen darauf hinaus, daß man zu diesem Zeitpunkt die geltende Praxis nicht ändern, sondern daß die Säuglingsvaccination *bis auf weiteres* fortgesetzt werden sollte.

Die Revaccinationen beim Schuleintritt dürften dagegen überflüssig sein. Doch sollte man am Ende der Schulzeit die Kinder tuberkulintesten und eventuelle tuberkulinnegative revaccinieren. Die Impfung von Militärpflichtigen, Seeleuten, Medizinalpersonal u.s.w. sollte wie bisher fortgesetzt werden, ebenfalls die Vaccinationen tuberkulinnegativer Personen in tuberkulöser Umgebung. In den Vorschriften des Schwedischen Reichsgesundheitsamtes von 1965, die Schutzimpfung der Kinder betreffend, wird gesagt, daß die Notwendigkeit, schon bei Neugeborenen eine rutinemäßige Vaccination durchzuführen in den letzten Jahren diskutiert worden ist, u. a. in der WHO. Da jedoch weitere Untersuchungen darüber erforderlich sind, sieht das Gesundheitsamt z. Z. kein Motiv für die Änderung der im Lande bisher üblichen BCG-Vaccination von Neugeborenen.

Es ist jedoch offensichtlich, daß man mit sinkendem Infektionsrisiko nach und nach dahin kommt, die BCG-Vaccination von Neugeborenen aufheben zu können.

Springett (1965) zeigte in einer interessanten Arbeit, daß die BCG-Vaccination sich lohnen würde, wenn sie einen vorausgesetzten Schutzeffekt von 75% hat, und wenn man erwarten kann, daß nicht mehr als 5—10% der Tuberkulinnegativen in einer bestimmten Gruppe innerhalb 5—10 Jahren infiziert werden. Die absolute Anzahl der Tuberkulinpositiven in einer Gemeinschaft spiele dabei eine geringere Rolle. WHO's Expertenkomitee (1964), welches nachdrücklich die Bedeutung der BCG-Vaccination betont, meint, daß die erste BCG-Vaccination in den Ländern mit niedrigem Ansteckungsrisiko bis zum Zeitpunkt der Schulentlassung aufgeschoben werden kann. Das Komitee meint weiterhin, daß dieses der Fall sein kann, wenn nur 2% der Kinder am Schulanfang tuberkulinpositiv sind.

Da man in Schweden die BCG-Vaccination so konsequent schon von der Geburt an durchführt, sind keine sicheren Ziffern über die Frequenz der spontan Tuberkulinpositiven verschiedenen Alters zu bekommen. In Sievers u. Sievers (1961) Material von Schulkindern aus Göteborg waren 2574 Kinder der ersten Klasse der Volksschule gleich nach der Geburt, oder auf jeden Fall vor Schulbeginn geimpft worden. Nur 93 waren nicht geimpft. Von diesen 93 waren 5 spontan positiv. Diese Anzahl ist offensichtlich zu klein, um irgendwelche Schlüsse über die aktuelle Infektionsgefahr während der Schulzeit zuzulassen. HJÄRNE (1957) berichtet von Stockholm, daß damals 92% von Stockholms Schulanfängern BCG-vacciniert und tuberkulinpositiv waren. Nur 1% der Kinder waren ohne Vaccination tuberkulinpositiv. Weniger als 5% waren tuberkulinnegativ und nicht vacciniert. Mit größter Wahrscheinlichkeit ist, seitdem diese Studien durchgeführt wurden, die Ansteckungsgefahr weiterhin gesunken.

Nachdem aktuelle schwedische Zahlen nicht in der Diskussion angeführt werden können, betrachten wir die Erfahrungen der übrigen skandinavischen Länder, zumal die Ähnlichkeit in der sozialen Struktur, der medizinischen Organisation usw. sehr groß ist. In einem dänischen Landbezirk (GROTH-PETERSEN, 1963), waren im Jahre 1954 von 700 nichtvaccinierten Kindern 4,1% spontan positiv (Mx 10 TU) während im Jahre 1960—61 nur 0,6% von 1567 nichtvaccinierten Kindern positiv waren. In Schweden traten im Jahre 1961 in der Altersgruppe 0—14 Jahre knapp 0,5 Fälle von Tuberkulose (alle Formen) auf 10 000 Einwohner ein, während man in Norwegen im gleichen Jahre fast 3 Fälle auf 10 000 Einwohner nachweisen konnte. BJARTVEIT u. WAALER haben berechnet, daß, wenn man in den Jahren 1951—61 in Schweden die Massenvaccination am Ende der Schulzeit durchgeführt hätte anstatt im Säuglingsalter, dann fast 1000 weitere Fälle von Tuberkulose in der Altersgruppe 0—14 Jahre eingetreten wären. Als Ausgleich dafür hätte man jedoch 1200 Fälle in der Altersgruppe 15—29 Jahre gewonnen. Wenn auch die statistischen Überlegungen oben genannter Verfasser mit einem gewissen Unsicherheitsfaktor behaftet sein müssen, stützen sie doch die Ansicht, daß sehr wenig zu verlieren wäre, wenn man in Schweden die Vaccination am Ende der Schulzeit durchführen würde. Dieses setzt jedoch voraus, daß man eine neue Organisation für die Vaccination während der Schulzeit aufbaut, noch ehe die jetzige Einrichtung für Säuglingsimpfung aufgehoben wird. Außerdem muß die Tuberkulosekontrolle der Lehrer und anderem Schulpersonal effektiv gemacht werden.

In Dänemark und Norwegen scheinen z. Z. keine Pläne vorzuliegen, die dort geltenden Vaccinationsregeln zu ändern. Auch in Finnland sind keine Änderungen geplant. Wenn auch gewisse Verschiedenheiten in der Vaccinationsplanierung der skandinavischen Länder vorliegen, können diese doch auf keinen Fall die Tatsache ändern, daß man hier weiterhin die Vaccination als wichtiges Glied in der Arbeit für die Bekämpfung der Tuberkulose ansieht. Man kann darum damit rechnen, daß die Massenvaccination in der einen oder anderen Form noch viele Jahre in Skandinavien fortgesetzt werden wird.

Zusammenfassung

Die skandinavischen Staaten, die wohl zuerst die BCG-Impfung auf breitester Basis durchführten, verfügen heute über eine entsprechend große Erfahrung mit dieser prophylaktischen Methode. Ihre Wirksamkeit gegenüber der Tuberkulose ist von zahlreichen skandinavischen Forschern (HEIMBECK, SCHEEL, OLSEN, HYGE, DAHLSTRÖM und DIFS u. a. m.) eindrücklich belegt. Die Schutzimpfung hat eindeutig zur Senkung u. a. der Tuberkulosemorbidität vor allem bei den Kindern und jugendlichen Erwachsenen beigetragen. Der stete Rückgang der Tuberkulose und somit auch der Durchseuchung, wirft namentlich in Schweden die Frage der Verlegung der Neugeborenenimpfung in das spätere Schulalter auf, eine Lösung wie sie Norwegen, das ein Impfobligatorium kennt, getroffen hat. In Anbetracht der meist über Jahre andauernden Wirkung der BCG-Impfung und des in diesem Land erschwerten Aufbaus eines Impfschutzes im Schulalter geht Schweden vorläufig von der konsequenten Neugeborenenimpfung noch nicht ab. Eine Veranlassung, ihr wirkungsvoll funktionierendes System der BCG-Schutzimpfung — etwa zugunsten der unsicheren Chemoprophylaxe — abzubauen, sehen die skandinavischen Staaten auf Jahre hinaus nicht.

Summary

As the Skandinavian countries started the use of BCG-vaccination on a large scale very early, we gained a large experience in prophylactic methods. The effect of BCG vaccination against tuberculosis is clearly documented by various authors (Heimbeck, Scheel, Olsen, Hyge, Dahlström and Difs and others). The protective vaccination undoubtedly led to a reduction in the tuberculous morbidity, specially in children and young adults. The constant reduction of tuberculosis in Sweden led to a proposal to omit vaccination of new-born infants and to postpone vaccination to the later school age, as is now done in Norway, where vaccination is compulsory. As the protective effect of vaccination lasts several years and as the present organization has been highly effective the Swedish authorities still advocate vaccination of infants and have not found reason to change to the more uncertain practice of chemoprophylaxis.

Literatur

Barclay, W. R.: Correspondence. Amer. Rev. Tuberc. 79, 678 (1959).

Bjartveit, K., u. H. Waaler: Document WHO/TB/Techn. Inform./30 (1964).

British Medical Research Council. Brit. med. J. 1, 413 (1959).

Dahlström, G.: Acta tuberc. scand. Suppl. 32 (1953).

—, u. H. Difs: Acta tuberc. scand. Suppl. 27 (1951).

Groth-Petersen, Birthe: Acta tuberc. scand. 42, 275 (1963).

Heimbeck, J.: Zschr. Tuberk. 52, 378 (1928). — Prem. Congr. Internat. BCG. Institut Pasteur, Paris, p. 263 (1948).

Hjärne, U.: persönl. Mitteilung.

Horwitz, O., u. J. Meyer: Basel-New York: Karger. Adv. Tuberc. Res. 8, 245 (1957).

Hyge, T. V.: Acta tuberc. scand. 21, 1 (1947); 23, 153 (1949).

Larsson, J., u. F. Linell: Acta tuberc. scand. 39, 231 (1960).

Lundquist, J.: Sv. Nat. för. Kvart. skr. 59, 3 (1964).

Olsen, H. C.: Acta tuberc. scand. Suppl. 11 (1943).

Rosenthal, S. R., E. Loewinsohn, M. L. Graham, D. Liveright, M. G. Thorne und V. Johnson: Amer. Rev. resp. Dis. 79, 678 (1961).

Scheel, O.: J. Amer. med. Ass. 36, 702 (1933).

Sievers, O., u. J. Sievers: Scand. J. clin. Lab. Invest. Suppl. 60 (1961).

Springett, V. H.: Tubercle 46, 76 (1965).

Wallgren, A.: J. Amer. med. Ass. 91, 1876 (1928).

— J. Amer. med. Ass. 103, 1341 (1934).

— Tubercle 22, 250 (1948).

— Acta Paed. 44, 237 (1955).

— Edinb. med. J. 59, 161 (1952).

WHO Expert Committee on Tuberculosis: WHO Technical Report Series, Nr. 290 (1964)

Dozent Gunnar Dahlström
Lungkliniken, Akademiska Sjukhuset
Uppsala/Schweden

Die BCG-Schutzimpfung im Kampfe gegen die Tuberkulose aus tschechoslowakischer Sicht

R. Krivinka

Mit 2 Abbildungen

In der Tschechoslowakei stellt die BCG-Schutzimpfung seit dem Jahr 1948—1949 die grundsätzliche Präventivmethode dar. Die Massen-BCG-Schutzimpfung wurde nach sorgfältiger Erwägung der gegebenen Situation und Möglichkeiten, die zu jener Zeit in der Tschechoslowakei für den Kampf gegen die Tuberkulose zur Verfügung standen, gewählt. Im Jahre 1953 wurde die Pflichtschutzimpfung der Neugeborenen und aller sonstigen von Tuberkulose nicht berührten Personen im Alter bis 30 Jahre eingeführt. Seit dem Jahre 1960 beträgt die Zahl der calmettisierten Neugeborenen im ganzstaatlichen Durchschnitt 97%.

Die epidemiologische Situation, in bezug auf die Tuberkulose, war auf dem Gebiete der heutigen Tschechoslowakei schon seit der zweiten Hälfte des vorigen Jahrhunderts ungünstig. Hierfür zeugt der Bericht, welcher von den Behörden der ehemaligen Österreich-Ungarischen Monarchie auf dem Kongresse zur Bekämpfung der Tuberkulose als Volkskrankheit in Berlin im Jahre 1899 als Beleg der damaligen Situation vorgelegt wurde. Nach diesem Bericht war die Sterblichkeit an Lungenschwindsucht im Durchschnitt der Jahre 1895—1896 bzw. 1893—1895 auf 100 000 Lebenden in Böhmen 368, in Mähren 427, in Schlesien 469, am linken Donau-Ufer 343 und am rechten Theiss-Ufer 314.

In der gleichen Zeit betrug damals die Sterblichkeit in den Ländern, welche heute zu den Staaten mit der niedrigsten Sterblichkeit an Tuberkulose gehören, nicht einmal 200 (Dänemark 191, Niederlande 188 und Norwegen 174). Es kam in vielen anderen Ländern zu einem energischen Kampf gegen die Tuberkulose mit den damals gegebenen Möglichkeiten, während die Österreich-Ungarische Monarchie in dieser Hinsicht eher hinter anderen europäischen Staaten zurückblieb.

Das sich neu formierende Gesundheitswesen in der Tschechoslowakei konnte nach dem ersten Weltkriege im Hinblick auf den Mangel von Kader und Finanzmitteln für alle Gesundheitsprobleme — neben der Tuberkulose — dies alles nicht bewältigen. In den Nachkriegsjahren, nach der Beherrschung der Epidemie der „Spanischen" Grippe und des Flecktyphus, war es sehr notwendig, gegen Typhus, Malaria und Trachom usw. zu kämpfen. Es waren die praktischen Ärzte, welche wenigstens die damals zur Verfügung stehenden Maßnahmen gegen die Tuberkulose anforderten. Deshalb wurde die erste Nachricht über die Benützung der BCG-Schutzimpfung als Schutz gegen die Tuberkulose von den tschechischen Ärzten mit großer Sympathie aufgenommen. Gleich im Jahre 1925 wurden Neugeborene einzeln peroral geimpft, und im Jahre 1926 wählte der Kongreß der Masaryk-Liga gegen die Tuberkulose eine besondere Kommission für die Organisation der Massen-BCG-Schutzimpfung. Die Kommission war damals über folgende Grundsätze übereingekommen:

1. Die Vaccination wird bei Neugeborenen tuberkulöser Mütter eingeführt.
2. Die Vaccination Neugeborener wird in Gebieten mit großer Zahl von Tuberkulose-Neuzugängen und Tuberkulose-Sterblichkeit durchgeführt.
3. Mit der Durchführung der Schutzimpfung werden Amtsärzte und Tuberkulose-Fürsorgestellen beauftragt.
4. Die Vaccination wird gratis durchgeführt.

Zur weiteren Verbreitung der Vaccination kam es damals jedoch nicht aus folgenden zwei Gründen. Einerseits stellte das Gesundheitsministerium nicht genügend Finanzmittel zur

Erzeugung des Impfmaterials und zur kostenlosen Durchführung der Impfung zur Verfügung, andererseits erschütterte die Katastrophe in Lübeck zu sehr das Vertrauen der Öffentlichkeit in diese Vaccine.

Der zweite Weltkrieg brachte eine weitere Verschlechterung der Situation. Nach dem Kriege herrschte ein großer Mangel an Ärzten — da die medizinischen Fakultäten ab 17. November 1939 bis Mai 1945 geschlossen waren — weiter Mangel an Betten und Arzneimitteln. Ein großer Teil des Landes, wo gekämpft worden war, war vernichtet. Im Jahre 1946 war die Sterblichkeit an Tuberkulose 127 auf 100 000 Einwohner, bei Kindern bis 15 Jahre 47 auf 100 000 Kinder derselben Altersgruppe. Die Durchseuchung in der Zeit der Massen-BCG-Schutzimpfung in den Jahren 1948 und 1949 war im ganzstaatlichen Durchschnitt bei Testierung Mx 1 TU–Mx 10 TU bei den 15jährigen 47,5%, bei den 19jährigen schon 66,8%. In dieser Situation zeigte sich die BCG-Schutzimpfung als eine gute und schnell applizierbare Möglichkeit mit befriedigendem Effekte, welcher verhältnismäßig leicht erreichbar und billig war. Deswegen wurde ein Abkommen zwischen dem tschechoslowakischen Gesundheitsministerium und der Organisation „Joint Enterprise" über die Durchführung der BCG-Vaccinationskampagne in der Tschechoslowakei am 21. Mai 1948 unterschrieben. In dem „Joint Enterprise" vereinigten sich das Dänische Rote Kreuz, die Norwegische Hilfe für Europa, das Schwedische Rote Kreuz und U. N. I. C. E. F., um die Massen-BCG-Schutzimpfung in verschiedenen Ländern durchzuführen. Der Direktor des „Joint Enterprise" war Dr. Johannes Holm. Die technische Hilfe leistete die Welt-Gesundheitsorganisation. Es wurde beschlossen, die ganz junge, bisher nicht durchseuchte Population im Alter von 1 bis 20 Jahren zu impfen.

Die BCG-Vaccination wurde trotz ihrer Nachteile als Grundpräventivmethode akzeptiert. Zur Zeit ihrer Einführung gab es keine andere Möglichkeit. Es war nicht möglich die neu Geimpften weder vor Infektion zu schützen, noch darauf zu achten, daß nicht in der antiallergischen Phase geimpft wurde. Bei Einführung der Massen-BCG-Schutzimpfung wurde die Wirksamkeit dieser Vaccine aufgrund der Erfahrungen der skandinavischen Staaten, vor allem Dänemarks und Schwedens, als erwiesen gehalten. Es waren die Mitglieder des Dänischen Roten Kreuzes, welche in der Tschechoslowakei im Jahr 1947 im Bezirk Náchod eine Musteraktion durchführten, bei welcher von 13 367 Personen mit Tuberkulin getestet, 3829 vacciniert wurden. Die weitere Massenaktion wurde von internationalen sowie neu gebildeten eigenen Teams durchgeführt. Im Verlaufe der Aktion, welche ein Jahr dauerte, wurden mit Tuberkulin 3 328 810 Kinder und Jugendliche getestet und 2 118 562 Personen vacciniert, d. h. 99,5% aller bekannten Tuberkulinnegativen.

Im Hinblick auf die epidemiologische und epizootische Situation bei den damals beschränkten Behandlungsmöglichkeiten wurde keine nicht durchgeimpfte Kontrollgruppe geschaffen. In der damaligen Situation wäre es schwer zu erklären gewesen, warum einerseits jemand geimpft werden sollte um gegen Tuberkulose geschützt zu werden, während andererseits der andere, ebenso von dieser schweren Krankheit bedroht, diesen Schutz nicht erhalten sollte.

Die Bevölkerung hat sich nun an die Vaccination gewöhnt und es gibt derzeit keine Schwierigkeiten mit ihrer Durchführung. Bevor es aber hierzu kam, war eine systematische Propagandakampagne notwendig, in welcher neben den Ärzten auch Presse, Rundfunk und Film eingeschaltet wurden. Bei der Benützung der Vaccine tschechoslowakischer Erzeugung gibt es auch bei Neugeborenen kaum Komplikationen, so daß die Bevölkerung gegen die Impfung keine Einwände hat. Die frühere Verbreitung der Tuberkulose war so groß, daß nur wenige Menschen von dieser nicht betroffen wurden, so daß die gesundheitlichen und ökonomischen Schäden, welche die Tuberkulose dem Kranken und seiner Familie brachte, ihnen noch in Erinnerung blieben.

Die Tatsache, daß keine nichtgeimpfte Kontrollgruppe zum Vergleich geschaffen wurde, hat zur Folge, daß es uns nicht möglich ist, den direkten Anteil der Vaccination an den guten Ergebnissen des Kampfes gegen die Tuberkulose seit dem Jahre 1948—1964 festzustellen (VOJTEK). Zufälligerweise fällt die Massen-BCG-Schutzimpfung und der Beginn der Chemotherapie der Tuberkulose zeitlich zusammen. Seither kann man in der Tschechoslowakei ein bedeutendes Absinken der Tuberkulose der Kinder sowie der Jugendlichen feststellen und dieses Absinken geht weiter.

Lange Jahre hindurch standen uns an Tuberkuloseindizien nur Informationen über die Kindersterblichkeit an Tuberkulose aller Organe sowie an Meningitis — und dies bereits seit dem Jahr 1919 außer den Kriegsjahren — zur Verfügung (Abb. 1 u. 2). Wie aus den beiden Kurven ersichtlich ist, kam es zur Veränderung des

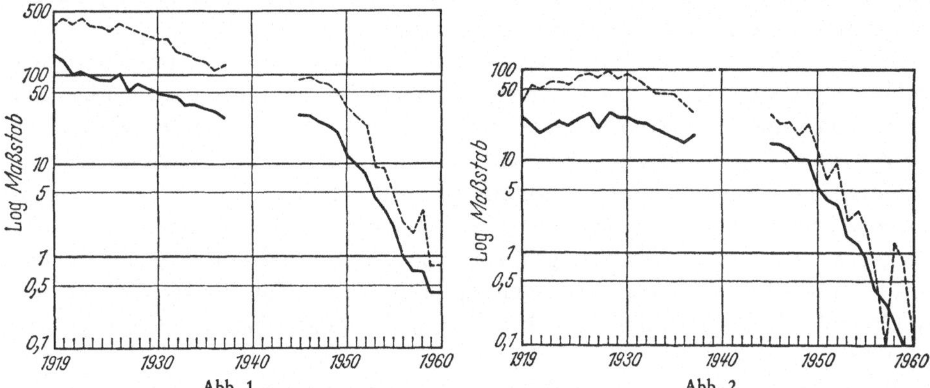

Abb. 1. Die Sterblichkeit an Tuberkulose aller Formen bei Kindern im Alter bis zu 1 Jahr (- - - -) und im Alter von 1—14 Jahre (———) auf 100 000 Kinder der zuständigen Altersgruppe in böhmischen Kreisen in Jahren 1919—1937 und 1945—1960
Abb. 2. Die Sterblichkeit an Meningitis und Tuberkulose des Zentral-Nervensystems bei Kindern im Alter bis zu 1 Jahr (- - - -) und im Alter von 1—14 Jahre (———) auf 100 000 Kinder der zuständigen Altersgruppe in böhmischen Kreisen in Jahren 1919—1937 und 1945—1960

Trends gleichzeitig in der Altersgruppe von 1—14 Jahren schon vor dem Jahr 1953, zu welcher Zeit die Pflichtimpfung der Neugeborenen eingeführt wurde. Das Absinken ist also nicht nur ein Ergebnis der Vaccination, sondern durch das Zusammenspiel verschiedener Faktoren bedingt. Hier spielt also der relativ systematische Kampf gegen die Tuberkulose auf dem ganzen Gebiete der Republik (Behandlung, Isolierung der ansteckenden Kranken, Schirmbilduntersuchung, Gesundheitsaufklärung) eine Rolle, aber es dürfen auch nicht die unspezifischen Faktoren, wie Beseitigung der Arbeitslosigkeit, Verbesserung der Wohnungsfrage und Ernährung übersehen werden.

Auch weitere Anzeichen sprechen nur indirekt für die Wirksamkeit der Impfung. Das rapide Absinken der Zahl der Neuzugänge an Tuberkulose aller Formen zeigte sich bei Kindern in einer Zeit, als noch sehr viele Infektionsherde von Menschen- und Rindertuberkulose vorhanden waren, als noch kein vollständiges Netz von Gesundheitseinrichtungen ausgebaut war und als weiter Mangel an Arzneimitteln, hauptsächlich Isoniazid, herrschte (ŠULA, GALLIOVÁ). In sehr kurzer Zeit überwogen in den Kinderheilstätten nichtgeimpfte Kinder, wiewohl, was die gesamte Bevölkerung anbelangte, das Verhältnis der Geimpften und Nichtgeimpften umgekehrt war (STOLÍN). Die Kindertuberkulose in der Tschechoslowakei stellte hauptsächlich die Erkrankung nichtgeimpfter Kinder dar. Im Jahr 1964 war die Anzahl der Tuberkuloseerkrankten aller Formen auf 100 000 Einwohner bei Kindern bis 4 Jahre 15,1, von diesen mit extrapulmonaler Tuberkulose 2,4 und bei Kindern von 5—14 Jahren 17,7, davon extrapulmonale Tuberkulose 4,6.

Zugunsten der Impfung sprechen ökonomische Aspekte. Denn die Ausgaben für die Impfung betragen in der Tschechoslowakei nur den Bruchteil eines Prozentes der Kosten für die Aufrechterhaltung der Krankenhäuser, Heilstätten, Krankengelder und Invaliditätsrenten, wobei die Wirtschaftsverluste nicht einkalkuliert sind, welche dadurch entstehen, daß der Kranke nicht arbeitet (Křivinka, Stýblo, Trefný).

Ein großer unbestreitbarer Vorteil der Schutzimpfung besteht darin, daß gewöhnlich nur ein einziger vorvaccinärer Test gemacht wird und eine einzige Impfstoffinjektion die Schutzwirkung für eine lange Reihe von Jahren mit sich bringt. Bei der Impfung benötigt man auch nicht eine so tatkräftige Mitarbeit der Person, die geschützt werden soll, wie bei der Chemoprophylaxe.

In der Tschechoslowakei wird die Revaccination systematisch durchgeführt, obwohl ihre Notwendigkeit nicht allgemein anerkannt ist. Der Impfschutz wirkt nicht bis zum Lebensende, auch wenn mit einer Vaccine geimpft wurde, die eine starke Allergisationsfähigkeit besitzt. Wir beobachteten Fälle von Phthisen, welche einwandfrei mit Vaccine dänischer Herkunft geimpft worden waren. In der Tschechoslowakei bemüht man sich sehr diesen Revaccinationsmangel zu beheben. In Zeiten, wo es sehr wenig Infektionsherde gab, revaccinierte man ungefähr in Zeitabständen von 5 Jahren. Dies ist deshalb sehr günstig, da die Revaccination ungefähr mit dem Schulbeginn, dem Schulschluß und dem Beginn des Militärdienstes zeitlich zusammenfällt.

Bisher hatten wir keinen Grund diese unsere Vaccinationspolitik zu ändern. Ein hervorragender Versuch des British Medical Research Council bestätigte von neuem die Wirksamkeit der Vaccination ebenso auch die Studie von Aronson und in der letzten Zeit diejenigen von Bjartveit und Waaler aufgrund von dänischem, norwegischem und schwedischem Material. Die bisher günstige Entwicklung in der Tuberkulose von Kindern und Jugendlichen bei der verhältnismäßig bedeutenden Rinderverseuchung scheint die Richtigkeit des bisherigen Vorgehens in der Tschechoslowakei zu bestätigen. Auch in der Zukunft wird das Schwergewicht des Kampfes gegen die Tuberkulose immer mehr in der Prävention konzentriert werden.

Es ist natürlich auch möglich, an ein zweites Präventionssystem „Tuberkulinkataster-Chemoprophylaxe" zu denken. Dieses System dürfte vorteilhaft sein für solche Länder, wo es wenig Infektionsherde, ein gut organisiertes Netz von Gesundheitseinrichtungen, einen gut geführten Tuberkulinkataster, eine kulturelle und im bezug auf Gesundheitsfragen aufgeklärte Bevölkerung sowie eine gute ökonomische Situation gibt. Dort, wo dies alles nicht vorhanden ist, erscheint die BCG-Impfung eine sicherere Methode; man kann sie leichter organisieren. Hierbei schließt die Vaccination die Verwendung von Antituberkulostatika weder in der Prävention noch während der Behandlung aus. Das Bekämpfungssystem „Tuberkulinkataster-Chemoprophylaxe" wird aber sinngemäß und notwendig in der eigentlichen Eliminationsphase. Die Massen-BCG-Schutzimpfung einer ganzen jungen Population bringt nämlich mit sich, daß die postvaccinale Allergie die Durchseuchung verhüllt. In einzelnen Fällen ist es nicht möglich, eine postvaccinale von einer postinfektiösen Allergie zu unterscheiden, besonders bei Verwendung einer Vaccine mit langwährendem stark allergischem Effekt.

Zusammenfassung und Schlußfolgerungen

In der gegebenen Situation stehen in der Tschechoslowakei zwei Grundfragen zur Diskussion:

1. Wie lange sollte man in der Tschechoslowakei impfen?
2. Wie den Übergang von der Massen-BCG-Schutzimpfung zum System „Tuberkulinkataster-Chemoprophylaxe" finden?

Die Antwort auf die erste Frage lautet: in der Tschechoslowakei denkt man für die nächsten Jahre an kein Abkommen von der BCG-Impfung, man muß noch weiter die Anzahl der Tuberkuloseinfektionsherde einschränken, vor allem durch Erradikation der Rindertuberkulose. Die allgemeine Situation der Tuberkulose in der Welt ist vorläufig nicht allzu günstig, auch diese muß verbessert werden, wenn man von der Schutzimpfung ablassen will.

Was die zweite Frage anbelangt, wird der Übergang von Impfung zu Chemoprophylaxe wahrscheinlich langsam vor sich gehen. Vor allem käme in Betracht, die Revaccination gewisser Altersgruppen auszulassen oder evtl. die Neugeborenen nicht zu impfen und die Impfung auf höhere Altersgruppen zu konzentrieren. Die Entscheidung wird nach den Ergebnissen von epidemiologischen Studien getroffen, welche sich mit dem Grade der Bedrohung der heutigen Kindespopulation durch Tuberkuloseinfektion befassen. Da die richtige Durchführung der Schutzimpfung ebenfalls das Studium der Tuberkulinallergie erfordert, sollte der Übergang auf das System „Tuberkulinkataster-Chemoprophylaxe" keineswegs schwierig sein.

Summary and Conclusions

In Czecho-Slovakia two basic questions are being discussed:

1. How long should BCG-vaccination be continued?
2. How to effect the change from BCG-vaccination to chemoprophylaxis?

The answer to the first question is: in Czecho-Slovakia the abandonment of BCG vaccination in the next few years cannot be considered. We must concentrate on reducing the sources of tuberculous infection, in particular through eradication of bovine tuberculosis. The general situation of tuberculosis in the world is still unsatisfactory and needs improvement if BCG vaccination is to be given up.

As regards the second question, the change from vaccination to chemoprophylaxis will probably be a slow one. We might consider to omit revaccination of certain age groups or to replace vaccination of newborn infants by that of higher age groups. The decision depends on the results of epidemiologic studies on the tuberculous infection rate in children.

Since a correct programme for BCG vaccination also requires a study of tuberculin allergy, a change to the system "tuberculin testing-chemoprophylaxis" should not be difficult.

Literatur

Krivinka, R., K. Styblo u. J. Trefny: Rozhl. Tuberk., XXV 161—162 (1965).
Sula, L.: Vaccination against tuberculosis. Praha: Staatlicher Gesundheitsverlag 1955.
— u. Mitarb.: Rozhl. Tuberk., XXII, 19—35 (1962).
Vojtek, V.: Rozhl. Tuberk., XX, 758—763 (1960).

Priv.-Doz. Dr. R. Krivinka
Tuberkuloseforschungsinstitut
Prag/CSSR

L'étude et l'emploi du BCG au Canada *

Armand Frappier ** et Marcel Cantin ***

Avec 1 figure

Historique

Au lendemain de la découverte de Calmette et Guérin, le Conseil national de Recherches du Canada entreprit de subventionner l'un des plus vastes programmes du moment sur le BCG [50].

Plusieurs centaines de milliers de dollars furent ainsi appliqués dans notre pays, de 1925 à 1947, aux premières recherches sur l'innocuité et l'efficacité du BCG chez l'homme ainsi qu'à son étude expérimentale, et autant par la suite et jusqu'au-jourd' hui pour les mêmes fins, grâce aux subventions fédérales-provinciales à la recherche sur la Santé publique.

Les résultats initiaux des travaux de Baudouin et de Rankin apparurent dans la synthèse des premiers rapports sur le BCG que publia l'Institut Pasteur de Paris en 1932 [1, 54]. Baudouin [3], ainsi que Frappier [13] et Guilbeault [35] présentèrent leurs conclusions au Premier Congrès du BCG à Paris, en 1948.

L'effort du Conseil national de Recherches du Canada, secondé par les organisations bénévoles antituberculeuses des provinces d'Alberta et de Saskatchewan, et par le Gouvernement de la province de Québec, pouvait alors sembler hardi en face des conceptions biologiques et épidémiologiques de la prévention de la tuberculose qui prévalaient à cette époque sur le continent nord américain et qui excluaient tout simplement, comme on le constate encore en plusieurs milieux, la nécessité d'un apport préventif spécifique. En interprétant par extrapolation la chute des courbes de mortalité spécifique, on croyait arriver à «contrôler», sinon à éliminer, la tuberculose dans une période assez courte par les méthodes ci-haut mentionnées et sans l'aide de vaccin [45, 46, 47, 48, 49].

A la suite du 1er Congrès du BCG, en 1948, les provinces canadiennes de Québec et de Terre-Neuve s'engageaient à fond et intégraient la vaccination par le BCG dans leur programme de lutte antituberculeuse [11]. Les autres provinces optaient pour un programme sélectif et limité. Cette période d'expansion se prolonge jusqu'en 1965. A l'heure présente, le Canada s'interroge sur la place à donner au BCG dans la nouvelle orientation que doit prendre la lutte antituberculeuse [5].

Le but du présent travail est d'exposer succinctement les résultats des travaux expérimentaux et épidémiologiques des auteurs canadiens sur le BCG, d'estimer la

---

* Contribution N°. 324 de l'Institut de Microbiologie et d'Hygiène de l'Université de Montréal.

** Directeur, Institut de Microbiologie et d'Hygiène de l'Université de Montréal.

*** Associé de recherches, Institut de Microbiologie et d'Hygiène de l'Université de Montréal.

contribution qu'ils ont apportée à la connaissance du BCG et de l'immunité anti-tuberculeuse, à décrire la situation actuelle de la vaccination par le BCG au Canada et à projeter des vues sur son avenir dans ce pays.

Confirmation de l'innocuité et de l'efficacité du BCG chez l'animal et chez l'homme

Ce n'est pas avant 1934 que, après avoir pris connaissance des essais faits dans les pays étrangers et au Canada confirmant l'innocuité du BCG pour les animaux et l'homme (y compris ceux de WATSON [62, 63] tendant, au début, à démontrer le contraire chez l'animal mais à constater, par la suite, une «atténuation graduelle»), le Comité de Recherches sur la tuberculose du Conseil national de Recherches du Canada s'est prononcé en faveur de l'innocuité de ce mode de vaccination.

Sans vouloir insister sur les preuves expérimentales de l'innocuité du BCG, nous nous permettons de citer que, en 1936, les chercheurs canadiens [16] avaient déjà observé des milliers de cobayes inoculés par toutes voies et avec des doses extrêmes. Des travaux subséquents du même groupe de chercheurs [39, 40] ont montré que la cortisone provoque une infection aigue tuberculeuse progressive chez les souris comme chez les rats inoculés avec du BCG.

Quant à l'efficacité du BCG pour le cobaye et la souris [27, 28, 51, 52, 57, 58, 59, 14, 24], nos chercheurs ont obtenu dans des dizaines d'expériences (critères de survie, d'indices lésionnels, de dispersion bacillaire ou radioisotopique et autres), dont les résultats étaient soumis à l'analyse statistique, un degré de protection constant.

D'après ces travaux, le mécanisme de l'immunité antituberculeuse semble reposer sur la tenue en échec des bacilles d'épreuve au point d'inoculation et dans les ganglions satellites, comme l'avaient signalé Calmette et ses collaborateurs. La dispersion des bacilles virulents est réduite de 100 à 1000 fois chez les animaux vaccinés.

Chez les bovins, une expérience très significative de RANKIN [54] en Alberta a montré que l'on peut assainir en quelques années un troupeau tuberculeux de bovins en vaccinant systématiquement les veaux dès leur naissance.

Parmi les questions qui préoccupent les chercheurs canadiens se trouve celle des antigènes protecteurs du bacille tuberculeux. Ces dernières années, FRAPPIER et PORTELANCE [27, 53], SIEBENMANN [55, 56] ont tenté, par diverses méthodes, de délipider ce bacille en vue de connaître la valeur immunisante des résidus bacillaires ou des complexes lipidoprotéiques ou protéolipidiques. Ces résidus possèdent une action immunisante appréciable quoiqu'ils soient dépourvus presque totalement d'action allergisante.

Chez l'homme, les travailleurs canadiens ont utilisé la voie orale, selon la méthode de CALMETTE (de 1926 à 1948), les voies intradermique (1 mg.) et transcutanées (BCG/60 mg./cc). Nous avions fait quelques essais de la voie sous-cutanée vers 1935, mais l'avons bientôt abandonnée comme tout le monde alors à cause des réactions locales trop importantes (25%).

Ce sont les nouveau-nés qui ont présenté la plupart des réactions ganglionnaires visibles apparaissant dans environ 0.5% des cas (avec le vaccin de notre Institut, 4 scarifications de 1 cm.) vers le 4e mois et régressant avant le 12e mois. Quelques cas occasionnels passent à la suppuration. Lorsque nous avons utilisé des cultures de 11 jours au lieu des cultures de 14 jours, la viabilité du vaccin frais a augmenté de 40% mais l'incidence des réactions chez le nouveau-né à triplé au cours des 6—8 mois suivants. Nous sommes alors revenu aux cultures de 14 jours et tout est rentré dans l'ordre antécédent. Chez l'enfant et l'adolescent, vaccinés avec 6 scarifications, nous n'avons observé avec notre vaccin que de rares cas de réactions ganglionnaires visibles.

La recherche de Baudouin en vue d'évaluer statistiquement la protection apportée par la vaccination des nouveau-nés en milieu tuberculeux a duré de 1926 à 1947 et a porté sur plusieurs centaines de sujets vaccinés et autant de non vaccinés, groupés cumulativement. Ce travail se distingue par le souci d'obtenir des vaccinés et des témoins vivant dans des situations aussi identiques que possible.

Baudouin [2] tient compte des facteurs suivants: vivant dans une même famille (75%), nature du contact, âge, âge au début du contact, durée du contact, réactions à la tuberculine. La valeur probante de ses résultats (réduction de 70% de l'infection

Tableau 1. *Infection pathologique totale (mortalité plus morbidité) chez les seuls vaccinés et non vaccinés qui vivaient en contact ouvert prouvé*

Age	Vaccinés Population	No de cas	taux $^0/_{00}$	Non Vaccinés Population	No de cas	taux $^0/_{00}$	Différence taux $^0/_{00}$
0	326	1	3	208	4	19	16 ± 9,9
1	380	7	18	301	12	40	22 ± 13,2
2	368	5	14	344	23	67	53 ± 15,0 *
3	328	4	12	382	25	65	53 ± 14,0 *
4	283	2	7	403	18	45	38 ± 11,5 *
5	220	4	18	400	18	45	27 ± 13,7
6	167	3	18	375	15	40	22 ± 14,4
7	147	1	7	318	11	29	22 ± 11,6
8	126	2	16	258	11	43	27 ± 16,9
9	79	1	13	197	10	51	28 ± 20,2
10	55	0	0	146	4	27	—
11	31	0	0	80	2	25	—
12	5	0	0	25	1	40	—

* Indique une différence plus grande que le double de son erreur standard

Tableau 2. *Résultats du Dr. R. G. Ferguson chez les gardes-malades et le personel des hôpitaux (Saskatchewan) 1938—1947. Pourcentage de morbidite par tuberculose*

Groupes	Nombre total dans chaque groupe	Nombre de cas tuberculeux	% de Morbidite par tuberculose
Gardes-malades vaccinées par le BCG (voie intradermique)	1005	9	0,895
Personnel hospitalier vacciné par le BCG	470	9	1,92
Gardes-malades négatives à la tuberculine non vaccinées (contrôles)	1368	55	4,02
Personnel hospitalier négatif à la tuberculine non vacciné (contrôles)	274	32	11,67

tuberculeuse) s'augmente du fait que la voie buccale (3 doses de 10 mg.) a été utilisée dans tous les cas, sans isolement, et que les sujets n'ont pas été revaccinés.

J. W. Hopkins [37] a analysé statistiquement les résultats de Baudouin. Un exemple partiel apparaît dans le Tableau 1. Hopkins compare les taux d'infection pathologique totale (mortalité + morbidité) chez les seuls vaccinés et non vaccinés qui vivaient en contact ouvert prouvé.

Les Tableaux 2 et 3 montrent les résultats des beaux travaux de FERGUSON et SIMES [8, 9] qui ont, croyons-nous, contribué à influencer l'opinion des Britanniques sur la valeur du BCG.

Tableau 3. *Résultats de* FERGUSON *et* SIMES *chez les enfants Indiens en Saskatchewan (nés d'Octobre 1933 à Décembre 1945 sur la réserve de Qu'Appelle) (données obtenues jusqu'à Août 1947)*

Cas de tuberculose	N. de personnes	N. de cas TB	% des cas TB	Erreur probable	Période moyenne d'observation	Total d'années-sujet observé	Taux pour 1000 années-sujet
Vaccinés au							
BCG	306	6	1,96	± 0,52	6,59 ann.	2014,3	2,95
Témoins	303	29	9,5	± 1,13	6,07 ann.	1839,6	15,7

N. de morts par TB	N. de personnes	N. morts par TB	% morts par TB	Erreur probable	Période moyenne d'observation	Total d'année-sujet observé	Taux pour 1000 années-sujet
Vaccinés au							
BCG	306	2	0,65	± 0,29	6,58 ann.	2014,3	0,99
Témoins	303	9	2,96	± 0,65	6,07 ann.	1839,6	4,9

Une autre équipe [15] a fait une étude rétrospective de l'effet de la vaccination par le BCG sur la fréquence de la méningite tuberculeuse dans la population infantile et trouvé une réduction de 85% de la mortalité par cette maladie. Les mêmes auteurs appliquent actuellement le même modèle statistique à la recherche dans la population de l'effet du BCG sur la tuberculose pulmonaire de l'adulte.

D'autres collègues canadiens ont publié des résultats intéressants quant à l'effet du BCG sur la prévention de la tuberculose chez l'enfant et chez les infirmières [32, 36, 38, 39, 40, 60, 61].

Évolution de l'allergie a la suite de la vaccination par le BCG

Avec nos collègues, depuis 25 ans, nous avons préconisé des méthodes quantitatives pour explorer et comparer les états allergiques avant comme après la vaccination [17, 18]. Nous avons décrit [19] l'influence sur l'allergie, non seulement des doses et voies d'inoculation du BCG mais aussi de la concentration en vaccin et du nombre de prises pour la voie par piqûres multiples.

En étudiant l'allergie cutanée aux corps bacillaires, nous avons confirmé l'existence de l'allergie infratuberculinique et proposé au 1er Congrès du BCG, à Paris [20, 21, 22], en 1948, une nouvelle épreuve au moyen du BCG pour déceler l'allergie totale, tuberculinique et infratuberculinique: c'est la Cuti-BCG effectuée par voie de scarification (1 cm.) au moyen de corps bacillaires tués et en suspension de 50 mg./cc. et d'une aiguille stérile conservée en tube capillaire scellé. Cette épreuve sert principalement à sélectionner les sujets aptes à la vaccination par le BCG. Elle présente l'avantage de ne nécessiter aucune seringue, aucune stérilisation d'instruments sur place, aucune dilution, aucun soin particulier de conservation de l'antigène bacillaire.

Elle est facilement pratiquée et n'exige pas une longue période d'expérience; de même en est-il de la lecture et de la mesure des réactions qui se fait au moyen d'une règle ayant des encoches de différents diamètres. Aucune palpation n'est nécessaire: l'oedème est évident. Déjà à 24 heures elle donne des résultats quantitatifs établis sur une échelle de diamètres très suffisante; les réactions ne dépassent guère 20 mm., sans présenter de nécrose. Chez 10% des sujets éprouvés, il se développe, sous l'effet des bacilles tués ainsi introduits par la scarification, une allergie tuberculinique très faible et une allergie infratuberculinique qui disparaissent en 4—5 mois. En somme, c'est une méthode pratique, économique, quantitative et destinée à rendre de grands services. Elle a remplacé les épreuves tuberculiniques courantes pré et post-vaccinales dans les provinces de Québec et de Terre-Neuve et dans le Service de Santé des Indiens. Elle est aussi étudiée et utilisée en France, en Suisse et en Afrique du Nord [4, 7, 29, 30].

On peut distribuer sur une courbe les diamètres des réactions à la Cuti-BCG et caractériser ainsi quantitativement l'état allergique d'une population ou d'un groupe, comme avec la tuberculine. Nous avons comparé de la sorte chez les mêmes sujets la réponse tuberculinique et celle à la Cuti-BCG. Si, par exemple, on étudie la distribution de ces réactions dans un groupe comprenant à la fois des sujets non vaccinés et des sujets antérieurement vaccinés, on obtient avec la Cuti-BCG une courbe (Fig. 1) analogue à celles que divers auteurs ont établies avec la tuberculine à 5 ou 10 U.T.

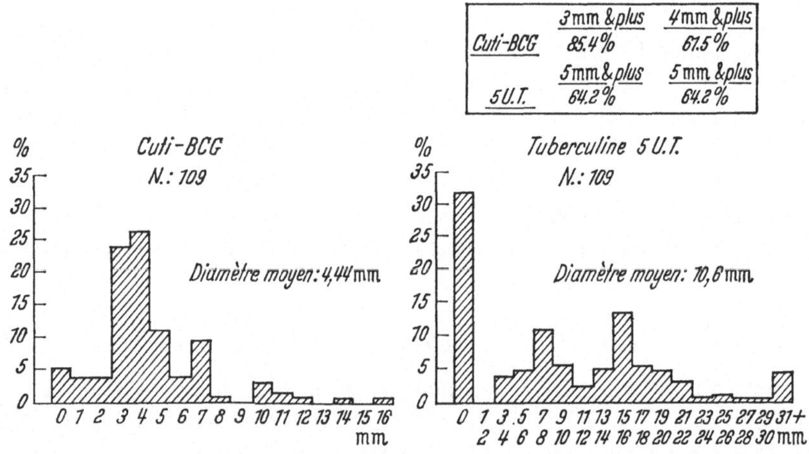

Fig. 1. Comparaison de la Cuti-BCG à l'épreuve à la tuberculine 5 U.T. chez les mêmes sujets (vaccinés et non vaccinés)

Nous considérons que la Cuti-BCG par scarification enregistre, à partir d'une réponse à 3 mm., toutes les réponses décelables avec 10 U.T. plus un résidu de 6% qui serait allergique seulement aux doses plus élevées de tuberculine ou encore en état d'allergie infratuberculinique.

A partir de 4 mm. la Cuti-BCG semble présenter la même spécificité que les réactions de 5 mm. et plus à 5 U.T. Il est certain que l'organisme allergique répond à la Cuti-BCG avec une moindre intensité de réaction qu'à la tuberculine. Bien que la distribution des réactions caractérise dans les deux cas le degré collectif de l'allergie, l'intensité des réactions individuelles à la tuberculine et à la Cuti-BCG ne se montre pas toujours parallèle. Cette épreuve mériterait plus d'attention en raison de sa simplicité, de sa rapidité et de sa sensibilité spécifique.

Vaccin sec et vaccin frais

A l'Institut de Microbiologie et d'Hygiène de l'Université de Montréal nous obtenions dès 1947 [23], à partir de bacilles âgés de 7 jours, un BCG desséché dont le taux de survie des unités viables originales après lyophilisation est de 60% [10] en moyenne et se prolonge plus de 12 ans lorsque le vaccin est conservé au réfrigérateur. Le vaccin sec n'est utilisé au Canada que dans les localités difficiles d'accès. Mais il est possible que, dans un avenir rapproché, on l'adopte exclusivement pour vaccinations intradermiques ou transcutanées.

Méthodes de vaccination

La méthode de vaccination la plus utilisée au Canada est celle des scarifications. Les auteurs canadiens furent parmi les premiers à en confirmer la valeur immunisante [14]. Ils ont comparé [19] les deux méthodes transcutanées: celle des piqûres multiples et celle des scarifications. Ils ont préconisé cette dernière parce qu'elle est plus pratique et plus sûre que la méthode des piqûres qui ne donne pas aisément un nombre de prises égal au nombre de piqûres. Chez le nouveau-né, on pratique 4 scarifications de 1 cm. (2 sur chaque région deltoïde), 6 chez l'enfant et l'adulte (3 dans chaque région lombaire basse). Le vaccin est concentré à 60 mg./cc., présenté en tubes capillaires scellés d'une dose, accompagnés d'une aiguille stérile, également contenue dans un tube capillaire stérile. On applique un petit pansement sur la surface vaccinée où on a laissé le surplus de vaccin. La méthode intradermique est surtout utilisée en Saskatchewan depuis les beaux travaux de FERGUSON et SIMES. Ces dernières années, BROWN et ses collègues de Toronto ont étudié la voie des piqûres multiples.

Sans doute, la voie intradermique présente des avantages sur les voies transcutanées. On met ordinairement de l'avant celui du dosage exact du BCG. Il ne faut quand même pas oublier qu'une partie du BCG injecté par voie intradermique est rejeté au-dehors lors de la suppuration qui apparaît normalement dans les dix jours suivant la vaccination. A notre avis, les méthodes transcutanées saturent de BCG le point d'inoculation, de sorte que la quantité acceptée véritablement par l'organisme dépend des réactions d'absorption tissulaire locales comme pour la voie intradermique. Les véritables avantages de la voie intradermique résident plutôt dans la rapidité d'exécution, le coût réduit du vaccin et l'effet allergisant légèrement supérieur. Mais ces avantages diminuent d'importance devant la nécessité d'utiliser des spécialistes de l'injection intradermique, c'est-à-dire du personnel qui pratique régulièrement la technique d'injection [33]. Autrement les injections risquent de pénétrer trop profondément et de causer des ulcères, des escarres et des cicatrices laides et inutiles. Les ennuis avec le refus des enfants et des parents ne sont pas à négliger. La voie par scarifications nous a permis au Québec, à Terre-Neuve et chez les Indiens d'atteindre un pourcentage d'acceptation variant de 60% dans les grandes villes à 100% dans les zones rurales. Quant à la protection apportée par la voie des scarifications, on peut s'en rendre compte par notre travail sur la méningite [15] et plus particulièrement par celui de GERNEZ-RIEUX en France [31].

Critères d'activité et de régularité des vaccins BCG. Standardisation

L'Institut a publié sous forme de volume une étude critique sur la Souche du BCG [25]. Si on observe des variations morphologiques et biochimiques, phénotypiques et même génotypique entre les souches-filles du BCG, le caractère de virulence atténuée, tel que défini par Calmette, ne change pas en ce sens qu'il ne dépasse pas le seuil de la virulence pour le cobaye. L'intérêt et les efforts du Laboratoire du BCG de l'Institut de Microbiologie et d'Hygiène de l'Université de Montréal dans l'étude des qualités du vaccin BCG ont été encouragés lorsque, en 1952, le Directeur de l'Institut fut appelé à siéger sur un des Tableaux d'Experts sur la Tuberculose de l'Organisation Mondiale de la Santé et, en 1956, sur la Commission du BCG de l'Union Internationale contre la Tuberculose. Devenu président de cette Commission, il contribua sous les auspices de cette dernière à organiser deux réunions internationales pour l'étude expérimentale du BCG, à Paris en 1958 et à Montréal, en 1961. Sous son impulsion et celle de son collègue, M. Panisset, des professeurs R. Debré et R. Dubos, une équipe interlaboratoire d'une quinzaine d'experts sur le BCG a attaqué, selon un programme défini, le problème des critères de l'activité et de la régularité des vaccins BCG et entrepris la comparaison biologique et immunologique des souches-filles du BCG les plus utilisées dans le monde [26, 42, 43]. Les derniers résultats seront encore discutées au prochain Congrès de la Tuberculose à Munich.

Situation présente de la vaccination antituberculeuse par le BCG au Canada

Le *Tableau 4* montre la répartition du nombre de sujets vaccinés par province au Canada depuis 1926. Dans la province de Québec, environ 40% des nouveau-nés sont vaccinées depuis 1947. On maintient la vaccination de ce groupe d'âge parce que les chances d'infection précoces sont encore grandes, 10% des enfants d'école non vaccinés de la région montréalaise présentant des réactions positives à l'équivalent de 10 U. T. Dans les collèges, ce taux augmente à 15% et dans les hôpitaux (étudiantes et employés) à 51%.

Avenir de la vaccination par le BCG au Canada

Le taux de la population positive à la tuberculine diminue là où on ne vaccine avec le BCG que selon un programme très limité alors qu'il augmente considérablement là où on vaccine sur une échelle plus élevée. Ainsi, dans le Québec, région soumise à un programme systématique de vaccination, ce taux des positifs estimé à la Cuti-BCG est de pas moins de 57% en 1963 pour les enfants de 10—14 ans [1] et de 80% pour les groupes d'âge allant de 15 à 20 ans. Dans la province d'Ontario, où on n'emploie guère le BCG, le taux, basé sur les réactions tuberculiniques à 5 U. T., pour les enfants de même âge, est de 2,6% [34].

Aussi les épidémies de tuberculose ne sont pas rares au Canada. Davies [6] en a rapporté une vingtaine survenues dans ce pays depuis 1960. En 1962, le nombre de nouveaux cas actifs était de 3 845 dont 248 provenaient de ces épidémies, soit 6,3%. La plupart des éclosions affectaient les groupes d'âge situés entre 0 et 20 ans,

---

[1] 42,231 enfants de 10—14 ans éprouvés à la Cuti-BCG dont 24,290 trouvés positifs.

Tableau 4. *Nombre de vaccinations par le BCG dans les provinces du Canada*

Année	Canada	T.-N.	I. P.-É.	N.-É.	N.-B.	Québec	Ontario	Man.	Sask.	Alberta	C.-B.	Yukon	T. N.-O.
1926—1949	157462	731	391	580	566	144875	2593	1440	4173	1663	450	—	—
1950	72250	83	68	495	799	60644	1914	1772	1882	1277	3316	—	—
1951	98550	10476	99	905	729	78311	1806	991	2327	1011	1895	—	—
1952	126396	14693	—	518	112	99003	3890	1989	3930	1010	1251	—	—
1953	141349	12287	1838	562	142	115351	1113	1285	7790	291	690	—	—
1954	154863	16308	70	44	168	129658	1169	1899	5215	332	—	—	—
1955	145019	12999	81	1343	181	122284	3007	1862	1739	814	709	—	—
1956	158457	11569	67	4146	303	134465	1793	2191	1627	484	1812	—	—
1957	163546	18549	53	1323	258	134279	3045	2788	1218	725	1308	—	—
1958	183067	23376	64	1858	324	144771	3430	2869	1428	4077	870	—	—
1959	178140	16697	90	2239	343	141797	3527	1325	1142	9966	1014	—	—
1960	172186	17227	95	2023	194	141814	3460	1267	1435	3389	1005	21	256
1961	177105	19233	98	1876	360	145110	3444	1451	1812	2190	999	48	484
1962	189576	27865	124	2459	400	148808	3242	1830	1535	1983	975	15	340
1963	166206	18995	114	2047	263	123459	8096	4361	1315	4424	1128	565	1439
1964	183306	26488	90	2320	257	130880	7033	7713	2059	3116	1039	722	1589
Totaux (1926—1964)	2467478	247576	3342	24738	5399	1995509	52562	37033	40627	36752	18461	1371	4108
Populations (1961)	18238247	457833	104629	737007	597936	5259211	6236092	921686	925181	1331994	1629082	14628	22998

41,9%/o entre 0—9 ans. Moore [44] a publié un compte-rendu détaillé d'une importante épidémie de tuberculose chez les Esquimaux.

Lossing [41] et Davies [5] ont insisté sur la valeur de la vaccination antituberculeuse pour prévenir ces épidémies. Nous [12] avions préconisé que chaque individu, dans un pays comme le nôtre, devrait être vacciné par le BCG au moins une fois dans sa vie au moment propice.

Dans les provinces où la morbidité tuberculeuse est élevée, où les enfants d'école non vaccinés présentent encore un taux moyen de 10%/o de positivité à 10 U.T., nous insistons pour qu'on maintienne la vaccination précoce, à la naissance si possible, et que l'on vaccine et revaccine si nécessaire à l'entrée et à la sortie de l'école, sans oublier de protéger ceux qui sont en contact connu ou suspect, les voyageurs, les membres des forces armées, le personnel hospitalier.

Dans les provinces où la tuberculose est moins répandue (Ontario par exemple) une vaccination à l'âge de l'adolescence ou immédiatement avant et un contrôle avec revaccination, si nécessaire, à la sortie de l'école primaire préviendrait l'éclosion d'épidémies qui peuvent devenir plus nombreuses. Des études épidémiologiques indiqueront l'âge optimum pour chaque région.

Au Canada, la tuberculose tue encore plus d'individus que toutes les maladies contagieuses réunies [5]. La ville de New York, aux Etats-Unis, a recours au BCG depuis 1964 en vue d'enrayer l'augmentation de 14%/o dans la morbidité tuberculeuse observée depuis 2 ans parmi les jeunes adultes.

Les autorités de la Santé publique au Canada semblent s'intéresser de plus en plus à la vaccination par le BCG comme moyen d'en arriver plus tôt à l'éradication de la tuberculose et de parer au risque que peut courir une population devenue vierge de toute immunité spécifique. Les conditions locales de transmission deviennent de plus en plus insidieuses et incontrôlables du fait même de la rareté plus grande de l'infection. Pour ces raisons et d'autres encore, l'avenir du BCG au Canada et en Amérique du Nord nous paraît rassurant.

Résumé

Les auteurs exposent succinctement les résultats des travaux expérimentaux et épidémiologiques effectués au Canada sur le BCG, depuis 1925 jusqu'à aujourd'hui. Ils évaluent en particulier la contribution qu'ont apportée Baudouin, Rankin, Ferguson et Frappier et son groupe à la connaissance du BCG et de l'immunité antituberculeuse. Ces chercheurs ont, dès le début, confirmé l'innocuité et l'efficacité du BCG chez l'animal et chez l'homme et ont contribué à l'adoption, en 1948—1950, de ce mode de vaccination par les provinces du Canada, particulièrement les provinces de Québec et de Terre-Neuve.

Les auteurs canadiens ont étudié l'évolution de l'allergie à la suite de la vaccination par le BCG et furent parmi les premiers à préconiser l'emploi de doses faibles de tuberculine à ces fins. Ils ont proposé en 1947 la Cuti-BCG ou BCG-Test au moyen de scarifications. Dans le présent article, les résultats de ces deux formes d'épreuve allergique et leur valeur respective sont comparés.

Dés 1947, on introduisait l'usage partiel du vaccin BCG lyophilisé au Canada. La méthode de vaccination la plus répandue est celle des scarifications, qu'on a adoptée de préférence à celle des piqûres multiples, parce qu'elle est plus pratique et plus constante, la dernière ne donnant pas un nombre de prises égal au nombre de piqûres. Les avantages et désavantages des voies intradermique et transcutanées sont aussi discutés.

Les auteurs ont collaboré sur le plan international à l'évaluation des méthodes d'études du BCG et à la comparaison d'un certain nombre de souches-filles du BCG.

2 500 000 sujets ont été vaccinés avec le BCG au Canada depuis 1926 (population d'environ 18 millions en 1965), dont les trois-quart dans la province de Québec (population d'environ 5 500 000 en 1965).

Les épidémies de tuberculose ne sont pas rare au Canada parmi les populations devenues négatives à la tuberculine. Les autorités de la Santé publique du gouvernement central et des diverses provinces s'intéressent de plus en plus à l'emploi du BCG comme moyen de parer au risque que peut courir une population devenue vierge de toute immunité spécifique et d'en arriver plus tôt à l'éradication de la tuberculose. Des tableaux, des graphiques et une bibliographie appropriée sont aussi présentés.

Summary

A short account is made of the experimental and epidemiological works accomplished in Canada on BCG from 1925 up to now. BAUDOUIN'S, RANKIN'S, FERGUSON'S and FRAPPIER'S and his group contribution to the knowledge of BCG and antituberculous immunity is evaluated. These workers, from the onset, confirmed the safety and immunizing value of BCG in animal and man and influenced the decision taken in 1948—1950 by Canadian provinces, especially Quebec and New Foundland, to make use of this vaccine.

Canadian authors have studied the development of allergy following BCG vaccination and were among the first to advise the use of weak doses of tuberculin for this purpose. They proposed in 1947 the Cuti-BCG or BCG Scarification Test. In the present paper, the results obtained with both those methods for testing allergy are compared as well as their respective value.

In 1947, the partial use of lyophilized BCG vaccine was introduced in Canada. The scarification method is mostly used and it was selected, preferably to the multiple puncture method, because it is more practical and dependable. With the latter method, it is difficult to obtain a number of takes equal to that of punctures. Advantages and disadvantages of intradermal and transcutaneous routes are also discussed.

The authors, in the scope of international joint studies, cooperated to the evaluation of methods for the study of BCG and to the comparison of a certain number of BCG daughter-strains.

2,500,000 individuals have been BCG vaccinated in Canada since 1926 (about 18,000,000 population in 1965), three quarters of them were living in the Province of Quebec (about 5,500,000 population in 1965).

Tuberculosis outbreaks are not rare in Canada among tuberculin negative populations. Public Health authorities of the central government as well as those of provinces are more and more interested in the use of BCG as a means of warding off the danger that might treaten a population that no longer possesses any specific immunity and of more rapidly achieving eradication of tuberculosis. Tables, graphs and pertinent bibliography are presented.

Zusammenfassung

Die Autoren erstatten Bericht über experimentelle und epidemiologische Erfahrungen, die seit 1925 über BCG gemacht wurden. Sie stützen sich dabei vor allem auf die Beiträge von Baudouin, Rankin, Ferguson und Frappier und Mitarbeiter und gehen insbesondere ein auf den BCG-Stamm und seine immunisierende Wirkung gegen Tuberkulose. Diese Forscher konnten den Beweis sowohl der Unschädlichkeit als auch der Wirksamkeit bei Mensch und Tier erbringen und trugen zur Einführung der BCG-Impfung 1948—1950 in Kanada, vor allem in den Provinzen Quebec und Terre-Neuve, wesentlich bei.

Ausbildung und Verhalten der postvaccinalen Allergie wurden von ihnen eingehend geprüft, und sie gehörten zu den ersten, welche die Anwendung niedriger Tuberkulindosen zu diesem Zweck forderten. So schlugen sie 1947 die BCG-Hautreaktion bzw. den BCG-Test auf dem Wege von Scarifikationen vor. In der vorliegenden Arbeit wurde auf die Resultate dieser Testmethoden der Allergie und auf ihren Wert vergleichsweise eingegangen. Seit 1947 wird in Kanada teilweise der lyophilisierte BCG-Impfstoff verwendet. Die verbreitetste Impfmethode ist die Applikation durch Scarifikation, die der Multipunkturmethode vorgezogen wird, weil sie in der Anwendung einfacher und die Resultate konstanter sind, zumal die Impfung nach der Multipunkturmethode weniger häufig angeht. Im übrigen werden Vor- und Nachteile von intracutanen und transcutanen Impfmethoden diskutiert.

Die beiden Autoren haben zudem auf internationaler Ebene an der Bewertung der Impfmethoden und am Vergleich verschiedener BCG-Tochter-Stämme mitgearbeitet.

2,5 Millionen Personen sind in Kanada seit 1926 (bei einer Bevölkerung von rund 18 Millionen im Jahre 1965) BCG-geimpft worden, davon $^3/_4$ allein in der Provinz von Quebec (bei einer Bevölkerung von rund 5,5 Millionen im Jahre 1965).

Tuberkuloseendemien kommen in Kanada innerhalb der tuberkulinnegativen Bevölkerungsschichten nicht selten vor. Gesundheitsbehörden der Zentralregierung und der verschiedenen Provinzen interessieren sich vermehrt für die Anwendung der BCG-Impfung als einer Möglichkeit, dem Risiko, welches eine von Tuberkulose unberührte Bevölkerung bei Fehlen jeder spezifischen Immunität läuft, zu begegnen und damit rascher zu einer Ausrottung der Tuberkulose zu gelangen. — Die Arbeit wird durch Tabellen, Kurven und eine entsprechende Literaturangabe ergänzt.

Bibliographie

[1] Baudouin, J. A.: Vaccination préventive de la tuberculose de l'homme et des animaux par le BCG. Rapports et documents transmis à l'Institut Pasteur. Paris: Masson & Cie. 1932, pp. 103—113.
[2] — Un. méd. Can. 72, 826—830 (1943).
[3] — Premier Congrès international du BCG, Paris 1948. Publication de l'Institut Pasteur de Paris, pp. 213—218.
[4] Baumann, Th.: Schweiz. Z. Tuberk. 15, 273—299 (1958).
[5] Davies, J. W.: Canad. J. publ. Hlth 56, 244—252 (1965).
[6] — Ass. Canad. Antituberculeuse, Réunion annuelle, Toronto, juin 1965.
[7] Despierres, G.: J. Méd. (Lyon) 479, 1949.
[8] Ferguson, R. G.: Amer. Rev. Tuberc. 54, 325 (1946).
[9] —, et A. B. Simes: Tubercle XXX, 5 (1949).
[10] Frappier, A.: Symposium international du BCG, Varsovie, 1959, pp. 106—108.

[11] FRAPPIER, A.: Canad. J. publ. Hlth 51, 435—445 (1960).
[12] — Internist 3 (10), 623—628 (1962).
[13] — Internist 3 (10), 244—245 (1962).
[14] —, et J. DENIS: Rev. Canad. Biol. 4 (3), 334—345 (1945). — Anal. Bull Inst. Pasteur 44 (9), 282 (1946).
[15] —, LISE FRAPPIER-DAVIGNON, M. CANTIN, et J. ST-PIERRE: Canad. med. Ass. J. 86, 934—941 (1962).
[16] —, et V. FREDETTE: Canad. J. publ. Hlth 27 (11), 563—568 (1936).
[17] — — Canad. J. Res. 12, 165—176 (1935).
[18] — — C. R. Soc. Biol. (Paris) 131, 760—763 (1939). — Anal. Bull. Inst. Pasteur 37 (23), 1229 (1939).
[19] —, R. GUY, et R. DESJARDINS: Rev. Tuberc. 16 (9), 749—762 (1952). — Anal. Bull. Inst. Pasteur 51 (8), 919 (1953).
[20] — — Premier Congrès intern. du BCG, Paris 1948. Publication de l'Inst. Pasteur de Paris, pp. 108—109.
[21] — — Canad. J. publ. Hlth 41, 72—83 (1950).
[22] — —, R. DESJARDINS, O. ROY, et C. PAINCHAUD: Rev. Hyg. Méd. soc. 3 (2), 95—110 (1955).
[23] —, B. MARCIL, M. PANISSET, MARIE-OLGA PODOSKI, et J. TASSE: Rev. Canad. Biol. 10 (2), 182 (1951). — Anal. Bull. Inst. Pasteur 50 (10), 1077 (1952).
[24] —, B. MARTINEAU, et MARIA DOBIJA: Ann. Inst. Pasteur 87 (2), 131—142 (1954). — Anal. Bull. Inst. Pasteur 53 (6), 1607 (1955).
[25] —, et M. PANISSET: La Souche du BCG. Publication de l'Institut de Microbiologie et d'Hygiène de l'Université de Montréal, 1957.
[26] — — Canad. med. Ass. J. 78, 102—108 (1958). — Rev. Canad. Biol. 19 (4), (1960).
[27] —, V. PORTELANCE, et J. ST-PIERRE: Amer. Rev. Tuberc. 79 (3), 296—306 (1959).
[28] — —, et P. MAROIS: Méthodes expérimentales d'étude du Vaccin BCG. Publié par l'Institut Pasteur de Lille et l'Institut de Microbiologie et d'Hygiène de l'Université de Montréal, 1963. pp. 104—113.
[29] FOURESTIER, M., et A. BLACQUE-BELAIR: Beitr. Klin. Tuberk. 115, 98, 106, 115 (1955).
[30] GARRIGUES, P.: Arch. Inst. Pasteur (Algérie), 38 (1), 10—22 (1960).
[31] GERNEZ-RIEUX, CH., M. GERVOIS, R. NISTRI, et R. LEBEURRE: Ann. Inst. Pasteur (Lille) X, 97—120 (1958—1959).
[32] GREGOIRE, G.: Notes sur la Tuberculose 6 (1), (1943).
[33] GRIFFITH, A. H.: Lancet 1, 1170—1172 (1959).
[34] GRZYBOWSKI, S.: Canad. J. publ. Hlth 56 (5), 181—192 (1965).
[35] GUILBEAULT, A.: J. publ. Hlth 56 (5), 255—266 (1965).
[36] — Union méd. Canada 70, 14—17 (1940).
[37] HOPKINS, J. W.: Amer. Rev. Tuberc. 43, 581—599 (1941).
[38] KINCADE, G. F.: Canad. Nurse 49 (2), 110—112 (1953).
[39] LEMONDE, P., M. PANISSET, MARIA DOBIJA, et H. SELYE: Ann. endocr. (Paris) 13, 897—904 (1952).
[40] — —, et H. SELYE: Amer. Rev. Tuberc. 71, 319—321 (1955).
[41] LOSSING, E. H.: Summary of Canadian BCG Program. Read at meeting of Canad. Tuberc. Ass., Vancouver, B. C., June 1957.
[42] *Methodes d'étude du vaccin BCG.* Numéro spécial, Bull. de l'Union Inter. Tuberculose, février 1960.
[43] *Methodes experimentales d'étude du vaccin BCG.* Résultats d'une expérience inter-laboratoire et Discussion de Table Ronde. Publié sous l'égide de l'Institut Pasteur de Lille et de l'Institut de Microbiologie et d'Hygiène de l'Université de Montréal, 1963.
[44] MOORE, P. E.: Canad. med. Ass. J. 90 (21), 1193—1202 (1964).
[45] MYERS, J. A.: Amer. Rev. Tuberc. 36, 355—375 (1937).
[46] — Amer. Rev. Tuberc. 39, 232—235 (1939).
[47] — Amer. Rev. Tuberc. 44, 479—486 (1941).
[48] — Amer. Rev. Tuberc. 57, 107—111 (1948).
[49] — Adv. Tuberc. Res. VIII, 272—303 (1957). New York: S. Karger.

[50] Panisset, M.: Courrier V (4), 217—226 (1955).
[51] —, et J.-C. Benoit: Ann. Inst. Pasteur 97 (4), 437—452 (1959).
[52] — —, A. Frappier, et J. St-Pierre: Ann. Inst. Pasteur (Paris) 99 (4), 496—503 (1960).
[53] Portelance, V., et A. Frappier: Canad. J. Microbiol. 4 (4), 409—420 (1958).
[54] Rankin, A. C.: Canad. J. Microbiol. 4 (4), 114—120 (1958). — Proceed. Ass. Comm. Tuberc. Res., Nat. Res. Council of Canada, 1934, pp. 15—40; 1935, 6—30; 1936, 17—20.
[55] Siebenmann, C. O.: Acta tuberc. scand. Suppl. 58, 1964.
[56] —, et C. Barbara: Excerpta Medica, Intern. Congress Series 41, 107 (1961).
[57] Sternberg, J., et A. Frappier: Rev. Canad. Biol. 14 (1), 14—35 (1955).
[58] —, et V. Portelance: Rev. Canad. Biol. 14 (3), 209—230 (1955).
[59] —, et A. Frappier: Ann. Inst. Pasteur 90 (5), 533—574 (1956).
[60] Stewart, C. B., and C. J. W. Beckwith: Canad. med. Ass. J. 83 (1), 1—5 (1960).
[61] Vezina, N.: Union méd. Canada 73 (2), 1330—1335 (1944).
[62] Watson, E. A.: J. Amer. Veter. Med. Ass. LXXIII: 799—816 (1928). — Bull. Inst. Pasteur XXVII: 302 (1929).
[63] — Canad. J. Res. IX 128—136 (1953). — Bull. Inst. Pasteur XXXII, 47 (1934).

Professor A. Frappier   Professor M. Cantin
Institut de Microbiologie et d'Hygiène de l'Université de Montréal
Laval-des-Rapides, Que./Canada

An American View of BCG Vaccination

Shirley H. Ferebee and Carroll E. Palmer [1]

With 1 Figure

The United States is one of the few countries in the world in which BCG has not been used extensively for the control of tuberculosis. A brief review of recent history may help those in other countries to understand the factors which initially kept the United States from adopting BCG and the additional factors which make it even less likely now.

After limited use in northern Europe for a number of years, BCG vaccination became a major element in the fight against tuberculosis following World War II. Established tuberculosis control programs were in disarray in vast areas of the globe devastated by the War, and a multitude of shortages made it impossible to reconstruct them quickly. As a result, the simplicity of BCG vaccination had a strong appeal as an emergency measure, not only in those countries recovering from the War but in others which were forced to view their tuberculosis programs with a certain resignation, if not hopelessness.

While BCG appeared to be an available and attractive tool within the resources of the countries in which tuberculosis posed a real emergency, the post-War situation in the United States was considerably different. We had been spared the physical ravages of the war. Tuberculosis mortality and morbidity had been steadily declining since the turn of the century. Resources were rapidly increasing for the recognition and isolation of infectious cases. Mass X-ray surveys for the detection of new cases were being applied to large population groups throughout the country and at the same time hospital facilities for the care of those with active tuberculosis were expanding. In this relatively favorable situation, there appeared to be time for careful consideration of the value of BCG vaccination as a public health measure. But examination of the question was not so simple: there was a paucity of hard scientific evidence of what could be expected from the public health use of BCG in the United States. There had been few studies with adequate controls, and none in population groups comparable to the general population of the United States. The only solution appeared to be to initiate large scale studies in which a random section of the eligible population would be vaccinated and the remainder held as concurrent controls.

In 1947, the Public Health Service undertook its first controlled trial of vaccination among 11,000 school children in Muscogee County, Georgia. In 1950, the trial was expanded to include Russell County, Alabama, which adjoins Muscogee County,

---

[1] Research Section, Tuberculosis Program, Communicable Disease Center, Public Health Service, United States Department of Health, Education, and Welfare, Bethesda, Maryland.

and to broaden the coverage to all persons over 5 years of age. This expansion brought the total study population in this trial to 64,000 persons. Muscogee County was chosen as the site of this first trial because it had a new case rate close to the national average, a cooperative population, and an outstanding local health department.

The second Public Health Service trial was initiated in 1950 in Puerto Rico and included nearly 200,000 children born between 1932 and 1949. The tuberculosis problem was much greater, and resources for controlling it were more limited in Puerto Rico than in most of the continental United States. It was hoped that BCG would make a substantial contribution to the reduction of tuberculosis morbidity on the island which was at that time so economically depressed. Puerto Rico's public health officials welcomed the control study as a means of determining what return they could expect if they were to invest the island's limited resources in an ongoing BCG vaccination program.

In the Muscogee trial, fresh BCG vaccine was obtained from Dr. S. R. Rosenthal, Research Foundation, Chicago, Illinois, and was administered by the multiple punkture method to a portion of those with reactions of less than 5 mm to 5 TU. Post-vaccinal testing indicated that vaccination produced rather poor allergy, at least at the end of two years. In Puerto Rico, fresh BCG vaccine from the New York State Department of Health, Albany, New York, was administered by the intradermal method. Those with reactions of less than 6 mm to 10 TU were eligible for vaccination. In contrast with the Muscogee trial, a very high conversion rate after vaccination was achieved.

For fourteen years since vaccination, reported cases of tuberculosis have been checked against the rosters of the two study populations. Earlier reports from each study showed that BCG produced no more than a 30 per cent reduction in tuberculosis among those eligible for vaccination. [1] In the Muscogee trial, BCG produced in fourteen years a reduction of only 14 per cent. [2] While the analysis for the Puerto Rican material is not completed, it is clear that during the entire fourteen years of observation the reduction produced by BDG is even less.

The experience in the trial of the British Medical Research Council was quite different: a reduction of 80 per cent among the vaccinated. [3] This wide difference between the American and the British trials has concerned us greatly. It would seem reasonable to expect that three carefully controlled trials should produce similar results. The lack of agreement has led to considerable speculation on the cause of the differences. For reasons not clear to us, many have concluded that the American trials had been somehow in error and a variety of explanations have been offered on the source of the error. We have carefully considered each suggestion and have critically examined the conduct of our trials in repeated attempts to discover defects which could have affected the results. There are several points we would change if, with our present knowledge and experience in controlled trials, we were now writing the protocols. We would, for instance, consider a placebo injection in the control group essential. One frequently hears that vaccination failed to protect against tuberculosis in the Public Health Service trials because a vaccine which produces poor allergy must offer little immunity. Proponents of this explanation fail to recognize that post-vaccination allergy, while poor in the Muscogee trial was very good in Puerto Rico, and yet BCG provided little protection in either trial. Throughout the years of continuing reexamination of all aspects of the trial, we have found no reason to lessen our confidence that the observed results are substantially correct.

It is only in the last few years that growing understanding of the nature and causes of tuberculin sensitivity has begun to illuminate the probable source of the differences in the effectiveness of BCG in the British and PHS trials. The BCG mass campaigns conducted by the World Health Organization after World War II gave the WHO Tuberculosis Research Office an opportunity to collect comparable material on tuberculosis sensitivity from many parts of the globe. Analysis disclosed wide geographic variation in the distribution of the degree of sensitivity to the same tuberculin. This variation could be explained by postulating additional sources of sensitization besides the tubercle bacillus, with a geographic distribution different from the tubercle bacillus. We were at that time primarily concerned with cross reactions to tuberculin produced by other mycobacteria, and only later recognized that mycobacterial infection could occur without producing cross reactions to tuberculin.

For some years we have been convinced that infection with atypical mycobacteria produces some degree of resistance against tuberculosis. [4] Recent ecperimental findings confirm this view [5] and indicate that the degree of resistance is the same whether or not the infected subject reacts to tuberculin. Large groups of guinea pigs were inoculated with either *M. fortuitum, M. avium, M. Kansasii,* or the "Gause" scotochromogen. After eight weeks, BCG vaccine (form the State Serum Instiute, Copenhagen, Denmark) was given to part of each group and to a group of uninfected animals. After a further eight weeks, all of these animals and a group of uninfec-

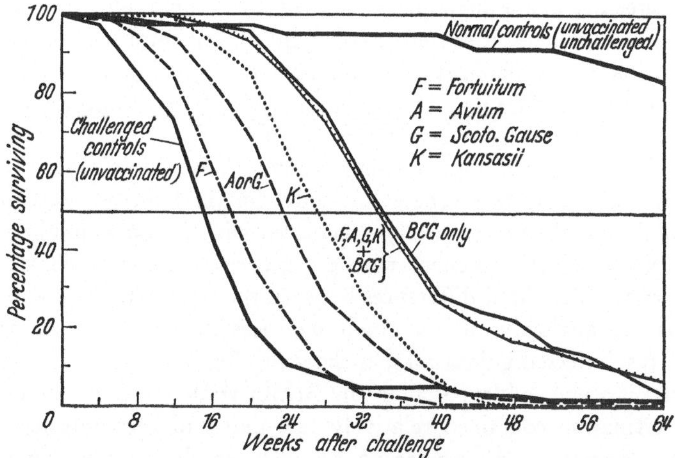

Fig. 1. Survival after challenge with virulent tubercle bacilli, of guinea pigs previously infected with other mycobacteria, with and without superimposed BCG

ted unvaccinated animals were challenged with virulent tubercle bacilli. In addition, there was a control group of normal animals. Fig. 1 shows the survival curve after challenge for each group of animals

Most of the normal controls were still alive after a year; nearly all of the uninfected control animals challenged with H37Rv were dead in half a year. All of the groups inoculated with other mycobacteria or BCG prior to challenge survived longer than the challenged controls. Expressed in terms of median survival time after challenge, the controls lived 15 weeks, while the *increase* in median survival time was 3 weeks for animals previously inoculated only with *fortuitum*, 9 weeks for the avian and Gause groups, 13 weeks for the *Kansasii* animals, and 19 weeks for the BCG animals. These findings indicate that infection with other mycobacteria provides some protection against a virulent infection that differs only quantitatively from that provided by BCG. However, none of these particular mycobacteria gave as much protection as BCG vaccine, although in an earlier experiment animals infected with *Kansasii* survived as long as those infected with BCG.

The survival of animals first inoculated with *M. fortuitum*, *M. avium*, "Gause," or *M. Mansasii* but subsequently vaccinated with BCG before challenge, was essentially the same, so the survival curves have been combined in the illustration. The curve is almost identical with that for animals given only BCG before challenge. The *increase* in median survival time that may be credited to BCG was 16 weeks in the group previously infected with *M. fortuitum*, 10 weeks in avian or "Gause" infected animals, and only 6 weeks in the *Kansasii* group. Thus, the amount of the increase, or the advantage gained by giving BCG, is determined by the amount of protection previously provided by specific mycobacterial infection on which BCG is superimposed, and the fact that the effect of the other infection plus BCG in no case exceeds that of BCG alone.

In our view, the differences in "per cent effectiveness" between the Public Health Service trials and the Medical Research Council trial are explainable in terms of these findings plus the fact that in the British trial the use of a high dose of tuberculin undoubtedly screened out a high proportion of the population with other mycobacterial infection. In the southeastern part of the Continental United States, almost all the population has apparently been infected during childhood with organisms closely related to the "Gause" strain of mycobacteria. Nontuberculous mycobacterial infection is similarly widespread in Puerto Rico.

From its effect on guinea pigs, we may assume that "Gause" infection also modifies the course of subsequent tuberculous infection in humans. Vaccination with BCG of a population already naturally vaccinated with Gause would be expected to have only a limited effect, consistent with the experience in both the Muscogee and Puerto Rican trials. The slight differences between the vaccinated and control groups in these trials are analogous to the small increases in survival time obtained by vaccinating Gause-infected guinea pigs, as shown in Fig. 1

In contrast, it seems evident that in the British trials the population selected as eligible for vaccination contained relatively few that had been infected with other mycobacteria. Comparison of the frequency of tuberculosis appearing in the vaccinated and control groups represents the differences which can be expected in an area relatively free of other mycobacteria, analogous to the comparison of the challenged controls and the BCG group in the guinea pig experiment.

In the end, the differences between the British and American trials may have been useful, since an understanding of their cause may contribute not only to a clearer definition of the role of BCG vaccination but to other troublesome aspects of tuberculosis control in different areas of the world. The accumulating evidence of very high concentrations of nontuberculous mycobacterial infection, especially in the tropis, suggests that BCG vaccination programs in the hot countries may have no more effect than in the trials in southern Georgia and Puerto Rico.

However, the most important finding from the American BCG trials was not how much or how little protection BCG could give those not yet infected; instead, it was that most of the new cases came not from the uninfected but from those already infected. Throughout the fouteen years of observation almost three fourths of the new active cases came from those not eligible for vaccination because they were tuberculin reactors at the start of the trial. Consequently, if all those eligible had been vaccinated the net reduction in total tuberculosis would have been less than five per cent. Evidence from a variety of other sources has since led to the inescapable conclusion that the tuberculosis problem today in the United States is largely one of endogenous disease—the appearance of new active cases among those infected in the past, and further that the new infection rate is extremely low. More than 95 per cent of our population is now reaching adulthood without being infected. We estimate that perhaps eighty per cent of the 50,000 new active cases reported annually in the United States represent endogenous disease. This concept has tremendous implications for the control of tuberculosis in the United States and other developed countries.

A dramatic downswing in tuberculosis morbidity can be accomplished only by stopping the continued development of disease among persons with old established tuberculous infections. A low dose of tuberculin will identify practically all of those infected with virulent tubercle bacilli, and there are prospects of improved techniques that will discriminate more effectively between tuberculous and other mycobacterial infection.

However, not all of the truly infected will develop clinical tuberculosis in later life. More epidemiologic information is needed on the characteristics associated with risk of disease, and simple methods for identifying the reactors with these characteristics must be developed. Attention then could be concentrated on these high risk groups.

It is already clear that certain groups of reactors are at unusual risk—those with abnormal X-rays, recent converters, household contacts, persons under steroid therapy, and men who are underweight. The usual practice has been to keep such persons under observation in the hope that the disease will be detected early before it has become difficult to treat and before others have been infected. In spite of considerable effort in such surveillance programs, most of the newly discovered tuberculosis is in an advanced stage and a high proportion of the contacts have been infected when the disease is first detected. At present, chemoprophylaxis is a highly promising procedure for preventing the progression of infection to disease. Treatment of reactors with isoniazid has been shown to reduce tuberculosis by at least fifty per cent for a period of years. Nevertheless, there is much to learn about the optimum and efficient use of chemoprophylaxis. Questions of dosages and duration of treatment need to be investigated, and effective methods must be developed to motivate reactors at high risk of endogenous disease to take sufficient drug.

An attack on the reservoir of infection through isoniazid prophylaxis of high risk groups of tuberculin reactors offers the greatest hope of controlling tuberculous infection and disease in the United States. It has been suggested that since isoniazid prophylaxis is a procedure suitable for the infected and BCG vaccination is intended for the uninfected, a society as affluent as the United States could certainly afford both. Proponents of this course seem not to appreciate fully that application of chemoprophylaxis is dependent upon identification of the infected, and that the widespread use of BCG would make it impossible to discriminate between the infected and the vaccinated. There are other, perhaps even stronger, reasons for preserving the discriminant function of the tuberculin test. For example, histoplasmosis frequently produces pulmonary lesions resembling tuberculosis, and lung cancer is increasing in this country at the same time that tuberculosis morbidity is decreasing. A very large proportion of the population of the United States is now tuberculin negative, and it seems clear that a negative tuberculin test in a person with an abnormal X-ray can be a powerful aid in differential diagnosis.

While the United States has been accumulating evidence on which to base a decision on the public health use of BCG vaccination, developments in the whole field of tuberculosis have created a situation today in which there is little reason for this country to *adopt* BCG vaccination as a public health tool. The United States are perhaps in a more fortunate position than those countries where tuberculosis morbidity is also falling rapidly which must decide when to *stop* vaccinating.

Summary

Because the tuberculosis problem after World War II was less acute in America than in many other parts of the world, it was possible for the United States to defer a decision on the public health use of BCG vaccination until its effect had been evaluated. Two control studies were undertaken, in Muscogee County, Georgia, and in Puerto Rico. During a fourteen year period, BCG reduced tuberculosis among those eligible for vaccination by only 14 per cent in the Muscogee trial and had a similarly disappointing effect in Puerto Rico. Moreover, three fourths of all the new cases during this period came from those who were tuberculin reactors at the start of the trial and thus ineligible for vaccination. Thus. the effect of BCG vaccination on the tuberculosis problem in the whole population was a reduction of less than 5 per cent.

The reasons for the difference between the poor effects in the American trials and the good effects in the British Medical Research Council's trial were not so simple as to be immediately discernible. However, recent research on the "atypical" mycobacteria goes far to clarify the probable sources of the difference. It appears that infection with any of a number of the atypical mycobacteria provides some resistance against a virulent tuberculous infection. Nontuberculous mycobacterial infections are very prevalent in Muscogee County and Puerto Rico, while such infections were apparently uncommon in the population selected for vaccination in the British trial. Thus, BCG vaccination superimposed on natural vaccination by other mycobacteria produced little additional effect in the American trial populations, while vaccination of a British population relatively free of prior mycobacterial infection produced a very substantial effect. Indications that nontuberculous mycobacterial infections are very prevalent in many countries, particularly in the tropics, suggests that others may also find BCG disappointing.

However, the most critical finding of the American BCG trials was that very little new infection is occurring in the United States and that at least three fourths of the new cases of tuberculosis are endogenous; that is, they appear, without a new infection, in those infected in an earlier period. The only measure presently available for the prevention of endogenous disease is chemoprophylaxis. One course of isoniazid prophylaxis of tuberculin reactors has been shown to produce a fifty per cent reduction in new active tuberculosis for several years. Isoniazid prophylaxis of high risk groups represents the best hope of eradicating tuberculosis in the United States. Widespread use of BCG in the United States would greatly interfere with the identification of these high risk groups.

Zusammenfassung

Weil das Tuberkuloseproblem nach dem 2. Weltkrieg in Amerika weniger aktuell war als in vielen anderen Teilen der Welt, war es den Vereinigten Staaten möglich, eine Entscheidung über die Anwendung der BCG-Impfung im Rahmen des öffentlichen Gesundheitsdienstes hinauszuschieben, bis ihre Wirksamkeit bewertet war. Zwei Kontrollversuche wurden unternommen: In Muscogee County, Georgia und in Puerto Rico. Während einer Prüfungszeit von 14 Jahren reduzierte die BCG-Impfung die Tuberkulose in Muscogee um nur 14% und hatte einen ähnlich enttäuschenden Erfolg in Puerto Rico. Dazu kam, daß 3/4 aller neuen Tuberkulosefälle in diesem Zeitraum schon bei Beginn der Untersuchung tuberkulinpositiv waren und daher für die Impfung von vornherein ausschalteten. Aus diesem Grunde hatte die BCG-Impfung auf die gesamte Bevölkerung bezogen lediglich eine Reduktion von weniger als 5% zur Folge.

Der Grund für den großen Unterschied zwischen den spärlichen Ergebnissen der amerikanischen Versuche und den guten Resultaten des British Medical Research Council's trat nicht ohne weiteres zu Tage. Nun scheinen aber die neuesten Untersuchungen über die „atypischen" Mycobakterien die mögliche Ursache des Unterschiedes weitgehend zu klären. Es ist wahrscheinlich, daß die Infektion mit irgend einem der „atypischen" Mycobakterien eine gewisse Resistenz gegen eine virulente Tuberkuloseinfektion bewirkt. Infektion mit nichttuberkulösen Mycobakterien überwogen sowohl in Muscogee County wie in Puerto Rico, während solche bei der Bevölkerungsgruppe, welche in Großbritannien zur Impfung ausgewählt und getestet wurde, offensichtlich kaum vorkam. Daher hatte die BCG-Impfung, die bei den amerikanischen Versuchspersonen zusätzlich zu einer durch andere Mycobakterien verursachte natürliche Vaccination hinzukam, nur eine geringe zusätzliche Wirkung zur Folge, während die BCG-Impfung bei der von anderen Mycobakterien relativ freien britischen Bevölkerung einen sehr beachtlichen Erfolg aufwies. Die Tatsache, daß Infektionen mit nichttuberkulösen Mycobakterien in vielen Ländern, vor allem in den Tropen, überwiegen, läßt annehmen, daß man auch anderswo über den Erfolg der BCG-Impfung enttäuscht sein wird.

Das entscheidende Ergebnis der amerikanischen BCG-Untersuchungen war schließlich die Tatsache, daß in den USA nur sehr wenige Neuinfektionen vorkamen und mindestens 3/4 der neuen Tuberkulosefälle endogen sind, d. h. sie treten ohne neue Infektion auf bei schon in einer früheren Zeitepoche infizierten Individuen. Die einzige Möglichkeit, die uns gegenwärtig zur Bekämpfung der endogenen Erkrankung zur Verfügung steht, ist die Chemoprophylaxe. Eine Prophylaxe mit Isoniazid bei Tuberkulinpositiven hat für mehrere Jahre eine Reduktion der Anzahl der neuen aktiven Tuberkulosen um 50% erbracht. Eine Prophylaxe mit INH bei dieser stark gefährdeten Gruppe ist die beste Chance, die Tuberkulose in den Vereinigten Staaten auszurotten. Eine Anwendung der BCG-Impfung in den U.S.A. in weitem Rahmen würde die Auffindung dieser „high risk groups" erschweren.

References

[1] Palmer, C. E., L. W. Shaw, and G. W. Comstock: Community trials of BCG vaccination. Amer. Rev. Tuberc. 77, 877 (1958).
[2] Comstock, G. W., and C. E. Palmer: Long-term-results of BCG vaccination in the southern United States. Amer. Rev. resp. Dis. (In press.).
[3] Medical Research Council: B.C.G. and vole bacillus vaccines in the prevention of tuberculosis in adolescence and early adult life. Third Report to the Medical Research Council by their Tuberculosis Vaccines Clinical Trials Committee, B.M.J., April 13, 1963, i. 973—978.
[4] Palmer, C. E.: Symposium on the value of tuberculin reactions for the selection of cases for BCG vaccination and significance of post-vaccination allergy. Bull. IUAT, Jan.-Apr. 1957, 27 (1—2), 106—119.
[5] —, and L. B. Edwards: Sensitivity to mycobacterial PPD antigens with some laboratory evidence of its significance. Tuberkulozo. (In press.)

S. H. Ferebee   C. E. Palmer
Tuberculosis Program, 81 Woodmont Avenue
Bethesda, Md. 20014/USA

Die Wirksamkeit der BCG-Schutzimpfung im Kampfe gegen die menschliche Tuberkulose aus japanischer Sicht *

T. Ebina und K. Kayaba

Mit 3 Abbildungen

Einleitung

Geschichte des BCG in Japan: 1925 brachte Prof. Dr. Shiga den BCG-Stamm aus Frankreich nach Japan mit. Dieser BCG-Stamm wird seither auf Glycerin-Galle-Kartoffel-Nährboden im Takeo-Tuberkulose-Institut der Universität Osaka und auf Glycerin-Bouillon-Kartoffel-Nährboden im Institut für Infektionskrankheiten der Universität Tokyo bis jetzt monatlich einmal überimpft. Eine Differenz der Pathogenität und der antigenen Eigenschaften dieser beiden Subkulturen konnte bis jetzt nicht festgestellt werden. Zur Herstellung des Impfstoffes wird in Japan die Subkultur auf Glycerin-Galle-Kartoffel-Nährboden verwendet. 1930 wurde erstmalig in Japan eine BCG-Impfung (subcutan) von Prof. Arao Imamura ausgeführt. Zum Studium der Prophylaxe der Tuberkulose gründete man 1938 das Komitee gegen die Tuberkulose der Japanischen Gesellschaft zur Förderung der Wissenschaft. Die japanische Regierung stellte 1949 Vorschriften zur Herstellung des BCG-Impfstoffes auf. Seither wird die BCG-Vaccine in zwei Laboratorien in Tokyo und Sendai hergestellt. Jede Vaccine wird auf ihre physikalischen Eigenschaften, Sterilität, Gefahrlosigkeit, Zahl der lebenden BCG-Keime und Immunitätskraft in vitro und in vivo, sowohl von den Herstellern, wie auch von der Regierung geprüft. Diese Prüfungen benötigen eine Zeit von mindestens 3 Monaten. Nur eine Vaccine, welche ohne Beanstandungen alle diese Untersuchungen passiert, wird für die Anwendung am Menschen freigegeben.

Impfmethode

Es wurden verschiedene Impfmethoden untersucht. Die orale Applikation, d. h. die Original-Impfmethode von Pasteurs Schülern, zeigte keinen befriedigenden Erfolg. Eine Umstellung der Tuberkulinreaktion (T. R.) war mit nur 50% schlecht, obwohl eine Dosis von 100 mg BCG in Tabletten sogar mehrmals verabreicht worden war [5, 36, 37]. Die Inhalationsmethode wurde von Taruzawa und Okatani [28] 1942 erstmals in Japan geprüft. Sie ließen eine Menge von 0,02—0,1 mg BCG in physiologischer Kochsalzlösung inhalieren. Zwei Monate nach der Inhalation war die T. R. in 70% positiv und nach 1 Jahr in 95% der so Geimpften. Dagegen traten röntgenologische Veränderungen der Lunge in beinahe 1% der Fälle auf [29]. Eine

---

* Die deutsche Fassung der Autoren erforderte einige sprachliche Korrekturen. Es besteht daher keine vollständige Gewähr, daß in jedem Fall die authentische Meinung der Autoren wiedergegeben wurde (d. Herausgeber).

Nachprüfung dieser Vaccinationsmethode von anderen Forschern zeitigte nicht den erwarteten Erfolg. Kanno und Saito [16] unseres Instituts versuchten eine nasale Applikation, die sie bei Schulkindern in Rückenlage und bei hängendem Kopf ausführten. Dabei wurde je ein Tröpfchen der Vaccine (0,1 mg BCG enthaltend) in jede Nasenhöhle hineingetropft. Eine postvaccinale Tuberkulin-Positivität ließ sich nach einem Monat in 35—50%, nach sechs Monaten in 35—60% erreichen. Diese Applikationsmethoden durch die Luftwege sind nicht zu empfehlen. Im weiteren wählte Takahashi [33] die Achselhöhle des Soldaten zur BCG-Vaccination aus. Er konnte auf dem Wege dieser Methode Soldaten gegen die Primärtuberkulose und die Pleuritis schützen. In der Folge prüften wir diese Methode nach [14, 15]. Der Impfstoff (in einer Menge von 0,03—0,08 mg) wurde mit Hilfe einer langen Spritznadel tief in das lockere Gewebe der Achselhöhle injiziert. Die hohe postvaccinale Allergie (s. Tab. 1) ließ uns große Erwartungen an diese Methode knüpfen. Leider traten ge-

Tabelle 1. *Ausmaß der Tuberkulinpositivität, Monate nach BCG-Applikation in die Achselhöhle*

Monate nach Impfung / Dosis	½	1—2	3—4	5—7	8—12	13—18	19—24	25—36	37—48
0,06 mg	74,8%	100%	100%		100%	91,9%		92,5%	
0,08 mg			100%			100%	94,6%	100%	84%
0,04 mg					97%		94,4%	55,9%	
0,04 mg					95,3%		96,6%	64,4%	

legentlich hochgradige lokale Abscesse auf, welche ausgedehntere Operationen nötig machten. Auch die intravenöse Impfung mit einer Dosis von 0,03 mg BCG-Kultur wurde von uns geprüft [8]. Die Positivität der postvaccinalen T. R. betrug 91—100% nach zwei Monaten, 90—100% nach drei Jahren. Nicht ganz selten sahen wir — bei zu wenig feiner Bacillenemulsion — Embolien in Augencapillaren. Bei subcutaner Vaccination und wenn dabei 0,03 mg BCG-Kultur verimpft wurde, betrug die Tuberkulin-Positivität gegen 100% nach drei Monaten. Dagegen traten Komplikationen, wie Geschwüre und Abscesse, bei 60—90% der Geimpften auf. Bei dieser Situation kam man von dieser Methode ab. Zur Klärung der lebhaften Diskussion über die Bewertung der intracutanen und cutanen Impfung und namentlich, welche vorzuziehen sei, wurde ein Komitee ad hoc mit rund 10 Spezialisten gegründet. U. a. wählte man für eine Erstimpfung Säuglinge und Kinder der 1. Schulklasse aus und für eine sekundäre Impfung Schüler der 2. Schulklasse. Zur intracutanen Impfung wurde eine Dosis von 0,1 cm³ einer BCG-Vaccine in einer Konzentration von 0,4 mg/cm³ verwendet und die Quaddel an der äußeren Seite des Oberarmes gesetzt. Für die kutane Impfung dagegen wurde eine BCG-Vaccine in einer Konzentration von 80 mg/cm³ verwendet. Als Methoden der cutanen Applikation kamen eine Stichmethode mit Nähnadeln und eine Scarifikationsmethode zur Anwendung. Dabei wurde ein Tröpfchen der Emulsion auf der Haut der Schultergegend in einer rundlichen Form verstrichen und in dem Sinne kleine Stichwunden gesetzt, daß die Haut mit horizontal liegender Nadel angestochen wurde. Bei der primären Vaccination wurden 30 bis 40 Stiche und bei der sekundären 15—20 Stiche ausgeführt. Für die Scarifikationsmethode wurde eine Emulsion der gleichen Stärke wie für die Stichelungsmethode benützt. Mit der Lanzette wurden zwei, je 1 cm lange, praktisch nichtblutende Impfritze in der Form eines X auf der Haut der Schultergegend ausgeführt. Für die primäre Impfung wurden vier gekreuzte Ritzungen und für die Revaccination deren zwei empfohlen.

Die vom erwähnten Komitee gemeldeten Resultate [10] *waren folgende:*

1. Die positiven T. R. nach der BCG-Impfung waren am höchsten bei der intracutanen, am niedersten bei der Scarifikations-Impfung. Die Zahlen der Stichelungsmethode lagen zwischen den beiden Ergebnissen. Diese Feststellungen galten sowohl für die primäre Impfung, wie auch für die Revaccination, obwohl die Unterschiede zwischen der intracutanen Methode und der Stichelungsmethode, die Revaccination betreffend, sehr gering waren. 2. Die postvaccinale Allergie wies bei den verschiedenen Methoden den Gipfelpunkt zwischen dem 3. bis 6. Monat nach der Impfung auf. 3. Eine positive Umstellung der T. R. trat früher und intensiver auf, und die Tuberkulinpositivität hielt länger an bei der Revaccination als bei der primären Impfung. Der Grad der auf cutanem Wege erwirkten postvaccinalen Allergie war im Falle der Revaccination höher als im Falle der primären Vaccination, obgleich sogar die bei der Revaccination verwendete Dosis die Hälfte derjenigen bei der primären Impfung betrug. 4. Die Zahl der Geschwüre war bei der Scarifikationsmethode am geringsten und bei der intracutanen am größten. 5. Ein Geschwür trat meistens bereits in seinen Anfängen innerhalb eines Monats sowohl nach der primären wie sekundären Impfung auf. Ein Auftreten sechs Monate nach einer intracutanen Impfung kam nur selten vor. 6. Die bei den drei Methoden der Stichelung, der Scarifikation und der intracutanen Impfung beobachteten Geschwüre waren nach einem Monat bei der sekundären Impfung doppelt so häufig als bei der primären, nach drei Monaten hingegen bestand kein deutlicher Unterschied mehr. 7. Je jünger die Geimpften im allgemeinen waren, um so weniger zahlreich war die Anzahl der erreichten positiven Tuberkulinreaktionen und um so seltener eine Geschwürsbildung. Unsere eigenen ausgedehnten Untersuchungen [7] über Unterschiede der percutanen und intracutanen Impfmethode bestätigten im großen ganzen die Ergebnisse, welche vom erwähnten Komitee bekannt gegeben worden waren. Im weiteren haben wir auch die von ROSENTHAL propagierte „Multipunktur-Methode" (multiple puncture methode, ROSENTHAL) nachgeprüft [30]. Wir verwendeten dabei seinen Apparat und die feuchte BCG-Vaccine bei einer Konzentration von 80 mg/cm³. Bei der primären Impfung betrug die Positivität der T. R. einen Monat nach der Vaccination 81,1 bis 96,3⁰/o und nach 12 Monaten 74,4—97,5⁰/o. In diesem Zusammenhang haben wir auch einen eigenen Apparat für diese „Multipunktur-Methode" entworfen. Dabei fixierten wir auf einer runden Metallplatte für einen Durchmesser von 2 cm senkrecht 35 Grammophonnadeln, die 1 mm über den Plattenrand herausragten. Mit diesem Apparat führten wir bei über 10 000 Schulkindern die BCG-Impfung durch. Eine positive T. R. trat bei 72—86⁰/o nach einem Monat und bei 77—88⁰/o nach zehn Monaten auf. Die Lokalreaktionen waren geringer als bei der intracutanen Methode. Im übrigen versuchte OIKE [27] eine Reihe von „Einreibungsmethoden", unter Verwendung konzentrierter BCG-Emulsionen. Die Resultate in bezug auf die durch diese Methode zu erreichenden positiven T. R. sind aber ungenügend.

Dauer der postvaccinalen Allergie

Wie allgemein bekannt, geht die Allergie, welche nach einer Tuberkuloseinfektion auftritt, der Immunität gegenüber Tuberkelbakterien nicht immer parallel. In Tierexperimenten konnten wir des öfteren feststellen, daß eine Immunität nach dem Verschwinden einer durch eine BCG-Impfung erzeugte Allergie noch anhält. Eine exakte, vertrauenswürdige Methode zur Bestimmung der Immunität liegt aber bis heute nicht vor. Deshalb wird bei der gegebenen Situation zu Recht der Grad der postvaccinalen Allergie als Maßstab des Effektes der BCG-Impfung benützt. Niitu [21] konnte an Schulkindern der Stadt Sendai, die bei der Vortestierung eine negative T. R. bis 1:1000 zeigten und welche anschließend mit 0,03 mg einer feuchten BCG-Vaccine intracutan geimpft worden waren, nach einem Jahr in 98% und nach vier Jahren in 75,9% eine positive Tuberkulinreaktion nachweisen. Wir verfügen über zahlreiche Beobachtungen solch günstiger Resultate (Tab. 2 [18]). So wurden z. B. Studenten

Tabelle 2. *Dauer der postvaccinalen Tuberkulin-Allergie*

Zeit	Geimpfte	1 1941 2 0,03 mg 3 I.C.3	1942 0,03 mg I.C.3	1944 0,01 mg Achselhöhle	1946 0,03 mg I.C.3	1950 0,04 mg I.C.1
5 Monate	Z. G.	398				
	P. T. A.	98,2				
1 Jahr	Z. G.		116		241	77
	P. T. A.		96,0		86,7	90,9
1 Jahr 5 Monate	Z. G.	313				
	P. T. A.	95,8				
2 Jahre	Z. G.		108	91	132	
	P. T. A.		100	73,0	94,6	
2 Jahre 5 Monate	Z. G.	194				
	P. T. A.	90,7				
3 Jahre	Z. G.			57		
	P. T. A.			98,2		
4 Jahre	Z. G.		39	23	57	
	P. T. A.		77,0	95,0	82,4	

Bemerkungen:
Z. G.: Zahl der dabei geprüften Geimpften. P. T. A. Positivitätsrate der Tuberkulin-Reaktion.
1: Jahre der Schutzimpfung. 2: Dosis des BCG. 3: Vaccinationsmethode.
I. C. 1: Intracutan an einer Stelle. I. C. 3: Intracutan an 3 Stellen gespritzt.

einer Hochschule mit einer feuchten BCG-Vaccine geimpft, wobei sich bei 77 bis 82,4% eine postvaccinale Allergie nachweisen ließ. Seit 1950 wird in Japan der trockene BCG-Impfstoff anstelle des feuchten angewandt. Das Ergebnis vergleichsweiser Studien zwischen dem trockenen und dem feuchten BCG-Impfstoff ist tabellarisch wiedergegeben (Tab. 3 [3]). Zusammenfassend ist festzuhalten, daß eine Impfung mit trockener BCG-Vaccine in einem ähnlich hohen Prozentsatz zur positiven Tuberkulin-Allergie führen kann, wie eine feuchte. Seit 1950 impfen wir in Sendai die Schüler der Volks- und Mittelschulen intracutan mit der trockenen BCG-Vaccine [22], bei einer Dosis von 0,05 mg und rund 400 000 bis 1 000 000 lebende Einheiten (Kolonien-Anzahl auf Nährboden) der BCG-Mycobakterien. Der Prozentsatz der nach der Impfung positiven T. R. der 1. Volksschulklasse schwankte während elf Beobachtungsjahren. Hier die Zahlen: 41,3%, 49,3%, 49,0%, 56,2%, 72,8%,

72,4%, 81,5%, 74,1%, 70,7%, 68,1%, 53,6% und 76,5.% Nach TAKAHARA [19] betrug die Anzahl der positiven T. R. nach der Impfung von Schulkindern der Umgebung von Tokyo nach sechs Monaten: 67,6—89,9%, nach einem Jahr 50,8 bis 82,4%, nach sechs Jahren 16—49,8%, nach sieben Jahren 15—42,7% und nach acht Jahren 15—28% (Tab. 4).

Tabelle 3. *Prozentsatz der positiven Umstellung der Tuberkulinreaktion und die Dauer derselben nach der Impfung mit trockenen oder feuchten BCG-Vaccinen*

Dosis	Vaccine	Impf-Methode	1 Monat	2—4 Monate	6—10 Monate	12—15 Monate	19—24 Monate	2 Jahre 2 Monate bis 2 Jahre 8 Monate	3 Jahre 2 Monate bis 3 Jahre 8 Monate	
0,02 mg	F	I.C.	100			93,7	93,3			Prim.
	T	I.C.	95,4			93,9	93,9			Prim.
0,03 mg	T	I.C.	41,4	95,3	98,2		84,0			Prim.
	T	I.C.	69,7	100				89,6		Prim.
	T	I.C.	89,9	90				73,6		Prim.
	T	I.C.	14,1	67,7	72,2		65,1			Prim.
0,06 mg	F	I.C.		95,7			78,3	62,7		Prim.
	T	I.C.		71,6			62,3	54,5		Prim.
0,12 mg	F	I.C.	95,6	100	99,1		92,7		43,7	Prim.
	T	I.C.	77,6	97,7	98,8		90,3		31,7	Prim.
80/cm³	T	R.M.P.	36,8		48,9	42,2	32,6			Prim.
	T	R.M.P.	84,1		81,0	75,1	68,5			Re.
80/cm³	T	R.M.P.	65,5	95,8	88,0	79,7				Prim.
0,04	T	I.C.								Prim.
80/cm³	F	R.M.P.	81,1		80,0	74,4				Prim.
	F	R.M.P.	98,7		91,7	83,1				Re.
80/cm³	T	S.C.	83,8	91,6			91,0			Prim.
	T	S.C.	95,9	91,3			87,2			Re.

F: Feuchter Impfstoff, T: Trockener Impfstoff, I. C.: Intracutane Impfung, R. M. P.: Rosenthalsche Stichelungsmethode, S. C.: Sarifikation, 80/cm³: Ein Tröpfchen der 80 mg/cm³ Emulsion wurde für die cutane Impfung gebraucht, Prim.: Erstimpfung, Re.: Revaccination.

Tabelle 4. *Verlauf der Tuberkulin-Reaktion der Schulkinder, die beim Eintritt in die Volksschule mit BCG vacciniert wurden (primäre Impfung). Prozentsatz der positiven Tuberkulin-Reaktion (nach* TAKAHARA*)*

Eintritt	Zahl der Kinder	½ Jahr	1 Jahr	2 Jahre	3 Jahre	4 Jahre	5 Jahre	6 Jahre	7 Jahre	8 Jahre
1951	241	67,6	50,8	45,4	31,4	21,7	16,5	16,0	15,0	15,0
	210	75,7	64,3	51,2	42,1	36,5	32,8	31,0	29,2	28,5
1952	376	78,4	72,4	51,5	40,5	34,4	30,0	28,2	28,2	
	273	87,5	81,6	67,4	55,2	51,0	46,9	43,3	42,7	
1953	541	85,6	71,0	52,5	40,1	36,3	33,8	35,0		
	487	89,9	82,4	67,6	59,3	54,2	52,1	49,8		

Revaccination

Es wäre ideal, für das ganze Leben mit einer einmaligen BCG-Schutzimpfung auszukommen. Zur Erreichung dieses Zieles wäre eine genügend große Applikationsmenge lebender BCG-Keime nötig. Große Mengen aber führen zu erheblichen Komplikationen. Es ist in Japan Gesetz, daß sämtliche Tuberkulinnegativen bis zum 30. Altersjahr mit BCG schutzgeimpft werden. Da man aber andererseits bestrebt ist, Impfkomplikationen zu vermeiden, wird die Impfung mit relativ geringer Impfdosis

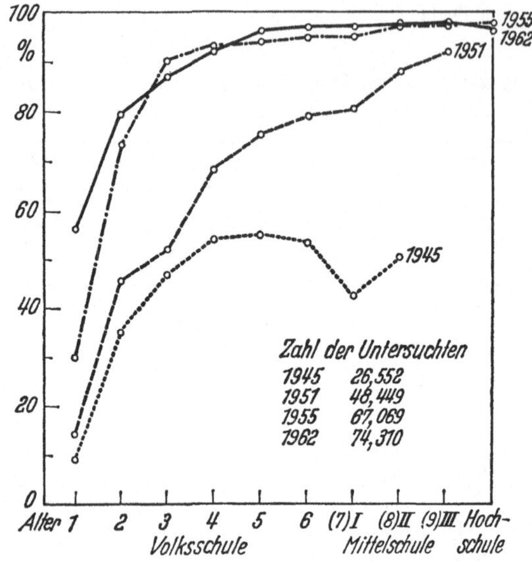

Abb. 1. Positivitätsrate der Tuberkulin-Reaktion der Schüler in Volks-, Mittel- und Hochschulen von Sendai

durchgeführt. Als Folge davon sind Revaccinationen nicht zu umgehen. Niitu [22] wies nach, daß Schulkinder der Volks- und Mittelschule zu Sendai zum Teil wiederholt geimpft wurden. Nach Tab. 5 waren früher dreimalige Impfungen nicht selten (23%). Heute sind rund 55% der Schulkinder einmal, 32,7% derselben zweimal

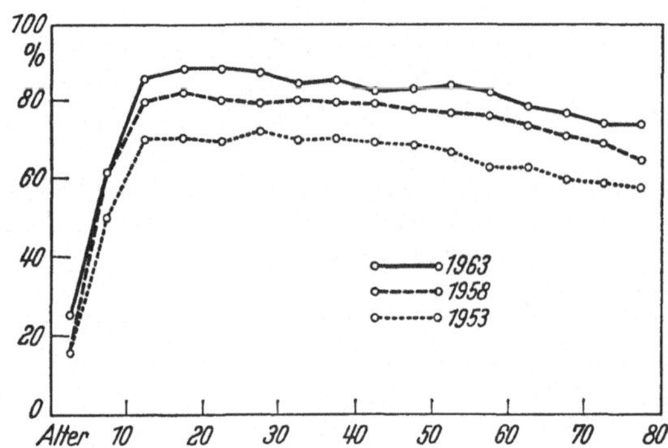

Abb. 2. Beziehung zwischen positiver Tuberkulin-Reaktion und Alter bei Einbezug der durch die BCG-Impfung Positiver

und 9% dreimal mit BCG geimpft. Nach ihm wiesen 1962 76,4% der 2. und 98,6% der 6. Klasse der Volksschule und 97,5% der Schüler der Mittelschule eine positive T. R. auf. Abb. 1 [22] zeigt — als Folge der strikte durchgeführten BCG-Impfung — die ständige Zunahme der Zahl positiver T. R. bei den Schülern der Volks-, Mittel- und Hochschule von Sendai. Abb. 2 [20] zeigt die Entwicklung der Positivitätsrate der Tuberkulinallergie zwischen 1953 und 1963 in ganz Japan. Abb. 3 [19] legt die

Beziehungen zwischen der BCG-Impfung und der Zahl der Tuberkulinpositiven in ganz Japan dar. Wie bekannt ist, tritt die Tuberkulinallergie bei der Revaccination früher und stärker auf als bei der primären Impfung und hält auch länger an. Nach

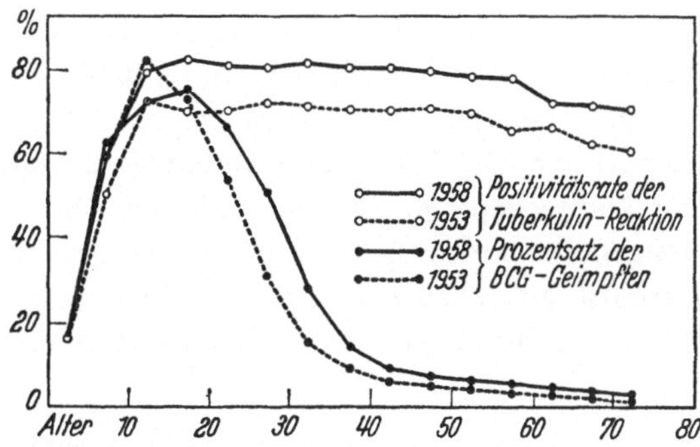

Abb. 3. Beziehungen zwischen Tuberkulin-Reaktion, BCG-Impfung und Alter

TAKAHARA [32], Tab. 6, ist die Anzahl der Tuberkulinpositiven nach der Revaccination nach sechs Monaten 81,5—96,6%, nach einem Jahr 75,8—89,6%, nach fünf Jahren 34,9—57,4% und nach sieben Jahren 26,5—37,2%.

Tabelle 5. *Häufigkeit der BCG-Impfung bei Schülern in Volks- und Mittelschulen in Prozent* (NIITU)

Anzahl der erst- bis achtmal Vaccinierten	Periode				
	1950—1958	1951—1959	1952—1960	1953—1961	1954—1962
	Zahl der Untersuchten				
	2369	1860	2051	1886	2841
1	23,6	35,5	27,5	50,0	54,9
2	28,2	41,7	63,5	38,0	32,7
3	23,9	17,1	14,2	9,0	9,4
4	10,6	4,7	3,2	2,2	2,5
5	3,0	0,9	1,2	0,6	0,4
6	0,6	0,2	0,3	0,2	0,07
7	0,1	0,05	0	0,05	0
8	0,1	0	0	0	0

Tabelle 6. *Prozentsatz der positiven Tuberkulinreaktionen verschiedene Jahre nach der BCG-Revaccination (nach* TAKAHARA*)*

Jahr der Revaccination	Zahl der Geimpften	Jahre nach der Revaccination							
		0,5	1	2	3	4	5	6	7
1951	207	81,5	75,8	61,7	50,3	42,4	34,9	28,9	26,5
	140	85,0	77,8	63,0	53,7	47,7	42,7	39,9	37,2
1952	318	94,3	83,1	68,9	57,4	49,4	43,4	40,3	
	176	96,6	89,6	77,8	74,5	66,9	57,4	53,8	
1953	341	87,7	77,7	63,8	53,5	46,8	43,1		
	222	90,5	84,5	72,7	67,0	57,8	45,6		

Der Effekt in der BCG-Schutzimpfung

Der Zweck der BCG-Impfung ist die Verhinderung der Erkrankung an Tuberkulose. Das Komitee gegen die Tuberkulose der japanischen Gesellschaft zur Förderung der Wissenschaft unterwarf die BCG-Impfung als Schutz gegen die Tuberkulose einer einläßlichen Prüfung. Die Ergebnisse der von den Mitgliedern dieses Komitees während fünf Jahren (1940—1945) durchgeführten Untersuchungen wurden 1945 formell veröffentlicht (Tab. 7, s. S. 121/122 [1]). Bei allen Impfungen war ausschließlich der feuchte BCG-Impfstoff verwendet worden. Geimpft wurden vor allem Schulkinder, Studenten, Pflegerinnen, Fabrikarbeiter und Seesoldaten. Die Impfdosis betrug 0,02—0,06 mg. Die Applikationsweise war zur Hauptsache subcutan. In allen untersuchten Gruppen war die Tuberkulosemorbidität der BCG-Geimpften geringer als diejenige der Nichtgeimpften. Eine eindrückliche Verminderung konnte in 19 von 30 Gruppen festgestellt werden. Einer einläßlicheren Beobachtung konnten die Pflegerinnen in Universitätskrankenhäusern oder Sanatorien für verwundete Soldaten unterzogen werden (Tab. 8). Die BCG-Impfung wurde ebenfalls mit der feuchten

Tabelle 8: *Auswirkungen der intracutanen Schutzimpfung mit feuchter BCG-Vaccine bei Krankenpflegerinnen* *

Untersuchte Gruppe	Beobachtungszeit (Jahre)	Tuberk.-Reaktion (−) dann BCG-Geimpfte Anzahl der beobachteten Erkrankungen (Morbidität) (Prozent)		Tuberk.-Reaktion (−) dann BCG-Nichtgeimpfte Anzahl der beobachteten Erkrankungen (Morbidität) (Prozent)		Tuberk.-Reaktion (+) (und nicht geimpft) Anzahl der beobachteten Erkrankungen (Morbidität) (Prozent)	
Pflegerinnen in	0—1		16 (2,34)		23 (6,51)		60 (7,47)
Universitäts-	1—2	683	22 (3,22)	353	37 (10,48)	803	49 (6,10)
Krankenhäusern	2—3		25 (3,66)		12 (3,39)		19 (2,36)
	Summe		63 (9,22)		62 (17,56)		128 (15,94)
Pflegerinnen in Sanatorien	0—1		19 (4,17)		22 (14,47)		36 (7,08)
für verwundete	1—2	455	9 (1,97)	152	7 (4,60)	508	16 (3,11)
Soldaten	2—3		5 (1,09)		5 (3,28)		2 (0,39)
	Summe		33 (7,47)		34 (22,37)		54 (15,94)

* BCG-Dosis 0,02—0,06 mg. — Intracutane Applikation in 1 oder 3 Stellen.

Vaccine, einer Dosis von 0,02—0,03 mg bei intracutaner Applikation, ausgeführt. Die Einwirkung der Impfung auf die Tuberkulose-Morbidität läßt sich eindeutig erkennen: Die Erkrankung an Tuberkulose sinkt bei den Geimpften auf $1/2$ oder $1/3$ gegenüber den Nichtgeimpften ab. Interessante Hinweise vermittelten Untersuchungen über die Mortalität an Tuberkulose bei BCG-geimpften und nichtgeimpften Pflegerinnen der Universitätskrankenhäuser, Studenten und Fabrikarbeitern (Tab. 9). Innerhalb zwei bis drei Jahren nach der BCG-Impfung war die Sterblichkeit innerhalb der Geimpften dieser Gruppe auf $1/8$ bis $1/9$ gegenüber den Nichtgeimpften abgesunken. Unsere Ergebnisse belegen ein eindeutiges Absinken der Morbidität und der Mortalität bei Tuberkulose nach Durchführung der BCG-Schutzimpfung.

Klinische Beobachtungen über Tuberkuloseformen der Lunge bei BCG-Geimpften und Nichtgeimpften

Neben der Auswirkung der BCG-Impfung auf Morbidität und Mortalität studierten wir den Einfluß auf den Verlauf der Krankheit. Diese wiederum beurteilten wir

Tabelle 7. *Vergleich der Tuberkulose-Morbidität zwischen BCG-Geimpften und Nicht-Geimpften, die vorgängig der BCG-Impfung alle tuberkulin negativ gewesen waren*

Gruppen-Nummer	Beauftragte Wissenschaftler	Untersuchte Gruppe	Beobach-tungs-zeit	Tuberk.-Reaktion (−) BCG-Nichtgeimpfte		Tuberk.-Reaktion (−) BCG-Geimpfte		$\frac{M_1}{M_2}$	$\frac{M_1 - M_2}{\sqrt{m^2(\%)_1 + m^2(\%)_2}}$	$\frac{1-a}{2}$	x^2	P
				Zahl der Unter-suchten	Zahl der Er-krankten Morbidität (%) (M_1)	Zahl der Unter-suchten	Zahl der Er-krankten Morbidität (%) (M_2)					
1	TANAKA KANAI	Seeleute	1 Jahr 9 Monate	794	51 6,42 ± 0,87	1593	42 2,64 ± 0,40	2,4	3,94	< 0,001	20,32	< 0,001
2	TANAKA KANAI	Seeleute	1 Jahr	867	87 10,03 ± 1,02	9117	349 3,83 ± 0,20	2,6	6,74	< 0,001	73,03	< 0,001
3	ARIMA	Mittelschüler	5 Jahre	186	7 3,76 ± 1,39	764	3 0,39 ± 0,23	9,6	2,57	0,005	23,31	< 0,001
4	ARIMA	Mittelschüler	4 Jahre	294	4 1,36 ± 0,67	888	5 0,56 ± 0,25	2,4	1,13	0,128	1,74	0,093
5	ARIMA	Mittelschüler	3 Jahre	525	7 1,33 ± 0,50	1881	14 0,74 ± 0,20	1,8	1,10	0,136	0,688	0,203
6	ARIMA	Bevölkerung	1 Jahr	1069	15 1,40 ± 0,36	1196	1 0,08 ± 0,08	17,5	3,56	< 0,001	12,26	< 0,001
7	OKA	Volksschüler	2 Jahre	244	16 6,65 ± 1,60	831	1 0,12 ± 0,12	55,4	4,09	< 0,001	47,0	< 0,001
8	OKA	Volksschüler	3 Jahre	256	3 1,17 ± 0,37	912	0 0		2,22	0,013	7,96	0,002
9	OKA	Fabrik-arbeiter	1 Jahr	320	11 3,44 ± 1,02	133	1 0,75 ± 0,75	4,6	2,13	0,017	2,10	0,023
10	IMAMURA	Studenten der Univ.	1 Jahr	169	4 2,37 ± 1,17	313	2 0,64 ± 0,45	3,7	1,44	0,075	1,91	0,084
11	IMAMURA	Studenten der Univ.	2 Jahre	169	9 5,33 ± 1,68	313	6 1,92 ± 0,77	2,8	1,80	0,036	4,22	0,020
12	IMAMURA	Mittelschüler	1 Jahr	3319	63 1,90 ± 0,24	8976	84 0,94 ± 0,10	2,0	3,84	< 0,001	16,6	< 0,001
13	IMAMURA	Mittelschüler	2 Jahre	2443	147 0,01 ± 0,48	6281	157 2,50 ± 0,02	2,4	6,73	< 0,001	69,6	< 0,001
14	IMAMURA	Mittelschüler	3 Jahre	503	30 6,00 ± 1,01	1906	46 2,41 ± 3,46	2,5	3,36	< 0,001	16,30	< 0,001
15	IMAMURA	Fabrik-arbeiter	1 Jahr	544	25 4,60 ± 0,90	544	10 1,84 ± 0,57	2,5	2,64	0,004	6,69	0,005

Tabelle 7 (Fortsetzung)

Gruppen-Nummer	Beauftragte Wissenschaftler	Untersuchte Gruppe	Beobachtungs-zeit	Tuberk.-Reaktion (−) BCG-Nichtgeimpfte		Tuberk.-Reaktion (−) BCG-Geimpfte		$\dfrac{M_1}{M_2}$	$\dfrac{M_1 - M_2}{\sqrt{m^2(\%)_1 + m^2(\%)_2}}$	$\dfrac{1-a}{2}$	x^2	P
				Zahl der Untersuchten	Zahl der Erkrankten Morbidität (%) (M_1)	Zahl der Untersuchten	Zahl der Erkrankten Morbidität (%) (M_2)					
16	IMAMURA	Fabrikarbeiter	2 Jahre	451	54 11,97 ± 1,53	395	10 2,53 ± 0,79	7,8	5,52	< 0,001	26,80	< 0,001
17	IMAMURA	Spinnerinnen	1 Jahr	11050	150 1,36 ± 0,11	12395	90 0,73 ± 0,07	1,9	4,74	< 0,001	24,2	< 0,001
18	IMAMURA	Spinnerinnen	2 Jahre	5481	113 2,06 ± 0,19	6307	97 1,54 ± 0,16	1,3	2,08	0,019	5,08	0,012
19	IMAMURA	Spinnerinnen	3 Jahre	3465	73 2,11 ± 0,24	3860	68 1,76 ± 0,21	1,2	1,10	0,136	1,27	0,128
20	KUMAGAI EBINA	Studenten der Univ.	1 Jahr 2 Monate	262	18 6,87 ± 1,53	138	1 0,72 ± 0,72	9,5	3,03	< 0,001	6,82	0,004
21	NISHINO	Fabrikarbeiter	1 Jahr	518	24 4,63 ± 0,92	398	8 2,01 ± 0,70	2,3	2,26	0,012	4,53	0,017
22	NISHINO	Fabrikarbeiter	2 Jahre	441	54 12,24 ± 1,56	337	10 2,96 ± 0,92	4,1	5,12	< 0,001	8,55	0,002
23	TODA	Pflegerinnen	2 Jahre	101	9 8,91 ± 2,83	127	3 2,36 ± 1,35	3,7	2,09	0,018	4,20	0,020
24	TODA	Pflegerinnen	3 Jahre 6 Monate	101	14 13,86 ± 3,44	127	11 8,66 ± 2,49	1,6	1,22	0,111	1,60	0,104
25	TODA	Pflegerinnen	4 Jahre 6 Monate	101	15 14,85 ± 3,54	127	15 10,24 ± 2,69	1,5	1,04	0,149	1,12	0,145
26	IMAMURA	Pflegerinnen	2 Jahre 6 Monate	135	40 29,63 ± 3,93	136	18 13,23 ± 2,90	2,4	3,36	< 0,001	10,06	< 0,001
27	IMAMURA	Pflegerinnen	1 Jahr	189	30 15,87 ± 2,66	498	14 2,81 ± 0,74	5,7	4,74	< 0,001	39,0	< 0,001
28	IMAMURA	Pflegerinnen	2 Jahre	161	19 11,77 ± 2,54	285	9 3,16 ± 1,04	3,7	3,13	< 0,001	13,06	< 0,001
29	ARIMA	Pflegerinnen	2 Jahre	150	49 32,66 ± 3,83	132	5 3,78 ± 1,66	8,6	6,91	< 0,001	37,75	< 0,001
30	KUMAGAI EBINA	Pflegerinnen	3 Jahre	198	44 20,20 ± 2,86	208	3 1,44 ± 0,83	14,0	6,34	< 0,001	37,78	< 0,001

Tabelle 9. *Vergleich der Tuberkulose-Mortalität zwischen BCG-Geimpften und Nicht-Geimpften*

Beauftragte Wissenschaftler	Untersuchte Gruppe	Beobachtungszeit	Tuberk.-Reaktion (−) BCG-Nichtgeimpfte		Tuberk.-Reaktion — dann BCG-Geimpfte		$\frac{M_1}{M_2}$	$\frac{M_1 - M_2}{\sqrt{m^2(\%)_1 + m^2(\%)_2}}$	$\frac{1-a}{2}$	x^2	p
			Zahl der Untersuchten	Zahl der Toten Mortalität (%) (M_1)	Zahl der Untersuchten	Zahl der Toten Mortalität (%) (M_2)					
IMAMURA, ARIMA, TODA, SAKAGUCHI, KUMAGAI, EBINA	Pflegerinnen	2 Jahre	504	31 $6,15 \pm 1,07$	1015	8 $0,79 \pm 0,28$	7,8	4,85	0,001	47,0	0,001
IMAMURA, ARIMA	Mittelschule	3 Jahre	7655	30 $0,99 \pm 0,07$	20958	9 $0,04 \pm 0,01$	9,8	4,80	0,001	49,8	0,001
IMAMURA, NISHINO	Fabrikarbeiter	2 Jahre	1126	4 $0,36 \pm 0,13$	1099	0		2,86	0,012	3,89	0,024

Tabelle 10. *Tuberkulose-Krankheitstypen bei BCG-Geimpften und Nichtgeimpften* *

Typen der Erkrankungen		Pflegerinnen Tuberk.-Reaktion (−) dann BCG-Geimpfte 938		BCG-Nichtgeimpfte 617		Tuberk.-Reaktion (+) 587		Schüler, Arbeiter Tuberk.-Reaktion (−) dann BCG-Geimpfte 10207		BCG-Nichtgeimpfte 3893		Tuberk.-Reaktion (+) 7995	
	Zahl der Untersuchten												
Primäre Tuberkulose	Pleuritis	22 (2,3)		44 (7,1)		19 (3,2)		29 (0,3)		51 (1,3)		32 (0,4)	
	Primäre Infektion	20 (2,1)	58 (6,2%)	37 (6,0)	82 (14,4%)	11 (1,9)	31 (5,3%)	42 (0,4)	100 (1,0%)	53 (1,4)	120 (3,1%)	69 (0,9)	136 (1,7%)
	Frühzeitige Infiltration	16 (1,7)		1 (1,3)		1		29 (0,3)		16 (0,4)		35 (0,4)	
Miliartuberkulose Meningitis		2		11 (1,8%)		1		0		4 (0,1%)		3 (0,04%)	
Chronische Lungentuberkulose	Spitzentuberkulose	1	13 (1,4%)	3 (0,5)	37 (6,0%)	4 (0,7)	44 (7,5%)	7 (0,06)	21 (0,2%)	10 (0,3)	58 (1,5%)	48 (0,6)	148 (1,9%)
	Lungentuberkulose	12 (1,3)		34 (5,5)		40 (6,8)		14 (0,1)		48 (1,2)		100 (1,3)	
	Peritonitis	2	5 (0,5%)	3 (0,5)	6 (1,0%)	1	5 (0,9%)	0	3	4 (0,1)	7 (0,2%)	1	2
	Andere Formen	3		3 (0,5)		4 (0,7)		3		3 (0,08)		1	

* Pleuritis: Pleuritisches Exsudat im Röntgenbild sichtbar, ohne Lungenherde. Primäre Infektion: Fälle mit weichem Primärkomplex. Frühzeitige Infiltration: Frische Infiltration ohne Hilusdrüsenschwellung.

nach den Röntgenbildern der Erkrankten (Tab. 10 [20]). Dabei klassifizierten wir die Tuberkulose der Lunge in vier Typen:

     a) Relativ früh nach der Primärinfektion auftretende Lungenveränderungen.
     b) Hämatogene Streuung nach primärer Infektion.
     c) Chronische Form.
     d) Andere Tuberkulose-Formen.

Unsere Schlüsse zogen wir nach einer Beobachtungszeit der Kranken von über einem Jahr. Frühformen der Tuberkulose waren bei den BCG-Geimpften $1/2$ so häufig wie bei den Nichtgeimpften und chronische Formen $1/7$ bis $1/10$. Wie mir scheint, verhindert die BCG-Vaccination eher das Fortschreiten des Tuberkuloseprozesses, als die Infektion durch Tuberkelbacillen.

Der trockene BCG-Impfstoff

Während der letzten Kriegszeit des 2. Weltkrieges, in der die Lebensbedingungen der Japaner schrecklich waren, wurde die trockene BCG-Vaccine erstmals in kleinem Rahmen geprüft. Eine Anzahl tuberkulinnegativer gesunder Jünglinge wurde in vier Gruppen geteilt: drei dieser Gruppen wurden mit BCG geimpft, eine Gruppe hatte die Aufgabe der Kontrolle. Zwei Gruppen wurden mit 0,04 mg des trockenen BCG-Impfstoffes, der erst drei oder sechs Monate im Eisschrank konserviert worden war, intracutan geimpft, und eine weitere Gruppe mit derselben Dosis der feuchten Vaccine. Eine positive Umstellung der Tuberkulinreaktion zeigten die mit dem feuchten Impfstoff Geimpften in 93,7% nach sechs Monaten und in 95,1% nach einem Jahr. Die mit der trockenen Vaccine Geimpften 71,4—74,3% nach sechs Monaten und 70,9—78,2% nach einem Jahr [11]. Die Impfung mit dem feuchten Impfstoff hatte also eine deutlich höhere Zahl positiver T. R. bewirkt als die trockene Vaccine. Die Morbidität an Tuberkulose betrug bei den Nichtgeimpften 12,5%, mit feuchter Vaccine Geimpften 3,1%, mit trockener Vaccine Geimpften 3,5—5,1%. Demnach war die Erkrankung an Tuberkulose auch bei den durch trockenen BCG-Impfstoff Geimpften deutlich vermindert und dies, obwohl wir mit der Vaccinezubereitung am Anfang unserer Forschung standen. In der Folge vermehrten sich die Studien und die praktischen Beispiele. Horai [12] vaccinierte Schüler in Volks-, Mittel- und Hochschulen mit 0,04 mg der trockenen BCG-Vaccine intracutan an einer Stelle. Nach Untersuchungen über 2—4 Beobachtungsjahre sank die Morbi-

Tabelle 11. *Auswirkungen der intracutanen Impfung mit 0,04 mg trockenen BCG bei Tuberkulin-negativen Schülern (nach* Horai*)*

Schule	BCG-Geimpfte		BCG-Nichtgeimpfte	
	Anzahl der Beobachteten	Anzahl der Erkrankten	Anzahl der Beobachteten	Anzahl der Erkrankten
Volksschule	13916	55 (0,40%)	3580	118 (3,30%)
Mittelschule	4452	6 (0,11%)	3242	39 (1,20%)
Hochschule	1753	7 (0,40%)	1903	23 (1,21%)
Total	20121	68 (0,34%)	8729	180 (2,06%)

ditätsrate an Tuberkulose bei den Geimpften auf $1/6$ im Vergleich zu den Nichtgeimpften (Tab. 11). Sehr eindrücklich waren die Ergebnisse an Säuglingen in tuberkulösen Familien. In einer Versuchsgruppe von 1585 Säuglingen und Kindern war bei 143 Tuberkulose in der Familie. Bei der Nichtgeimpften-Gruppe von 284 Personen betrug die Morbidität 40,8% in der Gruppe mit familiärer Belastung, 8,2% in der Gruppe ohne Belastung. Bei der mit BCG geimpften Gruppe betrugen die analogen Werte lediglich 3,0% und 0,4% (Tab. 12). Dabei war der Schutzeffekt des

Tabelle 12. *Auswirkungen der intracutanen Impfung mit 0,04 g trockenen BCG bei Säuglingen und Kindern (nach* HORAI)

Vorkommen von Tuberkulose in der Familie	Anzahl der Untersuchten	BCG-Geimpfte Anzahl der Untersuchten	Anzahl der Erkrankten	BCG-Nichtgeimpfte Anzahl der Untersuchten	Anzahl der Erkrankten
(—)	1442	1234	5 (0,4%)	208	17 (8,2%)
(+)	143	67	2 (3,0%)	76	31 (40,8%)
Summe	1585	1301	7 (0,5%)	284	48 (17,0%)

trockenen BCG-Impfstoffes um so größer, je jünger die Kinder waren. Besonders eindrücklich ist die Wirkung bei den Säuglingen (Tab. 13). Eine ähnlich günstige Wirkung stellten SHIMAO und OMI [31] bei BCG-geimpften, in die 1. Volksschul-

Tabelle 13. *Alter der Kinder und Auswirkungen der BCG-Impfung (nach* HORAI)

Alter in Jahren	Anzahl der Untersuchten	BCG-Geimpfte Anzahl der Untersuchten	Anzahl der Erkrankten	BCG-Nichtgeimpfte Anzahl der Untersuchten	Anzahl der Erkrankten
0	181	174	1 (0,6%)	7	5 (71,2%)
1	194	180	2 (1.1%)	14	8 (57,1%)
2	250	228	1 (0,5%)	22	10 (45,4%)
3	263	223	1 (0,5%)	40	6 (15,0%)
4	320	275	2 (0,4%)	45	5 (11,1%)
5	377	221	0	156	14 (9,0%)
Total	1585	1301	7 (0,5%)	284	48 (17,0%)

klasse eintretenden Kindern fest. Die Morbiditäsrate betrug bei den Geimpften ¹/₂ bis ¹/₅ derjenigen bei den Nichtgeimpften. Günstige Ergebnisse ergaben sich auch bei jungen Bankangestellten. Die Zahl der Erkrankung war bei den Schutzgeimpften lediglich rund die Hälfte wie bei den Nichtgeimpften. Im übrigen fanden sich bei dieser Berufsklasse starke T. R. häufiger bei Nichtgeimpften, schwache Reaktionen häufiger bei Geimpften und mittelstarke Reaktionen gleichmäßig in beiden Gruppen. Diese verschiedenen Ergebnisse weisen eindrücklich auf die Wirksamkeit auch des trockenen BCG-Impstoffes hin.

Vorteile des trockenen BCG-Impfstoffes [6, 9]

Eine gesetzliche Vorschrift verlangt seit dem 1. Juli 1949 die obligatorische BCG-Impfung aller tuberkulinnegativen, weniger als 30 Jahre alten Japaner. Diese große Aufgabe verpflichtet um so mehr eine sorgfältige Prüfung auch der trockenen BCG-Vaccine, vor allem auf folgende Eigenschaften, bevor sie zur Impfung freigegeben werden:

1. Ihre Harmlosigkeit durch Tierexperimente, die Reinheit ihrer BCG-Kultur und der Vaccine in vitro, das vollständige Fehlen virulenter Tuberkelbacillen durch Tierexperimente, 2. das Ausmaß ihrer Schutzkraft gegen virulente Tuberkelbacillen durch

Tierexperimente, 3. die Haltbarkeit der Vaccine für die Dauer mindestens eines Jahres [38, 26]. Zur Abklärung der Punkte 1. und 2. benötigen Untersuchungen mindestens drei bis vier Monate.

Tabelle 14. *Tuberkulose-Morbidität in Beziehung zur BCG-Impfung bei vor Schuleintritt einerseits nicht BCG-geimpften, andererseits BCG-geimpften Schülern mit bei Eintritt starker Tuberkulin-Reaktion (nach* Shimao *und* Omi)

Schule	BCG	Anzahl Personen	Zahl Erkrankte	Tbc-Morbidität auf 10 000 Personen berechnet
Volksschule	(—)	2926	17	58
	(+)	3154	4	13
Mittelschule (5)	(—)	985,5	4	41
	(+)	1298,5	1	8
Hochschule (1)	(—)	305	3	98
	(+)	451,5	1	22
Hochschule (2)	(—)	973	7	72
	(+)	2553	10	39

Heute kann die trockene BCG-Vaccine für längere Zeit aufbewahrt werden, ohne daß ein Verlust ihrer Schutzkraft zu befürchten wäre. Sie kann z. B. mit 1%iger Rohrzuckerlösung als Adjuvans während mindestens zwei Jahren im Eisschrank aufbewahrt werden, ohne daß es zu einem Wirkungsverlust infolge in Betracht fallender Verminderung lebender BCG-Keime kommen würde [4]. Der trockene BCG-Impfstoff, der einen Wassergehalt von weniger als 3% aufweist, ist gegen Hitze und Licht relativ unempfindlich [17, 34, 35]. Diese Tatsache fällt um so mehr ins Gewicht, als es bei Impfaktionen während des Transportes nicht immer möglich ist, die Vaccine im Eisschrank aufzubewahren. Es ist daher von großem Vorteil, wenn die trockene BCG-Vaccine während einer gewissen Zeit Temperaturen von 30 bis 40° C ausgesetzt werden kann. Nach Obayashi u. Mitarb. [2, 23, 24, 25] kann der trockene BCG-Impfstoff, welcher mit 1%iger Natriumglutamatlösung hergestellt wird, während eines Monats bei 37° C ohne Abschwächung seiner Wirkung gehalten werden. In Japan ist heute eine Natriumglutamat-BCG-Vaccine in allgemeinem Gebrauch.

Tuberkulose in Japan [13, 39]

1940, als das japanische Volk sich in Konflikt mit China befand, betrug die Mortalität an Tuberkulose 212,9 pro 100 000 Personen; 1943, mitten in der Kriegszeit, 225,9; 1947, zwei Jahre nach Kriegsende 187,2, und sie nahm danach in jedem Jahr allmählich ab und betrug 1964 23,4 pro 100 000. Sicher wäre der Schluß abwegig, diese Abnahme der Tuberkulose-Mortalität hauptsächlich auf die seit 1946, in breiterem Umfange seit 1949 obligatorisch durchgeführte BCG-Impfung zurückzuführen. Denn Japan ist, wie andere Länder, in den Genuß der Chemotherapie und der Prosperität nach dem Kriege gekommen. Wir sind aber der vollsten Überzeugung, daß die BCG-Impfung im Kampfe gegen die Tuberkulose eine wichtige Rolle gespielt und an den Erfolgen wesentlichen Anteil gehabt hat. Wie anderswo, war auch in Japan die Senkung der Mortalität an Tuberkulose bedeutend eindrücklicher als diejenige der Morbidität. Nach einem Bericht des Ministeriums für Gesundheit und Wohlfahrt betrug die Anzahl Tuberkulosekranker, welche eine medizinische Behandlung benötigten, im Jahr 1953 2,92 Millionen (3,4%o der Bevölkerung), 1958 3,04 Millionen (3,3%o der Bevölkerung) und 1963 2,03 Millionen (2,1%o der Bevölkerung). Die Zahlen für das Jahr 1963 lauteten: Tuberkulosekranke 450 000 (darunter kavernöse 280 000) in Krankenhäusern, Tuberkulosekranke in ambulanter Behandlung 300 000, arbeitsfähige Tuberkulosekranke 1 250 000. Zu diesen an aktiver Tuberkulose Leidenden kamen Tuberkulöse, die der Schonung bedurften: 1,39 Millionen (1,3%o der Bevölkerung). Dabei verlagern sich die infektiösen Kranken immer mehr in die späteren Altersgruppen. Auch heute noch werden jedes Jahr rund 370 000 neue Tuberkulosekranke gemeldet. Diese ernstzunehmende Tuberkulosesituation verlangt in Japan den vollen Einsatz sämtlicher zur Verfügung stehenden Maßnahmen gegen die Tuberkulose, die BCG-Impfung miteingeschlossen.

BCG-Schutzimpfung und Chemoprophylaxe

Es ist nicht unsere Aufgabe, hier ausführlicher zu diesem Thema Stellung zu nehmen, das zudem in dieser Zeitschrift von anderen Autoren behandelt wird. Immerhin sei uns eine kurze Stellungnahme gestattet: Wir prüften die Chemoprophylaxe im Sinne der präventiven Chemotherapie bei Patienten mit minimalen Lungenherden, welche in einer Eisenfabrik arbeiteten. Unsere Resultate waren gut; auch tierexperimentell gingen wir auf die Frage ein und studierten vor allem Beziehungen zwischen der BCG-Schutzimpfung und der Chemoprophylaxe in eingehenden Untersuchungen, deren Ergebnisse in einer anderen Zeitschrift demnächst veröffentlicht werden. Unsere belegte Meinung geht dahin, daß im Gesamtprogramm der Tuberkulosebekämpfung der Chemoprophylaxe eine andere Stellung und Aufgabe zukommt als der BCG-Schutzimpfung.

Zusammenfassung

Wir fassen unsere Ausführungen und unsere Meinung wie folgt zusammen:
1. Die BCG-Schutzimpfung hat sich in Japan günstig ausgewirkt. Es kommt ihr eine bemerkenswert gute Schutzwirkung gegen die Tuberkulose-Infektion zu.
2. Die trockene BCG-Vaccine hat eine beinahe gleich günstige Wirkung wie die feuchte BCG-Vaccine.
3. Die Vorteile des trockenen Impfstoffes gegenüber dem feuchten sind: Haltbarkeit für die Dauer von rund zwei Jahren, gleichmäßige Schutzwirkung der Vaccine, Widerstandsfähigkeit gegenüber Licht und erhöhter Temperatur, leichtere Transportierbarkeit.
4. Die Schaffung besserer Impfmethoden sollte angestrebt werden.
5. Die BCG-Schutzimpfung sollte nicht nur in Japan, sondern auch in den zahlreichen Ländern, in denen die Tuberkulose noch verbreiteter ist, in vermehrtem Maße und systematisch eingesetzt werden.

Summary

Our conclusions can be summarised as follows:
1. BCG-vaccination in Japan had very good effects. We noted a remarkable protective action against tuberculous infections.
2. The effect of the dried vaccine was almost equal to that of the liquid vaccine.

3. The advantages of the dried over the liquid vaccine are: storage for over 2 years, uniform protective effect, resistance to light and increased temperature, easier transport.
4. Better vaccination methods should be aimed at.
5. BCG-vaccination should be used intensively and systematically not only in Japan but also in the numerous countries with even higher tuberculosis rates.

Literatur

[1] Berichte des Komitees gegen die Tuberkulose der japanischen Gesellschaft zur Förderung der Wissenschaft (japanisch), 1943.

[2] Cho, C., Y. Obayashi, T. Iwasaki und J. Kawasaki: Studien über thermoresistente BCG-Impfstoffe (japanisch). Kekkaku 32, 190 (1957).

[3] Ebina, T.: Komitee für Antituberkulöse Schutzimpfung (japanisch), 1951, X/24. Recent studies on BCG vaccination with dried vaccine. Jap. J. Tuberc. 1, 47 (1955).

[4] — Komitee für BCG-Impfstoff (japanisch), 1962, VI/29.

[5] — Studien über orale Anwendung des BCG (japanisch). Berichte des BCG-Komitees, 1959, VIII/12.

[6] —, T. Ito, E. Yakuwa, K. Ito, Y. Takase, A. Ebina and Y. Umeda: Recent studies on freeze-dried BCG vaccine. Acta tuberc. scand. 29, 279 (1954).

[7] —, M. Sato, T. Ito, E. Yakuwa, K. Ito, Y. Umeda, Y. Takase, A. Ebina, M. Toshima, T. Suzuki and K. Sakaki: Recent studies on BCG vaccination with dried vaccine. Jap. J. Tuberc. 1, 47 (1953).

[8] —, S. Sibuya, Y. Tutumi und Y. Ishikawa: Über die BCG-Schutzimpfung, Tohoku J. exp. Med. 43, 362 (1942).

[9] — und Y. Takase: Further studies on BCG. Sci. Rep. Res. Inst. Tohoku Univ.-C 10-Suppl. 17 (1962).

[10] Forschungskomitee für BCG-Impfung: Studien über kutane BCG-Impfung (japanisch). Japan. med. J. No. 1572, 2425 (1954).

[11] Hayashi, T.: Studien über Trocken-BCG-Impfstoff (japanisch). Komitee für die Schutzimpfung gegen die Tuberkulose, 1944.

[12] Horai, Z.: Prophylaktische Effekte der BCG-Schutzimpfung gegen Tuberkulose (japanisch). Jap. med. J. No. 2033, 25 (1963).

[13] Japanische Gesellschaft gegen die Tuberkulose: Statistik der Tuberkulose, 1964, Tokyo.

[14] Kanno, I.: BCG-Anwendung in die Achselhöhle (japanisch). Kokensi 1, 36 (1946).

[15] — Tuberkulin-Allergie 8 Jahre nach der BCG-Impfung in die Achselhöhle (japanisch). Kokensi 13, 37 (1957).

[16] — und S. Saito: Erfahrung über BCG-Anwendung in der Nasenhöhle beim Menschen (japanisch). Komitee für die Schutzimpfung gegen die Tuberkulose, 1946. Kokensi 4, 46 (1948).

[17] Kobayashi, T.: Vaccum-dessication of BCG in frozen state. Tohoku J. exp. Med. 51, 189 (1949).

[18] Kumagai, T., und H. Kumagai: Komitee für Antituberkulöse Schutzimpfung (japanisch). 1951, VII/6.

[19] *Ministerium für Gesundheit und Wohlfahrt:* Untersuchungsergebnisse über die Tuberkulose in Japan (III) (japanisch), 1959.

[20] — Untersuchungsergebnisse über die Tuberkulose in Japan (V) (japanisch), 1963.

[21] Niitu, Y.: Komitee für die Schutzimpfung gegen die Tuberkulose (japanisch), 1951, VII/6.

[22] —, T. Handa, S. Abe, T. Hasuike, S. Oka, H. Asizawa und K. Aonuma: Tuberkulin-Reaktion nach BCG-Impfung und tuberkulöse Erkrankung (japanisch). Kokensi 16, 203 (1963).

[23] Obayashi, Y., and C. Cho: Further studies on the adjuvant for dried BCG vaccine. Bull. Wld Hlth Org. 17, 255 (1957).

[24] OBAYASHI, Y., C. CHO, T. SAWADA, G. KUCHIKI, S. OTA and J. KAWASAKI: Further studies on effect of storage at high temperatures upon allergenic potency of dried BCG vaccine. Bull. Wld Hlth Org. **20**, 1165 (1959).

[25] — —, T. YOSHIOKA, J. KAWASAKI und T. SHIMAO: Effect of storage at $37°$ C on allergenic potency of dried BCG vaccine. Bull. Wld. Hlth Org. **17**, 275 (1957).

[26] —, J. KAWASAKI, T. YOSHIOKA, T. SHIMAO and T. NOGUCHI: Effect of preservation on the viability and allergenic potency of dried BCG vaccin. Bull. Org. mond. Santé, **14**, 529, 1956.

[27] OIKE, Y., J. ABO, M. SATO, M. SUZUKI, S. MIZUNO, R. KOYAMA und T. KASAI: Inunction and label methods of BCG vaccination and observation on schoolchildren. Tohoku J. exp. Med. **56**, 283 (1952).

[28] OKATANI, Y., and S. TARUZAWA: BCG-Impfung über die Luftwege (japanisch). Nihon igaku hoshasen gakkaishi **3**, 289 (1942).

[29] — — BCG-Impfung über die Luftwege (japanisch). Nihon naika gakkaishi **20**, 397 (1942).

[30] SATO, M., M. KITAMURA, M. NISHINA, M. ISHIKAWA and S. TANNO: Multiple puncture method of BCG vaccination (japanisch). Kokensi **5**, 114 (1949).

[31] SHIMAO, T.: Entstehung und Entwicklung der Tuberkulose in letzter Zeit (japanisch), 1965, V/9, Tokyo. Private Korrespondenz.

[32] TAKAHARA, H.: Die Dauer der positiven Tuberkulinallergie nach Impfung mit Trokken-BCG-Impfstoff (I) (japanisch). Kekkaku **36**, 371 (1961).

[33] TAKAHASHI, Y.: BCG-Impfung mit großer Dosis in die Achselhöhle (japanisch). Med. Biol. **4**, 7 (1943).

[34] TAKASE, Y.: The influence of light on the viability of BCG vaccine. I. Influence of sunlight (japanisch). Kokensi **14**, 74 (1959).

[35] — The influence of light on the viability of BCG vaccine. II. Influence of artificial light (japanisch). Kokensi **14**, 88 (1959).

[36] —, S. INOOKA, H. IIJIMA, H. YANAGIHARA und I. NAKAMURA: Ergebnisse der oralen Anwendung des BCG bei Säuglingen (japanisch). Kekkaku **37**, 561 (1962).

[37] — — — — — Ergebnisse der oralen BCG-Anwendung bei Neugeborenen (japanisch). Kekkaku **38-3**, 147 (1963).

[38] YAKUWA, E.: Viability of BCG vaccine after long storage (japanisch). Kokensi **10**, 153 (1955).

[39] YAMAGUCHI, M., und H. KUMABE: Über die heutige Tuberkulosesituation in Japan, 1954.

Professor Dr. T. EBINA   Professor K. KAYABA
Forschungsinstitut f. Tuberkulose u. Lepra, Tohoku Universität
Sendai/Japan

Bedeutung und praktische Durchführung der BCG-Impfung im Säuglingsalter

Herbert Genz

Mit 1 Abbildung

Den im Säuglingsalter tuberkuloseinfizierten Kindern droht besondere Gefahr in Form der frühen Generalisierung, vor allem durch Meningitis und Miliartuberkulose. Diese Tatsache, die sich vor der chemotherapeutischen Ära auch in einem Sterblich-keitsgipfel dokumentieren ließ (s. Abb.), hat seinerzeit zur Empfehlung der generellen BCG-Impfung für alle Neugeborenen geführt, an der wir bis heute festhalten, aus der Überzeugung, daß es ein verhägnisvoller Fehler wäre, in den Bemühungen nachzulassen, die Tuberkulose auf breiter Basis und auch genügend lange zu bekämpfen, bevor sie wirklich überwunden ist.

In regelmäßigen Abständen hat sich auch der BCG-Ausschuß des Deutschen Zentralkomitees zur Bekämpfung der Tuberkulose die Frage vorgelegt, ob weiterhin so verfahren werden soll und sich bislang immer wieder dafür entschieden, auch die Neugeborenenimpfung fortzusetzen. Mit diesen Entschließungen hat er in der letzten Zeit verschiedentlich Widerspruch erregt. Die Kritiker glauben meist, sich — neben der Ermittlung der Infektionsquellen — auf eine Verhütung der Primärtuberkulose bei den durch das häusliche Milieu gefähr-

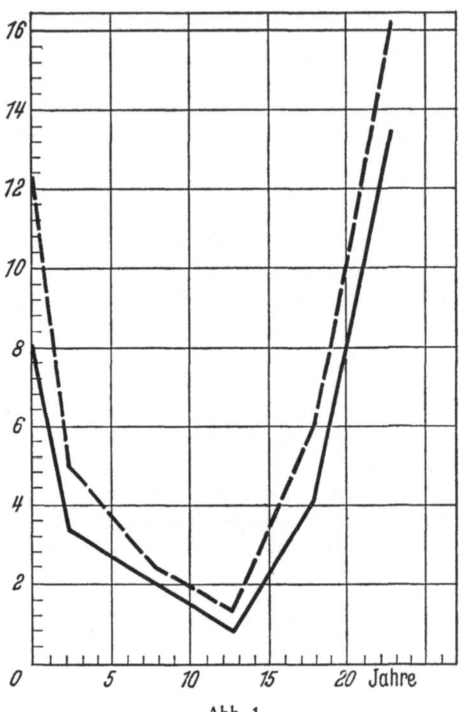

Abb. 1

deten Säuglingen und Kleinkindern beschränken zu können. Wenn z. B. Pechstein als Indikation für die „gezielte" BCG-Impfung auch eine potentielle Infektions-gefährdung mit eingeschlossen haben will, dann sind wir im Grunde mit ihm ganz einig, — nur daß wir eben die Gefährdung von vornherein für alle jungen Kinder als gegeben ansehen. Können wir sicher sein, daß ein heute geborenes Kind in den näch-sten Jahren keiner Ansteckung ausgesetzt sein wird? In Berlin sprechen allein schon die Zahlen der Offen-Tuberkulösen ganz eindeutig dagegen; jeder 382. Berliner leidet nachgewiesenermaßen an einer ansteckungsfähigen Tuberkulose! Andernortes in der

Bundesrepublik, wo die Bevölkerung nicht so überaltert ist wie hier, sieht es zwar etwas günstiger aus: der Bestand an aktiven Tuberkulosen wurde bei 55 Mill. Einwohnern von der Statistik Ende 1963 mit 285 804 angegeben, doch sind im folgenden Jahr 1964 immerhin wieder mehr als 54 000 Tuberkuloseerkrankungen neu registriert worden (93,6 : 100 000 E.). Von der Zahl abgesehen, ist sicherlich epidemiologisch bedeutsam, daß die moderne Tuberkulosebehandlung die Patienten — und manchmal auch die behandelnden Ärzte — in einer falschen Sicherheit wiegt, daß die Krankheit, im Gegensatz zu früher, sogar im fortgeschrittenen Stadium keine Erscheinungen macht, und Recidive unerkannt bleiben, wodurch der erzielte Fortschritt wenigstens zu einem Teil wieder zunichte gemacht wird.

Noch immer ist also die Tuberkulose ein allgemeines Problem, dessen Lösung kaum mit verzettelten prophylaktischen Maßnahmen zu erreichen sein dürfte. Wenn man sich nun von der BCG-Impfung mehr als einzig einen Schutz gegen gelegentliche exogene, virulente Superinfektionen versprechen und nach den Feststellungen von DAHLSTRÖM und DIFS, des British Medical Research Council u. a. erwarten darf, daß sie durch Verhinderung des natürlichen Ersthaftungsherdes dazu beiträgt, die Masse der Phthisen zu vermindern und aus den Impflingen selbst später keine Infektionsquellen werden zu lassen (KLEINSCHMIDT, WALLGREEN), dann muß die vorgeschlagene Beschränkung auf Einzelimpfungen vollends unzureichend erscheinen. Wir glauben, daß wir es uns nicht leisten dürfen, auf die BCG-Impfung auch in dieser Hinsicht zu verzichten.

In Berlin waren bis 1953 nur 80 106 von 343 665 Kindern im Alter von 0 bis 15 Jahren BCG-geimpft, das entsprach einem Prozentsatz von 23,3. Die organisatorischen Schwierigkeiten waren damals noch recht groß, entgegen allen skeptischen Voraussagen aber, daß die Bevölkerung nicht mitmachen würde, weil sie einfach impfmüde sei, haben wir auch noch in den letzten Jahren die Zahl der Neugeborenenimpfungen immer mehr steigern können, wie die Tabelle zeigt:

Berlin West	lebend Geborene	davon BCG-geimpft
1960	19 240	9 669
1961	21 627	14 127
1962	24 127	17 601
1963	25 936	21 501
1964	26 649	23 533

Von den 23 geburtshilflichen Kliniken und Abteilungen Berlins hatten 21 eine Impfbeteiligung von über 80 und 11 sogar über 90%. Die Zahlen zeigen einmal mehr mit aller Deutlichkeit, daß die Neugeborenenimpfung eine praktikable Methode darstellt, mit der eine ausreichende Breitenwirkung erzielt werden kann, und wir werden im folgenden noch näher auf die Gründe hierfür zurückkommen, wenn wir die Einzelheiten der praktischen Durchführung der Impfung von Säuglingen besprechen. Statistische Angaben über die Wirksamkeit der BCG-Impfung sind in vielen Arbeiten nachzulesen und sollen deshalb an dieser Stelle nicht noch einmal wiedergegeben werden. Es dürfte auch nicht notwendig sein, die Wirksamkeit erneut mit Zahlen zu belegen. Unsere eigene, über einen Zeitraum von 8 Jahren reichende und lange abgeschlossene, alternierende Beobachtungsreihe hat nicht nur gezeigt, daß der Impfeffekt selbst bei massiver Exposition in einer Familiengemeinschaft recht zuverlässig ist (nur 14 Erkrankungen bei 1291 Impflingen), sondern auf der anderen Seite auch unterstrichen, wie ungünstig die Infektion im frühen Kindesalter verläuft: 84% von 538 ungeimpften Kindern waren durch ihre Angehörigen in ihren ersten 8 Lebensjahren infiziert worden, 212 dieser Kinder sind erkrankt, 15 von ihnen mit einer tuberkulösen Meningitis und 12 gestorben. Seit Jahren gibt es in Berlin in Kollegenkreisen praktisch kaum noch Widerstände gegen die Impfung der Neugeborenen, und wir haben schon darauf hingewiesen, daß die Bevölkerung ebenfalls ausgesprochen bereitwillig mitmacht. Das ist auch anderenorts von Dannenbaum, Heesen u. a. beobachtet worden. Bei uns haben sich sogar nicht zuletzt die geburtshilflichen Kliniken, die sich längere Zeit zurückgehalten hatten, deshalb beteiligt, weil die Impfung von den Müttern einfach verlangt wurde, die sie in anderen Häusern kennengelernt hatten.

Die immer mehr angestiegene Zahl der Klinikentbindungen (1964 : 94%) hat natürlich das ihre dazu beigetragen, daß die Impfbeteiligung in den letzten Jahren so zugenommen hat und wir auf den aufwendigen nachgehenden Impfdienst für Kinder von Müttern, die zu Hause entbunden haben, verzichten und deren Impfung allein den betreuenden Kinderärzten überlassen konnten. Diese Entwicklung gestattete es uns, die recht beträchtliche Zahl von Impfungen mit einem Minimum an Zeitaufwand und ärztlicher Leistung zu schaffen.

Die Unterrichtung der Mütter und die Einholung der schriftlichen Impfeinwilligung geschieht durch das Personal der geburtshilflichen Abteilung im Rahmen der üblichen stationären Betreuung. So ist es den an den 23 Kliniken Berlins tätigen pädiatrischen Konsiliarien im wesentlichen möglich, sich auf zwei Impftermine pro Woche zu beschränken. Organisatorisch könnte man sich keine günstigeren Voraussetzungen für Reihenimpfungen wünschen. Bis zur Einschulung sind zu keiner anderen Zeit so viele Kinder eines Geburtsjahrganges an so wenigen Orten versammelt wie die Neugeborenen in den ersten Tagen ihres Lebens in den geburtshilflichen Kliniken.

Ohne daß eine Mutter auch nur eine Minute ihrer Zeit opfern müßte, werden alle diese Kinder geimpft. Schon wenige Tage später wären für viele Mütter weite Wege und längere Wartezeiten unerläßlich, die Beteiligung an der Impfung würde beträchtlich sinken. Es besteht kein Zweifel, daß sie einige Wochen später noch weiter zurückgehen würde, wenn wegen der Notwendigkeit einer einigermaßen ausreichenden Vortestung nicht nur ein, sondern bereits drei Arztbesuche erforderlich würden. Der — nur im Neugeborenenalter mögliche — Verzicht auf die vorangehenden Tuberkulinproben dürfte aber auch aus psychologischen Gründen in einer nicht geringen Zahl von Fällen mit ausschlaggebend für die positive Einstellung der Bevölkerung zu der Impfung sein.

Die Impfungen sollten nur von Ärzten durchgeführt werden, die mit der Injektionstechnik bei Neugeborenen vertraut sind, denn es ist nicht immer einfach, bei ihnen einwandfrei intracutan eine Quaddel zu setzen. Wir verwenden stets frisch aufgelösten Trockenimpfstoff, feinste Platin-Iridium-Kanülen und achten darauf, daß bei der Injektion die Öffnung der Kanüle unter der Hautoberfläche sichtbar bleibt. Selbstverständlich kommt es nach jeder BCG-Impfung gesetzmäßig zu einem kleinen tuberkulösen Primärkomplex, meist in Gestalt einer zentralen Einschmelzung des Impfknötchens, die nach fünf bis sechs Wochen eintritt und innerhalb kurzer Zeit unter Schorfbildung abheilt, sowie zu einer leichten Schwellung der regionären Lymphknoten. Eventuelle subcutane Impfdepots sind wohl der häufigste Anlaß zu lokalen Reaktionen in unerwünschter Form, die über das normale Maß hinausgehen.

Es steht außer Frage, daß man ansonsten bei den Neugeborenen ein Minimum an Impfreaktionen erwarten darf, weil sie sicher tuberkulosefrei sind. Unsere Nachuntersuchungen anläßlich einer großen Reihenimpfung für Jugendliche, Schul- und Kleinkinder haben uns gezeigt, daß die meisten stärkeren Läsionen auf unerkannt abgelaufene und nicht erfaßte spezifische Infektionen zurückzuführen waren. Wir beobachteten sie bei Impflingen, bei denen — aus nicht unverständlicher Rücksicht — die prävaccinale Tuberkulintestung nicht bis zu der letzten üblichen Konzentrationsstufe fortgeführt worden war. Jeder von uns kennt die Konzessionen, die im Vergleich zu dem in der Klinik üblichen Verfahren nicht selten selbst bei Tuberkuloseverdacht in der ärztlichen Praxis bei der Durchtestung gemacht werden. Diese Rücksicht droht immer wieder zum unmittelbaren Anlaß einer Diskriminierung der ganzen BCG-Impfung zu werden. Wie oft hat man kritisch anmerken müssen, daß bei der Registrierung von sogenannten Impfschäden die Frage, ob bereits vor der Impfung eine Tuberkuloseinfektion vorgelegen haben könnte und lediglich eine BCG-Inoculation erfolgt war, gar nicht oder nur unzureichend geprüft worden ist.

Einen einheitlichen Applikationsort für die intracutane BCG-Impfung zu wählen ist sicher sehr zweckmäßig. Impfnarben an typischer Stelle erleichtern manchmal die Erhebung der Anamnese, wenn sich die Eltern in der Aufregung bei Klinikaufnahmen z. B. nicht mehr an die Art der bereits durchgeführten Impfungen erinnern können.

Bei alternierenden Beobachtungen an mehreren hundert Impflingen und ungeimpften Kontrollen haben wir eindeutig konstatieren können, daß das Gedeihen der Säuglinge durch die Impfung und den ihr folgenden Immunisierungsprozeß in keiner Weise beeinträchtigt wird, wie man manchmal mutmaßt. Veränderungen außerhalb des BCG-Primärkomplexes haben wir bei der Impfung der Säuglinge erfreulicherweise nie gesehen; ernstliche Komplikationen sind mit dem von uns verwendeten Impfstoff der Behring-Werke in der ganzen Bundesrepublik nicht beobachtet worden, wie wir jüngst noch einmal bei einer Rundfrage bestätigt erhielten, schon gar nicht BCG-Streuungskrankheiten, wie sie mit letalem Ausgang in neun Fällen — bei weit mehr als 200 Millionen Impfungen in aller Welt — in der Literatur beschrieben worden sind.

Bei der Neugeborenenimpfung entfallen nahezu alle Gegenindikationen, die uns für die BCG-Impfung bei älteren Impflingen geläufig sind. Wir halten uns nicht streng an eine bestimmte untere Gewichtsgrenze, wenn wir auch in der Praxis bei untergewichtigen Kindern, die ohnehin noch längere Zeit auf der Abteilung bleiben, gerne noch zuwarten, bis sie etwa 2500 g erreicht haben. In den letzten Jahren haben wir häufiger als zuvor normalgewichtige Neugeborene bereits vom 2. Lebenstage ab geimpft. Wenn wir Kinder mit möglichen Geburtstraumen von der Impfung ausnehmen, so tun wir es vor allem, um nicht dem Kausalitätsbedürfnis der Laien bei eventuellen Blutungsspätschäden Nahrung zu geben. Aus dem gleichen Grunde verzichten wir auf die Impfung von Neugeborenen mit schweren Mißbildungen oder mit bereits offensichtlichen angeborenen Cerebralschäden, z. B. mit Hydrocephalus oder Mongolismus.

Kinder tuberkulöser Eltern, wie überhaupt alle Neugeborenen, die in eine Wohngemeinschaft kommen würden, in der sich ein noch nicht vollständig ausgeheilter

Tuberkulosekranker befindet, von dem eine Infektionsgefährdung ausgehen könnte, werden nicht ambulant geimpft. Wir verlegen sie seit 1948 möglichst unmittelbar nach der Geburt von der geburtshilflichen Abteilung in eine Kinderklinik, in der sie über die Impfung hinweg noch bis zur Tuberkulinkonversion isoliert bleiben. Die Impfung erfolgt auch bei ihnen in der ersten Lebenswoche, es sei denn, daß die Mutter des Kindes an einer so schweren Tuberkuloseerkrankung leidet, daß unter Umständen mit einer intrauterinen oder subpartalen Infektionsübertragung gerechnet werden muß. In diesen Fällen — die höchst selten sind —, sollte das Kind sofort mit Chemotherapeutika prophylaktisch behandelt werden, bis nach etwa 8 bis 10 Wochen durch den negativen Ausfall der Tuberkulinproben und Röntgenaufnahme eine Infektion endgültig ausgeschlossen werden kann. Erst dann wird die Impfung vorgenommen. Die sofortige Trennung von Mutter und Kind ist auch bei allen anderen, eventuell ansteckungsfähigen Tuberkuloseerkrankungen notwendig, hier aber nur, um eine Impfung ohne vorherige Isolierung möglich zu machen. In allen diesen Fällen muß das Personal der Wochenstationen sehr aufmerksam sein, damit jedwede Kontakte vermieden und ohne Zeitverluste wirklich so verfahren werden kann. Die Kosten für den im Mittel etwa 9wöchigen Klinikaufenthalt werden in Berlin von dem Landesfürsorgeverband, anderenorts, z. B. in Hamburg, für Heimunterbringung von der LVA getragen.

Es versteht sich von selbst, daß das Intervall bis zum Eintreten der Impfallergie grundsätzlich bei allen BCG-Impfungen — ganz besonders im Säuglingsalter — genügend beachtet und das Elternpaar darauf aufmerksam gemacht werden muß, in den ersten Wochen post vaccinationem, in denen das Kind noch ungeschützt infiziert werden kann, jedes vermeidbare Infektionsrisiko zu umgehen: Benutzung öffentlicher Verkehrsmittel, Vermeidung von großen Verwandtentreffen etc.

Von uns aus haben wir nie auf eine Nachtestung verzichtet. Viele Autoren halten sie für unnötig. Dabei dürfte die Versagerquote bei der BCG-Impfung, d. h. die Zahl der Impflinge, die nicht tuberkulinpositiv werden, aber immerhin zwischen 3 und 5% liegen, und wir meinen, daß man in den Fällen, in denen eine Tuberkuloseerkrankung bei ehemaligen Impflingen differentialdiagnostisch zur Debatte steht, unbedingt wissen muß, ob die Impfung tatsächlich zu einer Umstimmung geführt hat. Das ist bei Säuglingen und Kleinkindern noch wesentlich wichtiger als bei älteren, weil wir ja in der Altersstufe zwischen 0 und 3 Jahren die Indikation für eine Behandlung ohne Rücksicht auf den Röntgenbefund allein aus der Tatsache ableiten, daß sich das Kind infiziert hat. Für die Wahl des Termins der Tuberkulinnachprüfung ist es vielleicht von Interesse, daß bei unseren in den ersten 10 Lebenstagen geimpften Neugeborenen durchschnittlich 61 Tage vergingen, bis eine austestbare Tuberkulinempfindlichkeit auftrat. Nur durch unsere, wirklich regelmäßigen Nachkontrollen sind wir gelegentlich einmal darauf aufmerksam geworden, daß eine Impfcharge allzusehr abgeschwächt war. Qualitätsverluste innerhalb der Lagerfristen scheinen heute, da man bei uns nur noch durch Lyophilisierung getrockneten Impfstoff verwendet, seltener zu sein als früher.

Aus der Praxis heraus wird immer wieder die Frage gestellt, wie man sich später bei den BCG-geimpften Kindern mit den Tuberkulinkontrollen verhalten soll. Es empfiehlt sich, bei sämtlichen Kindern wenigstens noch einmal bis zur Einschulungsuntersuchung, also etwa im Alter von 3 Jahren, eine Allergiekontrolle vorzunehmen, bei Kindern aus tuberkulösem Milieu auf jeden Fall alljährlich die Reizschwelle auszutesten. Wir haben es anfangs versucht und später aufgeben müssen, weil immer mehr Probanden abgesplittert und zu weiteren Testungen nicht mehr erschienen sind.

Nicht zuletzt aus dieser praktischen Erfahrung heraus sind wir skeptisch, daß die Idee mit der Einführung eines alljährlichen allgemeinen Tuberkulinkatasters und der folgenden präventiven Chemotherapie aller Konvertoren (FREERKSEN) realisierbar ist. Bei der Diskussion um dieses neue Verfahren, das im übrigen komplettiert werden soll durch fortlaufende Röntgenkontrollen aller Tuberkulinpositiven, wird immer wieder das Argument vorgebracht, daß die Allergisierung des Impflings ein so beträchtlicher Nachteil der BCG-Impfung sei, daß man lieber auf sie verzichten solle. Wir haben uns, ebenso wie KLEINSCHMIDT, in all den Jahren in der Tuberkulindiagnostik niemals derart gestört gefühlt, daß wir diesem Gedanken auch nur einen Augenblick nähergetreten wären. Es erscheint uns folgewidrig, eine prophylaktische Maßnahme aufzugeben, nur um eine Erkrankung, die mit größter Wahrscheinlichkeit durch eben diese prophylaktische Maßnahme zu verhüten wäre, eventuell leichter diagnostizieren zu können. Wobei noch nicht einmal gesagt ist, daß die Diagnose, auch wenn sie rechtzeitig gestellt würde, über die Therapie in jedem Falle zu einem guten Ausgang der Erkrankung führen müßte.

Chemoprophylaxe und präventive Chemotherapie sind an sich sehr bedeutungsvolle Methoden, die eine wesentliche Bereicherung der modernen Tuberkulosebekämpfung gebracht haben. Weil sie zeitlich aber sehr begrenzt wirksam sind, — nur so lange, wie das Isoniacid regelmäßig eingegeben wird —, gehören sie u. E. in den Bereich der individuellen Prophylaxe. Die Wirksamkeit der BCG-Impfung dagegen ist auf mehrere (7—9) Jahre zu veranschlagen, in diesem Zeitraum stets vorhanden und mit einer einzigen Injektion zu erzielen. Da die Chemoprophylaxe schließlich auch im Wirkungsgrad nicht überlegen sein dürfte (s. a. BARTMANN), sehen wir in der gegenwärtigen Situation keine Veranlassung, sie zusammen mit einem Tuberkulinkataster etwa an Stelle der BCG-Impfung einzusetzen, und auf jeden Fall Vorteile in der Beibehaltung der systematischen BCG-Impfung der Neugeborenen.

Zusammenfassung und Schlußfolgerung

Man wird abwarten dürfen, welche Erfahrungen die Autoren, die sich in vielen Diskussionen für eine Änderung des Vorgehens eingesetzt haben, bei der praktischen Erprobung ihrer Vorschläge sammeln werden, die bis heute noch aussteht. Wir meinen, daß man nicht ohne zwingende Gründe aufgeben sollte, was sich bewährt hat und daß bei einer derart chronischen Erkrankung, wie sie die Tuberkulose darstellt, nur ein über viele Jahre ganz konsequent durchgeführtes, umfassendes Programm Erfolg verspricht. Wenn sich in der nächsten Zeit auch bei uns die epidemiologische Situation so entwickelt, daß der Durchseuchungsindex der Kinder bis zum 10. Lebensjahr etwa 5% nicht mehr überschreitet, dann wird es erlaubt sein, den Schwerpunkt unserer prophylaktischen Bemühungen in dieses Lebensalter, kurz vor der Pubertät, zu verlagern, in der die Tuberkulose ja wieder ganz besondere Gefahren bringt.

Summary and Conclusions

In our opinion, an alteration of the procedure, as is being discussed and postulated by various authors, should be postponed until results of practical experiences are known. Without compelling reasons established methods in the control of a chronic disease such as tuberculosis should not be changed. Experience has proved that only a programme carried out systematically over years has a chance of success. If the epidemiologic situation improves, and the rate of infection in children under 10 years of age drops to 5%, a postponement of prophylactic efforts to the age just before adolescence, when tuberculosis bears especial risks, may be considered.

Literatur

Bartmann, K.: Öff. Gesundh.-Dienst 26, 263 (1964).
Dahlström, G., and H. Difs: Acta tuberc. scand. Suppl. 27 (1951).
Dannenbaum, P.: Mschr. Kinderheilk. 99, 205 (1951).
Frappier, A.: Internist 3, 623 (1962).
Freerksen, E.: Praxis Pneumol. 19, 133 (1965).
Genz, H.: Mschr. Kinderheilk. 99, 253 (1951).
— Dtsch. med. J. 16, 20 (1965).
— und L. Helbig: Tuberk.-Arzt 11, 199 (1957).
Kleinschmidt, H.: Med. Welt 1965, 1785.
Lütgerath, F.: Praxis Pneumol. 18, 217 (1964).
Pechstein, J.: Fortschr. Med. 83, 509 (1965).
Seelemann, K.: Tägl. Prax. 6, 99 (1965).
Spiess, H.: Pädiat. Prax. 1, 141 (1962).
Wallgren, A.: Mschr. Kinderheilk. 113, 189 (1965).

Professor Dr. H. Genz
1 Berlin 19, Heubnerweg 6

Über den Wert der BCG-Impfung im Schulalter

Ole Christensen

Mit 3 Abbildungen

Während in Kopenhagen schon seit 1914 eine Kur-Schule für Kinder mit offener Tuberkulose bestand, wurde das Interesse für die Tuberkulose-Prophylaxe erst viele Jahre später wach. Stufenweise wurde diese Prophylaxe ausgebaut. 1937 wurden die Schüler der ersten Klasse einer Tuberkulinprüfung unterzogen. Die positiv Reagierenden wurden der Zentralstation für Tuberkulosebekämpfung zu näherer Untersuchung und allfälliger Behandlung überwiesen.

Die negativ reagierenden Kinder wurden jährlich kontrolliert; falls der Gesundheitszustand es erforderte, wurde eine solche Kontrolle auch während des laufenden Jahres vorgenommen. Invertoren wurden ebenfalls der Tuberkulose-Zentralstation zugewiesen. Im Jahre 1945 wurde dieses Kontrollsystem an allen Volksschulen von Kopenhagen vollumfänglich übernommen. Bei Kindern bis zu 12 Jahren wurde die Moro-Patch-Probe und bei älteren Kindern die Mantoux-Probe angewandt.

1942/43 wurde die BCG-Impfung erstmals in den Abgangsklassen durchgeführt und 73% der Tuberkulinnegativen geimpft. Die Tuberkulosekontrolle wurde 1944 auf Initiative der Gemeindebehörden und der Schuldirektion von Kopenhagen für obligatorisch erklärt und so zum Vorbild der Tuberkulosekontrollen in allen Schulen von Dänemark. Seit 1946 ist sie gesetzlich verankert. Im Schuljahr 1947/48 nahm man zusätzlich auch die Vaccination der in die Schule eintretenden Kinder vor. Zu diesem Schritt berechtigte die damalige epidemiologische Tuberkulosesituation: Die jährliche Infektionsrate in den ersten Schulklassen der Stadt Kopenhagen betrug 1944/45 immer noch 1,8%. Auch die Morbidität war beachtlich: der tuberkulosebedingte Ausfall betrug 17 000 Schultage für 60 000 Schüler. 10—14 Schulkinder mußten wegen ansteckender Tuberkulose oft viele Monate in der Kur-Schule zubringen. Dazu kamen Einlieferungen in Kindersanatorien z. T. auch im Sinne von Präventivkuren bei Invertoren.

Die Tuberkulosesterblichkeit betrug 6 Schulkinder pro Jahr. Bis 1947 nahm man die BCG-Impfung der Schüler in der Zentralstation für Tuberkulosebekämpfung vor. Danach wurden sie von einem speziell dafür angestellten Schularzt in den Schulen selbst durchgeführt.

Wie weit diese BCG-Impfung, — die also vorerst bei den Schulentlassenen, dann bei den in die Schule Eintretenden und bei den Austretenden vorgenommen wurde —, die Tuberkulosemorbidität beeinflußt hat, soll im folgenden geprüft werden: Abb. 1—3.

Die Abb. 1—3 zeigen an 3 verschiedenen Gruppen die Zahl der Tuberkulose-Neuerkrankungen pro 10 000 Schüler bezogen auf die einzelnen Jahrgänge und die Kalenderjahre.

Dabei ergibt sich bei den erst beim Schulaustritt geimpften Jahrgängen 1931—1934 keine wesentliche Beeinflussung der Tuberkulosemorbidität nach der Impfung (siehe Pfeil). Die Kurve steigt praktisch geradlinig an. Wie weit die in den Jahren

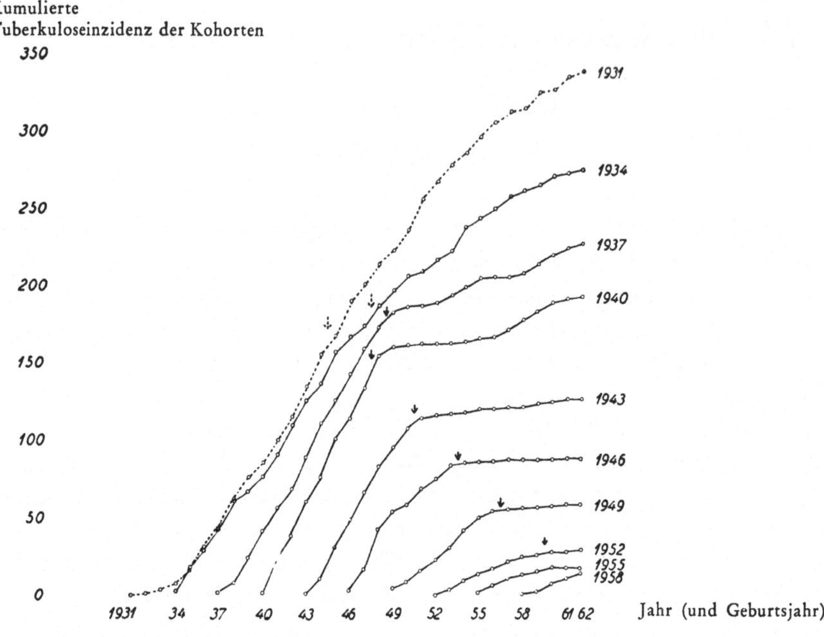

Abb. 1. Neugemeldete Fälle von Tuberkulose aller Formen auf je 10 000

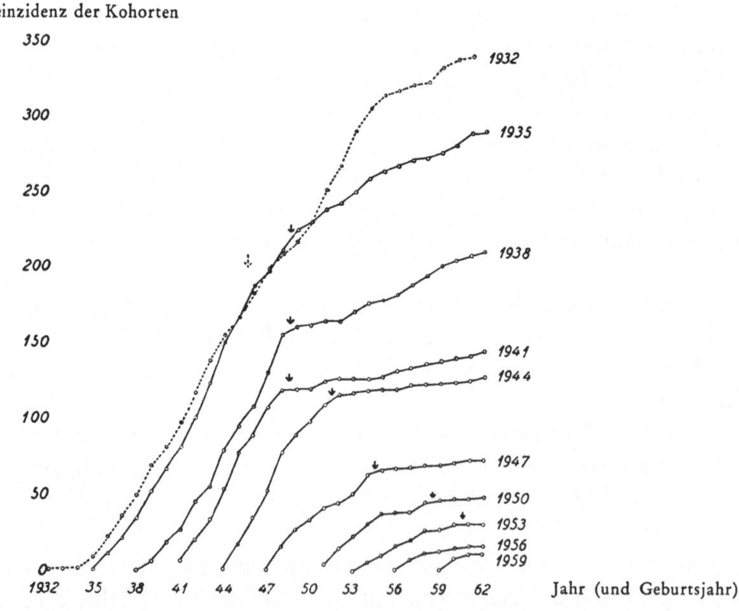

Abb. 2. Neugemeldete Fälle von Tuberkulose aller Formen auf je 10 000

1946 und 47/48 durchgeführten Tuberkulose-Untersuchungen der erwachsenen Bevölkerung von Kopenhagen ein Ansteigen der Zahl neuentdeckter Tuberkulosen gefördert und damit einem Flacherwerden der Kurven entgegengewirkt hat, muß dahin-

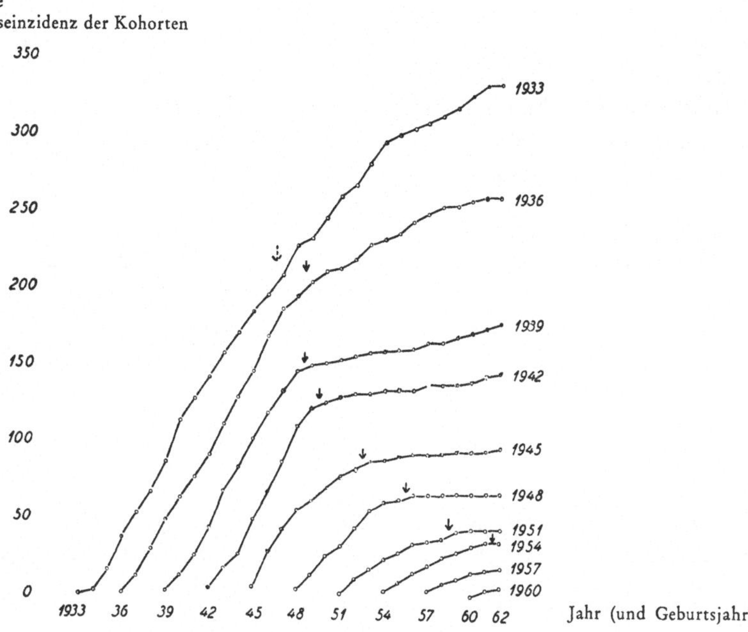

Abb. 3. Neugemeldete Fälle von Tuberkulose aller Formen auf je 10 000

Tabelle 1. *Neugemeldete Fälle von Tuberkulose auf je 100 000, 1938—1948. Kopenhagen*

	1. Alter 0—8 Jahre	2. Alter 9—14 Jahre	Quotient 1.:2.
1938	113,5	89,3	1,27
1939	138,1	107,4	1,29
1940	129,3	81,1	1,59
1941	126,4	121,3	1,04
1942	146,8	139,6	1,03
1943	146,2	201,9	0,72
1944	123,9	164,0	0,76
1945	178,5	164,0	1,09
1946	154,1	141,6	1,09
1947	146,8	146,0	1,01
1948	171,3	163,0	1,05
1938—1948	145,0	138,7	1,04

Tabelle 2. *Neugemeldete Fälle von Tuberkulose auf je 100 000, 1949—1962. Kopenhagen*

	1. Alter 0—8 Jahre	2. Alter 9—14 Jahre	Quotient 1.:2.
1949	95,9	54,9	1,75
1950	72,7	20,2	3,60
1951	77,1	39,9	1,93
1952	65,0	19,8	3,28
1953	66,5	14,6	4,55
1954	74,3	15,6	4,76
1955	43,7	15,2	2,88
1956	38,9	15,4	2,53
1957	34,3	5,9	5,81
1958	37,6	13,9	2,71
1959	17,4	9,7	1,79
1960	39,7	13,2	3,01
1961	25,1	1,9	13,21
1962	13,4	4,0	3,35
1949—1962	53,0	17,4	3,05

gestellt bleiben. Bei den folgenden Jahrgängen, welche bereits beim Schuleintritt geimpft wurden, ist nach der Impfung aber ein deutlicher Knick im Morbiditätsverlauf zu beobachten.

Erst in den jüngsten Jahrgängen flacht dieser Knick wieder ab. Die Morbidität liegt aber im Gesamten tief und es ist zu berücksichtigen, daß die Zahl der bereits im Vorschulalter BCG-geimpften Kinder inzwischen bis auf rund 40% angestiegen ist (Tab. 1 u. 2).

Ein Vergleich der Tab. 1 u. 2 ist aufschlußreich. In der Ära vor der BCG-Impfung beträgt der Quotient der Tuberkulosemorbidität der 0- bis 8jährigen gegenüber den 9—14jährigen nur 1,04. Er stieg nach der Impfung bei Schulbeginn im Durchschnitt auf das Dreifache an. Ein ähnliches Bild läßt sich aus den Tab. 3 und 4 ableiten, wo die Fälle der Hirnhauttuberkulosen bei den gleichen Altersgruppen auf gleiche Weise verglichen werden (Tab. 3 u. 4).

Tabelle 3. *Hirnhauttuberkulose, Fälle auf je 100 000, Kopenhagen*

	1. Alter 0—8 Jahre	2. Alter 9—14 Jahre	Quotient 1. : 2.
1941	10,43	4,28	2,44
1942	13,67	8,59	1,59
1943	9,51	14,88	0,64
1944	7,89	6,31	1,25
1945	12,83	2,05	6,26
1946	18,01	5,90	3,05
1947	10,70	3,93	2,72
1948	15,49	8,97	1,73
1941—1948	11,10	6,82	1,63

Tabelle 4. *Hirnhauttuberkulose, Fälle auf je 100 000, Kopenhagen*

	1. Alter 0—8 Jahre	2. Alter 9—14 Jahre	Quotient 1. : 2.
1949	3,92	5,31	0,74
1950	0	0	—
1951	4,11	0	—
1952	1,08	0	—
1953	0	0	—
1954	3,66	0	—
1955	1,29	0	—
1956	1,34	0	—
1957	0	0	—
1958	0	0	—
1959	0	0	—
1960	1,47	0	—
1961	2,96	0	—
1962	1,49	0	—
1949—1962	1,59	0,34	4,68

Tabelle 5. *Neugemeldete Fälle von Lungentuberkulose auf je 100 000. Beide Geschlechter, Kopenhagen*

Alter (Jahre)	1936—1939	1940—1944	1945—1949	1950—1954	1955—1959	1960—1964
0— 4	141,5	124,3	135,3	49,5	31,9	18,0
5—14	103,8	142,8	146,7	37,0	13,7	7,3
15—19	223,2	195,0	163,6	69,1	26,9	11,6
20—24	262,0	250,2	265,8	133,4	43,0	27,2
25—34	220,8	171,9	205,6	116,5	58,3	37,0
35—44	117,6	105,5	133,9	82,8	51,7	40,1
45—54	89,3	79,2	95,2	69,4	52,9	45,2
55—64	97,8	66,8	90,8	65,6	52,6	52,1
65 und darüber	69,2	66,6	88,6	67,7	61,1	44,5
Alle	150,6	133,5	147,7	76,3	45,9	34,0

Gerade diese Tabellen zeigen, daß die BCG-Impfung einen aktiven Beitrag zum Tuberkulose-Rückgang geliefert hat, der über das hinausgeht, was dem allgemeinen Rückgang der Tuberkulose bei der Gesamtbevölkerung aus anderen Ursachen zugeschrieben werden darf (Tab. 5).

Einen Überblick über die neugemeldeten Fälle von Tuberkulose in Kopenhagen, bezogen auf die einzelnen Altersgruppen, gibt Tab. 5. Auch hier wieder fällt auf, daß über den allgemeinen Trend zu einem Tuberkulose-Rückgang seit 1945—1949 hinaus, die geringere Morbidität im Schulalter besonders deutlich wird.

Zusammenfassung

Zusammenfassend darf also festgestellt werden, daß in den Kopenhagener Schulen, in denen eine Tuberkulosebekämpfung schon seit dem ersten Weltkrieg betrieben wird, seit Einführung der BCG-Impfung 1942/43 die Tuberkulose sukzessive auf ein Minimum zurückgedrängt werden konnte. Unsere Erhebungen zeigen deutlich, daß der allgemeine Rückgang der Tuberkulose-Morbidität durch die intensive BCG-Impfung zusätzlich beschleunigt werden konnte. (Mehr als 90% der Kinder werden auf freiwilliger Grundlage geimpft.) Neben dem allgemeinen Rückgang der Tuberkulose-Morbidität ist besonders erfreulich, daß in den letzten 14 Jahren tuberkulöse Hirnhautentzündungen kaum mehr vorgekommen und kleinere Tuberkuloseepidemien, wie die in Holland von VAN VLIET geschilderte, bei uns nicht mehr aufgetreten sind.

Zweifellos werden durch die beiden Impfserien bei Schulbeginn und bei Schulentlassung auch die Tuberkuloseerkrankungen bei den jüngeren Erwachsenen vermindert. Da in den letzten Jahren in Kopenhagen auch Massenvaccinationen von Erwachsenen durchgeführt wurden, lassen sich diese Auswirkungen jedoch nicht exakt erfassen.

Summary

In the Copenhagen schools, where tuberculosis control has been practised since the first world war, tuberculosis has been successively reduced to a minimum through the introduction of BCG vaccination in 1942/43. Our studies prove that the general decline in tuberculosis morbidity was additionally accelerated by intensive BCG vaccination (more than 90% of the children are vaccinated on a voluntary basis). Apart from the general decline in tuberculosis morbidity, it is especially noteworthy that tuberculous meningitis has almost disappeared in the last 14 years and that small tuberculosis epidemics like those described in Holland by VAN VLIET have not occurred in our country. Doubtless the 2 series of vaccinations in children entering and leaving school have also reduced tuberculous infections in young adults. This cannot, however, be precisely assessed, since we have at the same time been performing mass vaccinations of adults in Copenhagen.

Literatur

BOJLÉN, K.: Nord. Med. **39**, 1570 (1948).
— Ugeskrift for Læger 1959^I s. 548.
VAN VLIET, B.: Ned. T. Geneesk. **108**, 357 (1964).

Dr. med. O. CHRISTENSEN
Københavns Kommunes Centralstation for Tuberkulosebekaempelse
København V/Denmark

Zur praktischen Durchführung der BCG-Schutzimpfung*

TH. BAUMANN, E. HAEFLIGER und V. HAEGI

Schreibt man über eigene Erfahrungen der praktischen Durchführung der BCG-Impfung, besteht die Gefahr, daß ein Rezept verfaßt und weitergegeben wird, das sich nur in bestimmten Verhältnissen bewährt hat. Die Voraussetzungen sind von Land zu Land dermaßen verschieden, daß einerseits Vorbehalte mangelhafter Exportfähigkeit einer ad hoc geschaffenen Impforganisation von vornherein anzuerkennen sind. Anderseits sind Ähnlichkeiten des Vorgehens in so vielen Punkten erkennbar, daß wiederum eine detailliert geschilderte Aktion Vergleiche ermöglicht und Anregungen vermittelt, die willkommen sein können und sich befruchtend auszuwirken vermögen. In diesem Sinne möchten wir unsere, lediglich schweizerische Verhältnisse betreffende Ausführungen über die praktische Durchführung der BCG-Impfung aufgefaßt wissen und ja nicht etwa als schulmeisterliches Rezept oder sogar als Ei des Kolumbus.

Die BCG-Impfung ist in der Schweiz eine freiwillige, in das Ressort der Kantone gehörende Maßnahme von unterschiedlicher Verbreitung. Wir berichten hier über Erfahrungen aus den zwei relativ impffreudigen Kantonen Aargau und Zürich.

Die Methode der BCG-Impfung stellt — von einigen Einzelimpfungen abgesehen — ein Mehrfaktorenproblem medizinischer, organisatorischer und volkspsychologischer Art dar. Nur aus der Sicht über das Gesamtproblem ist man imstande, die Impfung der dazu vorgesehenen Bevölkerungsschicht in gewünschtem Ausmaß und zur Befriedigung aller Beteiligten durchzuführen.

Ärzte — Einzelärzte oder ein Ärztekollegium — übernehmen gegenüber der Öffentlichkeit die Verantwortung für die Indikation, Unschädlichkeit und die medizinisch einwandfreie Durchführung der Impfung. Voraussetzung ist, daß sich diese Ärzte auf fundierte medizinische Kenntnisse stützen können, worüber sie sich öfters werden ausweisen müssen. Je besser ihr spezialistisches Wissen ist und je intensiver sie sich Fachkenntnisse in dieser Spezialfrage angeeignet haben, je eher werden sie auch von ihren Kollegen als hierfür fachlich kompetent anerkannt, und um so besser steht es auch um eine geplante Impfaktion. Es liegt nahe, daß in den meisten Ländern Tuberkulose-Ärzte irgendwelcher Richtung (Pädiater, Lungen- und Fürsorgeärzte, Kliniker, Bakteriologen, Epidemiologen) die BCG-Impfung propagierten und gegenüber der Öffentlichkeit die Verantwortung trugen, also gleichsam autoritärer Mittler und Bindeglied zwischen BCG-Impfung und der Bevölkerung zugleich wurden. Denn sowohl Bevölkerung wie schließlich auch Behörden fällen ihren Entscheid einer Teil-

---

* Wir widmen diese Arbeit dem Andenken von Schwester HELEN NAEGELI, Zürich, die als erste BCG-Impfschwester in der Schweiz zur Verbreitung der Methode wesentlich beitrug.

nahme an einer Impfaktion aus der Einsicht in die Wichtigkeit und Notwendigkeit, also in die Vorteile, die eine prophylaktische Methode bietet. HOPPE (i. d. B.) weist auf die Gefahr für eine erfolgreiche Durchführung der BCG-Schutzimpfung hin, wenn ihr von der Bevölkerung und noch vielmehr von den Ärzten Mißtrauen entgegengebracht wird. Es ist also eine fundamentale Aufgabe, eine generelle Vertrauensbasis bei Ärzteschaft, Bevölkerung und Behörden zu schaffen, welche die notwendige Voraussetzung eines guten Gelingens bildet.

In der Fachpresse, durch gezielte wissenschaftliche Vorträge in Ärztegremien, in Zirkularschreiben usw., muß die Ärzteschaft vor allem andern über Grund, Ausmaß und Art und Weise der Durchführung einer Impfaktion orientiert sein. Dies gilt vor allem bei der Einführung der Methode. Günstig ist es jeweils, wenn die Mitglieder einer als kompetent anerkannten Ärztegruppe Aufrufe und Schreiben kollektiv mitunterzeichnen und damit ihre Mitverantwortlichkeit dokumentieren. Man gibt damit auch positiv eingestellten Ärzten die notwendigen Unterlagen, welche sie gegenüber der Öffentlichkeit benötigen. Gegen jede Methode gibt es überall ärztliche Gegner, denn wo stellt sich eine solche außerhalb jeglicher Diskussion? Sie haben aber um so weniger Gewicht und finden wenig Gehör, wenn ihnen eine als maßgeblich angesehene Gruppe entgegentritt und nach außen die Idee vertritt und trägt. Wenn immer möglich, sollten fachmedizinische Streitfragen einer Lösung zugeführt werden, bevor eine Methode den ärztlichen Sektor verläßt. „Die amtlichen Stellen haben es schwer, den örtlichen Aktionen den notwendigen Nachdruck zu verleihen, wenn die Experten so gegenteilige Meinungen vertreten“, schreibt wohlverständlich HOPPE. Unter Umständen können in dieser Hinsicht klar formulierte Richtlinien anerkannter Fachausschüsse in die Aufklärung einbezogen werden. Die BCG-Impfung müßte darin allerdings, soll sie bei der Bevölkerung auf Interesse stoßen, positiver umschrieben sein wie etwa als „unbedenkliche Maßnahme der vorbeugenden Gesundheitsfürsorge“. Richtlinien bieten Vorteile, wenn sie wohl durchdacht sind und das wesentliche enthalten. Nachteilig können sie sich dann auswirken, wenn sie die verantwortlichen Ärzte einer Impfaktion — z. B. aus nicht angemessener Expertengläubigkeit — von einer selbst erarbeiteten Stellungnahme abhalten, oder wenn sie veraltet sind. Auch die Tuberkulosebekämpfung unterliegt ja den Gesetzen des sogenannten Fortschrittes, die eine ständige Anpassung an sich ändernde epidemiologische Gegebenheiten und an die sich ausweitende Medizin erfordern. Hierin gewinnen die einen Methoden an Bedeutung, andere treten zurück und werden überholt. Auch die Methode der BCG-Impfung kommt nur dann sinngemäß zum Einsatz, wenn sie aus umfassenden Kenntnissen über das Gesamtgebiet der Tuberkulose geplant und Abgrenzung und Schulterschluß zu den anderen Methoden zugleich in wohl abgewogener Wertung vorgenommen wird.

Das geplante Ausmaß einer Impfaktion bestimmt weitgehend die Modalitäten der Durchführung. Nach entsprechendem Studium der Verhältnisse in Dänemark (1948) entschloß man sich bei uns in maßgebenden Kreisen der Ärzteschaft und der Tuberkuloseliga zu einer Durchimpfung der tuberkulinnegativen Bevölkerung auf breiter Basis.

Wir erwarten — bei der gegebenen Wirksamkeit der BCG-Impfung —, nur von einer breite Teile der Bevölkerung umfassenden Aktion eine epidemiologisch volle Auswirkung. Für eine in die Breite angelegte Durchimpfung sprachen die Durchseuchungsverhältnisse (beurteilt nach dem Tuberkulinkataster 1950—1953), wo die 15—29jährigen Tuberkulinnegativen eine Konversionswahrscheinlichkeit von 6,8%

pro Jahr aufwiesen (HAEGI, 1956). Anderseits vertraten wir von Anfang an — in der Ärzteschaft und der Öffentlichkeit — in Anbetracht einer zeitlich beschränkten Wirksamkeit der Impfung die Notwendigkeit, periodisch sich wiederholende Großimpfaktionen etwa in 4- bis 5jährigem Turnus (Kt. Zürich), resp. die sich jährlich wiederholenden Impfungen der bei Schuleintritt resp. Schulaustritt tuberkulinnegativen Schüler, wobei Impfungen in Industriebetrieben noch parallel laufen (Kt. Aargau). Neben den angeführten Impfaktionen galt es, die Gruppenprophylaxe besonders (bacillär oder hereditär) gefährdeter Bevölkerungsgruppen nicht zu vernachlässigen. Es war Aufgabe vor allem der Tuberkuloseliga, sie der BCG-Impfung zuzuführen.

Wenn eine Impfaktion größeren Ausmaßes gelingen soll, ist die Zusammenarbeit von Behörden, Tuberkuloseligen (in der Schweiz selbständige, von den Behörden unterstützte Vereine) und Ärzteschaft Voraussetzung. In der Durchführung konnten wir uns auf die Erfahrungen wiederholter Schirmbildaktionen stützen, welche analog die breite Masse der Bevölkerung zu erfassen versuchen. Namentlich erwies sich der bereits hergestellte Kontakt mit den Industriebetrieben als äußerst wertvoll, besonders die Erlaubnis, BCG-Impfungen während der Arbeitszeit durchzuführen.

Für unsere Verhältnisse günstig erwiesen sich folgende vier Programmpunkte: Die Impfung ist freiwillig, kostenlos, wird vom praktizierenden Arzt durchgeführt, und die Organisation liegt in den Händen der Liga.

Die Unterteilung der Bevölkerung in die drei Gruppen: Schulen, Industriebetriebe und übrige Bevölkerung, drängte sich aus organisatorischen Gründen auf. Da namentlich auf der Landschaft weder nebenamtliche Schul- noch Fabrikärzte zur Verfügung stehen, war eine gewisse Beweglichkeit der Organisation notwendig, um den verschiedenen Ansprüchen genügen zu können. So wünschte z. B. eine Firma mit einer Belegschaft von rund 1500 Personen: Ausführung der Vorproben und Impfung je an einem Tag. Die Erfüllung dieses Wunsches erforderte die gemeinsame Tätigkeit von 10 Ärzten, 3 Impfschwestern, 2 Praxisschwestern und 5 Fürsorgerinnen.

Der gute Rückhalt einer Impfaktion in der Bevölkerung ist mit Voraussetzung zu ihrem Gelingen. Um dies zu erreichen, ist eine umfangreiche organisatorische Kleinarbeit erforderlich. In erster Linie zur Durchführung der Organisation stellten die Ligen Impfschwestern an. Der Impfschwester obliegt die Propaganda in den einzelnen Gemeinden, die Kontaktnahme vor allem mit Behörden, Schulen, Fabrikbetrieben, die Bereitstellung des Instrumentariums und des Impfstoffes für den Arzt und die Aufstellung des „Impffahrplanes", für dessen Einhaltung sie verantwortlich ist. Die Impfschwester muß ebenfalls in der Lage sein, den Arzt bei den Impfungen zu vertreten.

Die Beteiligung an einer Impfaktion hängt weitgehend von der Kleinarbeit in Organisation und Aufklärung ab. Maßgebende Mitglieder einer Reihe von Gemeindebehörden, der Leitungen von Schulen und Industriebetrieben, müssen angemessen orientiert werden. Aufklärungsmaterial zusammen mit einem persönlichen Anmeldeformular an sämtliche Einwohner, Aufklärungsvorschriften an die Industrie und die Presse sind zuzustellen. Die Impfpläne müssen der Zahl der eingegangenen Anmeldungen, den Wünschen der Fabrikbetriebe und der Ärzteschaft angepaßt und auf sie abgestimmt werden. Vor allem bei der erstmaligen Durchführung einer Impfaktion ist der Bevölkerung in Dörfern und Städten Gelegenheit zu geben, sich an Vorträgen orientieren zu lassen. Im Interesse eines stetig verwendbaren und möglichst kompletten Tuberkulin- und Impfkatasters wird anläßlich der technischen Durchführung eine

Archivkarte mit den entsprechenden Eintragungen geschaffen und überdies den Teilnehmern ein persönliches Impf- und Blutgruppenbüchlein, ebenfalls mit den entsprechenden Eintragungen über die stattgefundene Testierung und Impfung nach Hause mitgegeben. Für noch nicht in die Methode eingeführte Ärzte können Impfkurse organisiert werden. Als erste Tuberkulinprobe eignet sich die Moro-Pflaster-Probe auch für den Erwachsenen. Es wäre angenehm, mit einer einzigen Tuberkulinprobe auszukommen; im Interesse der Vermeidung zu starker Reaktionen sehen wir aber davon ab. Der intrakutane Mantoux-Text als Zweitprobe eignet sich überdies vor der Ausführung intrakutaner BCG-Impfungen ausgezeichnet, sich die notwendige Fertigkeit in der Setzung einer intrakutanen Quaddel wieder anzueignen, worauf MANDE (i. d. B.) ebenfalls hingewiesen hat. Überdies können im Zeitpunkt der Vortestierung durch den anwesenden Arzt etwaige „Impfbedenken" zerstreut werden. Erst wenn eine intensive Aufklärung vorausgegangen ist, kann man auf eine gute Beteiligung rechnen. In der Praxis spielen dabei gewisse Imponderabilien eine wichtige Rolle, in kleineren Ortschaften vor allem die Einstellung einzelner maßgeblicher Persönlichkeiten, welche die Impfaktion fördern oder hemmen und auf die Beteiligung einen entscheidenden Einfluß haben können. So sinkt und steigt bei den Schülern die Beteiligung vielfach je nach der Einstellung der Lehrerschaft, welche aber in der Regel der Impfung sehr positiv gegenübersteht.

In erfreulicher Weise stellen sich praktisch sämtliche Ärzte für Impfungen zur Verfügung, was die Durchführung nicht nur erleichtert, sondern auch propagandistisch erheblich fördert.

Nach Abschluß einer Impfaktion geben wir jeweils in Tageszeitungen bezirksweise unseren Dank an alle Beteiligten, vor allem an die Behörden und Organisationen weiter, bei gleichzeitiger Bekanntgabe der Teilnehmerzahlen.

Stichprobenweise Nachtestierungen kürzere Zeit nach durchgeführter Impfung zeigen jeweils eine Tuberkulinkonversion von durchschnittlich 96—100%. Bei diesem günstigen Ergebnis verzichten wir auf eine generelle Nachtestierung im Rahmen der Großaktionen.

Die freiwillige Beteiligung der Bevölkerung, speziell der Schüler an der Impfaktion ist erfreulich hoch. In den Abgangsklassen (8.—9. Schuljahr) sind bis zu 99,5% (Kt. Aargau) der Tuberkulinnegativen durchgeimpft. So wird das erstrebte Ziel erreicht: es müssen möglichst 100% der Schulentlassenen tuberkulinpositiv resp. geimpft in das jugendliche Erwachsenenalter übertreten, da ja gerade im Alter bis zum 25.—30. Lebensjahr die Tuberkulosemorbidität immer groß war und auch heute noch groß ist. Seit Beginn der Impfaktionen sind im Kanton Aargau (380 000 Einwohner) rund 223 000 Tuberkulintestierungen und rund 115 000 BCG-Impfungen ausgeführt worden. Im Kanton Zürich (960 000 Einwohner) sind die entsprechenden Zahlen rund 560 000 Tuberkulintestierungen und rund 200 000 BCG-Impfungen. Im Kanton Zürich ist seit 1950 nun die 3. Großimpfaktion bei unverändertem Interesse und voller Unterstützung von Behörden, Bevölkerung und Ärzteschaft im Gange, während im Kanton Aargau jährlich die tuberkulinnegativen Schüler bei Schuleintritt (7. Altersjahr) und bei Schulaustritt (15.—16. Altersjahr), überdies die Maturaklassen, geimpft werden.

Auf diese Weise läßt sich auf breiter Basis ein Impfschutz kontinuierlich aufbauen, der seine Auswirkungen auf die epidemiologische Gestaltung der Tuberkulose nicht verfehlen wird.

Zusammenfassung

Die BCG-Impfung in der Schweiz ist eine freiwillige, in das Ressort der Kantone gehörende Maßnahme. In den Kantonen Aargau und Zürich wird die Impfung auf breiter Basis, vor allem in den Schulen und Fabrikbetrieben, durchgeführt. Sie stellt ein Mehrfaktorenproblem medizinischer, organisatorischer und volkspsychologischer Art dar. Impfaktionen leitende Ärzte müssen über diesbezüglich fundierte medizinische Spezialkenntnisse verfügen, zumal sie Mittler und Bindeglied zwischen BCG-Methode und Behörden und Bevölkerung sind.

Der Erfolg einer Impfaktion fußt weitgehend auf einer guten Aufklärung von Ärzteschaft, Behörden und Bevölkerung. Im Kanton Zürich wird die Impfung vor allem in Form von alle 4—5 Jahre wiederkehrenden Großaktionen unter Erfassung sämtlicher Tuberkulinnegativen durchgeführt, im Kanton Aargau liegt das Hauptgewicht bei den Eintritts- und Austrittsklassen der Schulen und bei den Fabrikbetrieben. Organisatorisch liegt die Leitung der „kollektiven" BCG-Impfung in den Händen der Tuberkuloseliga, die Impfungen selbst werden von den praktizierenden Ärzten durchgeführt. Von der Tuberkuloseliga angestellte Impfschwestern betreuen die Organisation. Auf diese Weise gelingt, vor allem im Schul- und Fabrikkollektiv, eine sehr breite Erfassung der Tuberkulinnegativen.

Summary

In Switzerland BCG vaccination is a voluntary cantonal measure. In the cantons of Aargau and Zurich vaccination is carried out on a large scale, taking especial account of schools and factories. It is a complex problem including medical, organization and psychological factors. Physicians supervising mass vaccinations should have specialized knowledge on BCG methods as they act as mediators between vaccination procedure, authorities and the public.

The success of the vaccination programme depends largely on the information given to the general practitioner, the authorities and the public. In the canton of Zurich a large-scale vaccination programme, with detection of tuberculin negative persons, is carried out every 4—5 years. In the canton of Aargau the main emphasis is put on children entering and leaving school and on factory employees.

The BCG vaccination campaigns are organized by the cantonal leagues against tuberculosis, assisted by especially trained nurses. The vaccination itself is carried out by the general practitioner. This method permits vaccination of a large number of tuberculin negatives, particularly in schools and factories.

Literatur

Baumann, Th.: Die BCG-Aktion im Kanton Aargau. Bl. gegen Tuberk. Bull. eidg. Gesundh.-Amt 7, 142—144 (1963).
— Erfahrungen mit den Tuberkulinvortestierungen bei der BCG-Aktion. Schweiz. med. Wschr. 85, 575—578 (1955).
— Erstes schweizerisches BCG-Symposion. Bl. gegen Tuberk. Bull. eidg. Gesundh.-Amt 6, 113—124 (1956).
— Zur Frage der Altersindikation der BCG-Impfung. Schweiz. med. Wschr. 86, 1165—1167 (1956).
— Zur Frage der Wertverminderung der BCG-Vakzine und zur Frage der Dauer des Impfschutzes. Schweiz. med. Wschr. 86, 1167—1170 (1956).

BAUMANN, TH.: Zusammenfassung und Richtlinien für die Zukunft der BCG-Impfung in der Schweiz. Zweites schweiz. BCG-Symposion. Bl. gegen Tuberk. Bull. eidg. Gesundh.-Amt 1, 39—44 (1961).
— und G. NIEVERGELT: Über die Leistungsfähigkeit der Tuberkulinteste und der BCG-Teste. Beitr. Klin. Tuberk. 117, 296—316 (1957).
— und B. WIDMER: Tuberkulinkataster 1953/54 in drei Bezirken des Kantons Aargau und die Retrozession der Tuberkulosedurchseuchung in der Schweiz. Schweiz. med. Wschr. 85, 170—174 (1955).
HAEFLIGER, E.: Die Organisation der BCG-Impfung im Zürcher Oberland. Bl. gegen Tuberk. Bull. eidg. Gesundh.-Amt 4, 72—79 (1951).
— Die Organisation einer BCG-Aktion. Zweites schweiz. BCG-Symposion. Bl. gegen Tuberk. Bull. eidg. Gesundh.-Amt 1, 14—16 (1961).
— Die praktische Durchführung der BCG-Impfung in der Schweiz. Bl. gegen Tuberk. Bull. eidg. Gesundh.-Amt 1, 2—7 (1954).
— Wesen und praktische Durchführung der BCG-Schutzimpfung gegen die Tuberkulose. Praxis 43, 453—457 (1954).
— Zur Prophylaxe und prophylaktischen Behandlung der Tuberkulose. Bibl. tuberc. vol. 14, pp. 50—61. Basel—New York: Karger 1959.
HAEGI, V.: Die Tuberkulosedurchseuchung der Bevölkerung der Zürcher Landschaft, beurteilt nach dem Tuberkulinkataster der Jahre 1950—1953; med. Diss. Zürich 1956.
MUGGLER, J. P.: Die Tuberkulosedurchseuchung der Bevölkerung des Kantons Aargau, beurteilt nach dem Tuberkulinkataster der Jahre 1953—1956; med. Diss. Basel 1961.

Priv.-Doz. Dr. TH. BAUMANN   Priv.-Doz. Dr. E. HAEFLIGER   Dr. V. HAEGI
Kinderklinik,   Zürcherische
Kantonsspital   Heilstätte
5000 Aarau/Schweiz   8636 Wald/Schweiz

BCG-Schutzimpfung, Chemoprophylaxe und Chemoprävention

K. Simon

Wenn die Zahlen der Tuberkulose auch bei Kindern erheblich rückläufig sind, so ist diese Krankheit noch nicht als besiegt anzusehen. Solange die Möglichkeit besteht, daß die ältere Generation auf ihre Kinder und Enkel Tuberkelbakterien überträgt, und dies kann geschehen, solange es noch Primärtuberkulosen bei Kindern gibt, ohne daß durch Chemotherapie eine Ausheilung zu erwarten ist, solange werden wir uns noch weiterhin mit der Bekämpfung der Tuberkulose befassen müssen. Durch die intensive Fluktuation der Bevölkerung und durch Kontakte über Kontinente hinweg durch moderne Verkehrsverbindungen ist die Kontrolle einer Ausbreitung dieser Infektionskrankheit schwerer geworden. Es wäre kurzsichtig, nur an sein eigenes Heimatland zu denken; uns muß die Situation der Tuberkulose in der Welt interessieren, denn ein heute tuberkulosefreier Staat kann morgen die Seuche wieder eingeschleppt bekommen. Gegenden mit intensivem Reiseverkehr oder hohen Zahlen an Gastarbeitern haben dies in den letzten Jahren schon häufig demonstriert. Für einen Nichtinfizierten bleibt zu jeder Zeit seines Lebens die Möglichkeit einer Neuerkrankung nach erfolgter Exposition bestehen. Es geht darum, jetzt jede Möglichkeit einer Prophylaxe und einer Therapie auszunutzen, um den Kampf gegen die Tuberkulose erfolgreich fortführen zu können.

Unterschiedlich wurde in den verschiedenen Ländern von den einzelnen Möglichkeiten Gebrauch gemacht (Waedt), der Tuberkulose weiterhin Einhalt zu gebieten. Die Grundpfeiler der Bekämpfung sind: eine Verminderung der Ansteckungsquote durch Bekämpfung der Infektionsquellen und eine Minderung der Infektionsempfänglichkeit des bisher Nichtinfizierten. Den ersten Weg, dessen Grundlage eine konsequente Therapie oder Asylierung ist, gingen mit besonderem Nachdruck die USA und Holland. Zu der zweiten Möglichkeit, in deren Vordergrund die BCG-Schutzimpfung steht, bekannten sich die nordischen Länder. Die Chemoprophylaxe, wie die Chemoprävention nutzten besonders Italien (Omodei-Zorini).

Anhand eigener Erfahrungen ist es recht schwierig, ein vergleichendes Werturteil über die BCG-Schutzimpfung oder die Chemoprophylaxe zu geben, da in dem Patientengut einer Heilstätte die Vergleichszahlen Geimpfter oder prophylaktisch Behandelter fehlen. Aus unserer Sicht können lediglich Möglichkeiten und Grenzen einzelner Methoden aufgezeigt werden, um so den Wert anerkannter Methoden zu schätzen. Seit Jahren verzeichneten wir den Anteil der BCG-Geimpften in unserem Patientengut und berichteten über Zahlen und Erkrankungsformen (Simon, Renovanz). Die Zahlen der BCG-geimpften Kinder (Tab. 1) haben prozentual bei ständig rückläufiger Frequenz behandelter Tuberkulosen zugenommen, dies wahrscheinlich parallel mit zunehmender Impfhäufigkeit. Vergleichszahlen aus unserem Einzugsgebiet fehlen jedoch. 1964 waren unter unseren erkrankten Kindern 5,9% Geimpfte, der Querschnitt der letzten 15 Jahre lag jedoch nur bei 1,3%. Die gleiche Tabelle zeigt die erhebliche Abnahme unserer Patientenzahlen unter 20 Jahren. Die Zahl der Fehlimpfungen war und blieb gering.

Tabelle 1. *Allgemeine Statistik*

Jahr	Zahl der Aufnahmen insgesamt	unter 20 Jahren		davon geimpft und keine Tbc	Tbc und Impfung	Fehlimpfungen
1950	1455	1455		2	1	1
1951	1441	1441		6	8	1
1952	1452	1452		12	21	0
1953	1452	1452		12	19	3
1954	1318	1318		10	24	2
1955	1023	1023		16	12	1
1956	903	903		8	8	0
1957	906	892		8	5	1
1958	912	899		9	5	0
1959	838	710		7	10	1
1960	700	645		7	6	0
1961	713	646		18	10	0
1962	560	488		9	14	0
1963	494	409	57 nicht Tbc-krank	10	12	1
1964	411	345	54 nicht Tbc-krank	7	17	1
	14578	14078		141	172	12 (1,43%)

Einen Vergleich der Art der Tuberkulose trotz BCG-Impfung gibt die Tab. 2. Alle Formen sind vertreten. Der Anteil der Primärtuberkulosen liegt etwa bei 60%. Die Annahme, daß eine BCG-Impfung zumindest die Primärtuberkulose ausschalte, allenfalls der Tuberkuloseablauf mit einer postprimären Form beginnen würde, kann daher keineswegs bestätigt werden. Die Formen der Primärtuberkulose, die trotz einer BCG-Impfung auftreten können, unterscheiden sich nicht von Form und Verlauf einer Primärtuberkulose bei einem ungeimpften Kinde. Frische, aber auch abgelaufene Formen exsudativer Pleuritiden konnten beobachtet werden; die prozentuale Häufigkeit entspricht der eines nichtgeimpften Patientengutes. Miliar- und Meningitistuberkulosen waren 5mal vertreten, dies entspricht einer Frequenz von 3,8%, eine Zahl, die unter unserem sonst beobachteten Durchschnitt liegt. Mittelschwere und schwere Formen einer Lungentuberkulose lagen bei 10,7%, eine Knochentuberkulose, 5 Lymphknotentuberkulosen und einer Hauttuberkulose entsprechen etwa dem auch sonst beobachteten Durchschnitt bei Nichtgeimpften. Um die Häufigkeit verschiedener Krankheitsformen bei Geimpften und Nichtgeimpften vergleichen zu können, wurden auf Tab. 3 die im Jahre 1964 beobachteten Tuberkuloseformen aufgeführt und gleichermaßen geordnet. In ihnen sind jedoch auch Krankheitsformen der Erwachsenen enthalten, die jedoch hauptsächlich die Gruppe 4 betreffen. Unter den Geimpften befanden sich auch schwere cavernöse Prozesse, die sowohl operative als auch Kollapstherapie erforderlich machten. 11mal wurde im Sputum oder Magensaft der Tuberkelbakterien-Nachweis geführt. 1mal wurde eine positive Kultur gezüchtet. Die Zahl der Fehlimpfungen sind auf Tab. 2 in Klammern, die Zahl beobachteter Impfulcera oder BCG-Lymphknotenabscesse als Komplikation in Doppelklammer aufgeführt. Letztere waren die einzigen Komplikationen, die beobachtet wurden und ohne Besonderheiten ausheilten. Die möglichen Komplikationen könnten keineswegs als ein Argument gegen eine Impfung angeführt werden.

Tabelle 2. *Art der Tbc trotz Impfung (Fehlimpfung) [(BCG-Komplikationen)]*

		0—1 Jahr	2—5 Jahre	6—14 Jahre	15 Jahre und älter	insgesamt
Primär-Tbc	aktive Form	3	21	36 (5)	10	70 (5)
	inaktive Form	1	10	15	(2)	26 (2)
Exsudative Pleuritis	frisch			2	1	3
	abgelaufen		3	5	7	15
Ausstreuungsformen	Miliar-Tbc		1		1	2
	Meningitis		1	2		3
Lungen-Tbc	Spitzen-Tbc			2	1	3
	Frühinfiltrate				2	2
	mittelschwere			1 (1)	9	10 (1)
	schwere Form			3 (1)	14 (3)	17 (4)
Knochen-Tbc	geschlossen		1			1
Tbc der peripheren	Lymphome			2		2
Lymphknoten	abscedierend		1		((1))	1 ((1))
	fistelnd			1	1	2
Tbc der Haut			1	((1))		1 ((1))
		4	39	69 (7) ((1))	46 (5) ((1))	158 (12) ((2))

Eine BCG-Impfung trotz bereits abgelaufener Tuberkulose vermag die bestehende Tuberkulose nicht zu verschlimmern und ist somit ebenfalls als völlig harmlos anzusehen. Nur zum Vergleich sind auf Tab. 4 die Diagnosen nichttuberkulöser Erkrankungen bei BCG-Geimpften aufgeführt. Vorherrschend waren röntgenologische Fehldeutungen insbesondere der Hilen, entzündliche Lungenerkrankungen und Mißbildungen, besonders des Herzens mit entsprechender Gefäßstrukturänderung der Lunge.

Die Tuberkulinreaktion ergab kein Kriterium, das einen Rückschluß auf Reaktionen durch virulente Infektion oder auf abgelaufene BCG-Impfung gab. Die Tab. 5 stellt die Massivität der Tuberkulinreaktionen von aktiven und inaktiven Tuberkulosen denen gegenüber, die ohne Anhalt für eine tuberkulöse Superinfektion waren. Wenn im allgemeinen die Tuberkulinapplikation bei Superinfizierten auch mit stärkerer Reaktion beantwortet wird, so reagierten auch zahlreiche Patienten ohne nachweisbare Superinfektion relativ massiv auf Tuberkulin. Sicherlich ist der hohe Prozentsatz Pirquet-positiver Patienten ohne nachweisbarer Tuberkulose durch eine Superinfektion mit virulenten Bakterien ohne klinische Manifestation bedingt, da nur gesicherte Tuberkulosen in die Rubrik „aktive und inaktive Tbc" aufgenommen wurden.

Der zeitliche Abstand von Impfung und später folgender Erkrankung war im allgemeinen 5 Jahre und länger. Nur selten trat die Tuberkulose im ersten Jahr nach der Impfung auf; wir beobachteten dies 5mal. 14mal wurde sie 1—2 Jahre nach der Impfung, 32mal 2—3 Jahre, 20mal 3—4 Jahre, 22mal 4—5 Jahre und schließlich 34mal 5 Jahre und später beobachtet. Inwieweit eine Wiederimpfung ein anderes Ergebnis unserer Beobachtung hätte veranlassen können, kann nicht entschieden werden. Die auffallende Tatsache einer Frequenzzunahme von Erkrankungen mit zunehmendem Abstand der Impfung unterstreicht die Forderung einer häufigen Wiederholung der BCG-Impfung, ein Vorgehen, das den Effekt der Impfung zweifellos verbessern dürfte.

Es liegt nahe, auf Faktoren zu achten, die trotz BCG-Impfung ein Angehen der Tuberkulose begünstigen. Zwei Patienten hatten gleichzeitig einen Diabetes. Die

Tabelle 3. *Krankheitsformen (1964)*

	Zahl	Prozent
A. Nichttuberkulöse Patienten	48	11,794
B. Tuberkulöse (Tuberkulinpositive) Kranke		
1. Primärtuberkulose		
a) aktive Formen, Segmentverschattungen und tumorige und entzündliche Bronchiallymphknoten	168	41,278
b) ältere sub- und inaktive Formen von Primärtuberkulosen und Tuberkulinkonvertoren	50	12,285
2. Exsudative Pleuritis		
a) frische Form	10	2,457
b) abgelaufene Form	4	0,983
3. Ausstreuungsformen		
a) disseminierte Lungentuberkulose	1	0,246
b) chronische Miliartuberkulose	2	0,491
c) Miliartuberkulose und Meningitis	18	4,423
d) abgelaufene Meningitis	1	0,246
4. Lungentuberkulose		
a) Spitzentuberkulose	4	0,983
b) Frühinfiltrate	—	—
c) mittelschwere Form	40	9,828
d) schwere Form	50	12,285
5. Knochen- und Gelenktuberkulose		
a) geschlossen	—	—
b) mit Fisteln und Abscessen	1	0,246
6. Tuberkulose der peripheren Lymphknoten		
a) Lymphome, Fibrolymphome	4	0,983
b) abscedierende Lymphome	1	0,246
c) fistelnde Fibrolymphome	1	0,246
7. Tuberkulose der Haut		
a) Haut-Tbc	—	—
b) Lupus	—	—
8. Anderweitige Organtuberkulose und Bauch-Tbc	4	0,983
	407	

Tabelle 4. *Diagnosen bei nichttuberkulösen Erkrankungen bei BCG-Geimpften*

	0—1 Jahr	2—5 Jahre	6—14 Jahre	14 Jahre und älter	gesamt
o. B.	2	30	44	17	93
Pneumonien, Bronchitiden und ähnliche Erkrankungen		6	24	4	34
Mißbildungen		2	8	2	12
Andere Erkrankungen der Lunge			1	1	2
	2	38	77	24	141

Zahl nachgewiesener Belastung durch Streuungsquellen der Umgebung konnte 66mal mit Sicherheit nachgewiesen werden. Insgesamt lag die Zahl möglicher Infektionsquellen bei den BCG-Geimpften bei 69%. Dies entspricht jedoch dem Durchschnitt

familiärer Belastungen bei unseren Patienten im Kindesalter von durchschnittlich
73%. Diese extrem hohe Zahl von 73% intrafamiliär belasteten Kindern ist jedoch
erst in den letzten Jahren zu beobachten gewesen. Vor 10 Jahren lag sie noch wesentlich tiefer, so daß im großen Schnitt eine auffallende Belastung durch intrafamiliäre
Ansteckungsmöglichkeit bei den Geimpften nicht gegeben zu sein scheint. Letztlich
konnte bei der Durchsicht des Krankengutes kein Grund gefunden werden, der einen
Hinweis gibt, wann trotz Impfung, die Möglichkeit einer Erkrankung gegeben ist.

Die BCG-Impfung vermag keinen absoluten Schutz gegen eine Tuberkuloseinfektion zu bewirken. Dies ist wichtig zu beachten, denn zu leicht wird bereits
heute auf eine notwendige Tuberkulin- oder Röntgenuntersuchung verzichtet im
Hinweis auf eine durchgeführte BCG-Impfung. Die Impfung verleiht lediglich einen

Tabelle 5. *Tuberkulinreaktionen bei BCG-Geimpften mit und ohne
nachweisbarer Tuberkulose*

	aktive Tbc	inaktive Tbc	keine nach- weisbare Tbc
Pirquetprobe	132	15	77
Mandel 1:100	21	0	32
Mantoux 1:10	3	3	13
Tuberkulinreaktiv	0	0	19

relativen Schutz, wie dies aus in der Literatur vorliegenden Statistiken hervorgeht.
Aus eigener Sicht kann hinzugefügt werden, daß entgegen anderen Beobachtungen
jede Form einer Tuberkulose, auch eine Primärtuberkulose, trotz Impfung auftreten
kann. Ein Vergleich der relativ großen Zahlen BCG-Geimpfter und nichtgeimpfter
Erkrankter läßt lediglich eine geringe Differenz bei Miliar- und Meningitis-Tuber-
kulosen erkennen, die nach Impfung in etwas geminderter Häufigkeit aufzutreten
scheinen. Trotz dieser Beobachtungen sei betont, daß in der BCG-Impfung ein wichtiges Mittel im Kampf gegen die Verhütung der Tuberkulose vorliegt aber ihr Einsatz andere Möglichkeiten einer Tuberkulose-Prophylaxe keineswegs überflüssig
macht, sondern eine Abstimmung mit den verschiedenen Methoden erfolgen muß.

Unter Chemoprophylaxe wird die Gabe von Chemotherapeutika an nichtinfi-
zierte Tuberkulin-Negative im infizierenden Milieu verstanden. Leider wurde die
Nomenklatur nicht international abgestimmt (DEBRÉ), so daß Mißverständnisse nicht
zu vermeiden waren. Das Vorgehen der Chemoprophylaxe basiert auf Tierversuchen.
Gebrauch von einer Chemoprophylaxe kann innerhalb einer Heilstätte insbesondere
bei den Patienten gemacht werden, die zur Klärung einer Diagnose stationär aufgenommen werden, auf einer Tuberkulose-Station aufgrund ihres Röntgenbefundes
untergebracht sind, bei denen sich jedoch später die Diagnose Tuberkulose nicht
bestätigt. Grundsätzlich geben wir all diesen Patienten eine Chemoprophylaxe in
einer Dosierung von 7 mg/kg. Beobachtungen einer Erkrankung trotz Chemoprophylaxe liegen bei uns nicht vor. Nach OMODEI ZORINI kann man mit einem An-
halten der Resistenz des geschützten Individiums auch noch eine Zeitlang nach Ab-
setzen des Medikamentes rechnen. Vergleicht man Zahlenangaben in der Literatur
so scheint die Chemoprophylaxe etwa der BCG-Impfung gleichrangig zu sein; ihre
Durchführung kann jedoch lediglich vorübergehend sein, wenn die bestehende Infektionsquelle sich in absehbarer Zeit ausschalten läßt. Eine auf Dauer durchgeführte

Chemoprophylaxe, die eine konsequente Einnahme der Medikamente kaum überzeugend erscheinen läßt, dürfte kaum mit großer Sicherheit durchzuführen sein. MAZINA empfiehlt daher bei Neugeborenen im infektiösen Milieu die BCG-Impfung und kombiniert sie nach 3 Monaten mit einer Chemoprophylaxe. Das Angehen der BCG-Impfung soll hierdurch nicht gehindert werden. Die gleichzeitige Durchführung von Chemoprophylaxe und BCG-Impfung bedarf INH-resistenter Keime, Versuche, über die in letzter Zeit mehrfach publiziert wurde, deren Ergebnis noch kein abschließendes Urteil erlaubt.

Zur Chemoprophylaxe gehört letztlich auch die Chemotherapie der tuberkulösen Schwangeren zum Schutze des Embryos. Wenn auch die Zahl konnataler Tuberkulosen relativ gering ist, so bietet dieses Vorgehen nicht nur der Mutter sondern insbesondere auch dem Kind, vor wie nach der Geburt einen zusätzlichen Schutz. Eine Gefahr für den Embryo besteht nach Angaben von JENTGENS bei einem Einsatz der geläufigen sogenannten großen Tuberculostatica und insbesondere von INH nicht. Es ist empfehlenswert, auf jeden Fall Schwangere je nach Massivität der Erkrankung vorübergehend, in den letzten 3 Monaten oder während der ganzen Schwangerschaft, INH zu verabreichen. Post partum empfiehlt sich für den Säugling bei gegebener Exposition eine Isolierung mit BCG-Impfung.

Die letzte Zusammenstellung über Chemoprophylaxe bei der Tuberkulose liegt von GANGUIN vor. Ohne den Anspruch auf Vollständigkeit zu erheben, umfaßt die Arbeit Angaben über 220 974 Personen, mit Ergebnissen, die aufgrund des inhomogenen Materials nur schwer vergleichbar sind. Kontaktpersonen ließen einen unterschiedlichen Schutz der Prophylaxe erkennen. Umfangreiche Arbeiten stammen von OMODEI ZORINI. An einer größeren Statistik zeigt er die Erfolge der Prophylaxe auch unter Angabe eines ausführlichen Zahlenmaterials. Er bestätigt die Erfolge, empfiehlt jedoch die Ergänzung mit der BCG-Impfung. Seine Dosierung bei Tuberkulin-Negativen und Tuberkulin-Positiven in gegebener Exposition beträgt: 3 Monate lang INH, dann 3 Monate Pause und wiederum 4 Monate lang INH, 2 Monate Pause und nochmals 5 Monate lang INH. Bei Tuberkulin-Positiven ohne Exposition — bei einer Chemoprävention — behandelt er 3 Monate lang mit INH und nach 9monatiger Zwischenpause wiederum 3 Monate lang mit gleichem Medikament. Auf günstige Ergebnisse weisen PIROTTI und OMODEI ZORINI bei exponierten Bantu-Säuglingen hin, wohingegen Ergebnisse von FEREBEE weniger auffallend waren. MAZINA behandelte 12 Säuglinge mit Tbc-Kontakt prophylaktisch mit 20 mg/kg 2 bis 4 Monate lang. Auch nach 2 Jahren wurde keine Erkrankung gefunden. Bei 17 Säuglingen ohne Prophylaxe erkrankten 5, von denen 2 verstarben. Ergebnisse aus Grönland berichtet GROTH-PETERSEN; eine Kombination von INH und BCG-Prophylaxe empfehlen DOS SANTOS NEVES und OMODEI ZORINI.

Chemoprophylaxe und Impfprophylaxe, so kann aus der Literatur entnommen werden, haben etwa gleiche prophylaktische Wirkung. Lediglich VIDAL spricht der BCG-Impfung einen besseren Erfolg zu. Eine endgültige Beurteilung der Chemoprophylaxe dürfte jedoch zu unserem jetzigen Standpunkt noch voreilig sein, da die herangezogenen Bevölkerungsgruppen in ihrer Resistenz und Exposition recht unterschiedlich waren, die Dosierungen verschiedenartig lagen und Therapeutica unterschiedlich gewählt wurden.

Die Chemoprävention, eine Form der Chemotherapie, die Frischinfizierte Tuberkulin-Positive vor einer Ausbreitung der Tuberkulose schützen soll, hat inzwischen eine anerkannte Stellung in der Prophylaxe der Tuberkulose eingenommen, aber schon über den Begriff des Frischinfizierten sind die Ansichten recht unterschiedlich. Constantin geht so weit, daß er jedes tuberkulin-positive Kind bis zum 7. Lebensjahr grundsätzlich chemoprophylaktisch angeht. Die allgemeine Auffassung, der auch wir uns angeschlossen haben, versteht unter Frischinfizierten die positiven Reagenten innerhalb der ersten drei Lebensjahre, sowie den Patienten, der nachweislich früher negativ, dies zumindest noch vor einem Jahr, bei einer neuerlichen Tuberkulin-Kontrolle jedoch positiv reagierte. Diese Chemoprophylaxe nach Umschlag der Tuberkulin-Reaktion sollte jedes Lebensalter betreffen. Unterschiedlich

Tabelle 6. *Gegenüberstellung unbehandelter und chemotherapeutisch behandelter Kinder*

	Tbc-Infektionen unbehandelt		Tbc-Infektionen mit INH in einer Dosis von 6−8 mg/kg 3 Monate und länger behandelt		Bronchiallymphknoten-Tbc bei Kindern mit INH in einer Dosis von 6−8 mg/kg 3 Monate und länger behandelt	
	(71)		(62)		(77)	
häusliche INH-Behandlung	ja:	9mal	ja:	21mal	ja:	25mal
	nein:	62mal	nein:	41mal	nein:	52mal
Röntgenkontrollen Gesundheitsamt oder Facharzt	ja:	63mal	ja:	61mal	ja:	71mal
insgesamt	nein:	8mal	nein:	1mal	nein:	6mal
Verschlimmerungen	ja:	1mal	ja:	1mal	ja:	—
	nein:	70mal	fraglich:	1mal	nein:	77mal
			nein:	60mal		
weiter in Kontrolle	ja:	42mal	ja:	48mal	ja:	49mal
	nein:	29mal	nein:	14mal	nein:	28mal

sind die Meinungen über die Durchführung einer Prophylaxe bei Kindern, bei denen der Zeitpunkt des Umschlages unbekannt ist. Letztlich dürften bei dieser Indikation auch häusliche Verhältnisse, allgemeine Resistenzlage, andere Zweiterkrankungen und insbesondere noch bestehende Exposition eine ausschlaggebende Rolle spielen. Vorherrschend in der Chemoprophylaxe ist, wie auch bei der Chemoprävention, als Therapeutikum das INH. Die Dosierung schwankt nach Angaben in der Literatur von 5 mg/kg bis 20 mg/kg. Diese Chemoprävention, nach McDermott sekundäre Prophylaxe, und nach Bartmann suppressive Prophylaxe, wurde von Chiba auch mit Pas mit gutem Erfolg erprobt. Seath behandelte insgesamt 92 Kinder mit einer präventiven Therapie von 20 mg/kg und beobachtete eine Erkrankung. Unter 58 Kontrollen fanden sich 9 Erkrankte. Palmer konnte einen wesentlichen Unterschied jedoch nicht feststellen. Auch eine eigene Untersuchungsreihe ließ keine wesentlichen Rückschlüsse zu. In 3 Gruppen wurden tuberkulin-positive Kinder ohne Chemoprophylaxe tuberkulin-positiven Kindern mit Chemoprophylaxe und therapeutisch mit INH behandelten Kindern mit Bronchial-Lymphknoten-Tuberkulosen gegenübergestellt. In allen Fällen der Gruppen 2 und 3 wurde eine Mono-Therapie mit 7 mg/kg INH durchgeführt. Die Tabelle 6 stellt das Ergebnis einander gegenüber. Von insgesamt 100 angeschriebenen Patienten jeder Rubrik antworteten bei unbehandelten Kindern 71, bei chemoprophylaktisch angegangenen 62 und bei therapeutisch angegangenen Bronchial-Lymphknoten-Tuberkulosen 77 Patienten. Die Behandlung oder stationäre Beobachtung lag bei allen Patienten 2—5 Jahre zurück. Auffallend war, daß selbst in Gruppe 3, der Gruppe der Bronchial-Lymphknoten-Tuberkulosen, in den Jahren nach der Behandlung kein Schub gesehen wurde, weder bei den Patienten bei denen die empfohlene Therapie zu Hause durchgeführt wurde, noch bei denen, bei denen dies nicht der Fall war. Bei positiven Reagenten ohne Chemoprävention und bei Patienten mit Chemoprävention wurde je 1mal später ein Schub gesehen, der jedoch bei dem Patienten mit Chemoprävention auch eine unspezifische Hilusreaktion gewesen sein könnte. Auch hier ist auffallend, daß nur in etwa $1/3$ aller Fälle die empfohlene häusliche Chemoprävention weiter durchgeführt wurde. Auffallend gering war die Frequenz der fachärztlichen Behandlung in Gruppe 2 und 3, die zur weiteren Durchführung der Chemotherapie erforderlich ist. Die Nachkontrolle der Patienten erfolgte, jedenfalls bei den Erfaßten, regelmäßig und gut, lediglich 7mal war sie in den Gruppen 2 und 3 nach Entlassung aus stationärer Behandlung nicht mehr erfolgt. Die einzige Tuberkulose, die später nochmals chemotherapeutisch mit einem HV angegangen werden mußte, ist die als „Verschlimmerung" in Rubrik 1 aufgeführte; hier handelte es sich um ein Kind, bei dem später eine verkalkende Bauchlymphknoten-Tuberkulose festgestellt und nochmals behandelt worden war. Retrospektiv kann kaum gesagt werden, ob zurzeit des stationären Aufenthaltes diese schon bestand oder noch in Entwicklung begriffen war.

Diese außerordentlich geringe Quote an Exacerbationen, Schüben und progredienten Verläufen überrascht. Sie beweist einwandfrei, daß die kindliche Tuberkulose verglichen mit früheren Jahren weniger akut und weniger schwer verläuft. Dies gilt für Patienten mit wie auch für diejenigen, die ohne Chemotherapie behandelt wurden. Der Genius epidemicus der Tuberkulose hat sich in unseren Lebensbereichen gewandelt. Der Grund ist nicht bekannt; auch trifft dies nicht für die ganze Welt zu. Diesen Eindruck hat man nicht nur von den primären Tuberkulose-Formen, sondern auch bei dem Bild postprimärer Streuungen, die in der Kriegs- und Nachkriegszeit erheblich häufiger und schwerer zu beobachten waren als heute. Diese Minderung postprimärer Komplikationen wird man sicherlich zum Teil auf konsequent durchgeführte Chemotherapie der Primärtuberkulose zurückführen können, wie dies auch aus der Zusammenstellung von DEBRÉ hervorgeht. Diese Beobachtung einer Minderung postprimärer Komplikationen, wie auch der gutartige Ablauf der Primärtuberkulosen darf jedoch keineswegs den Einsatz einer Chemoprävention beschränken. Bei einer exakteren klinischen Beobachtung der Tuberkulin-Konvertoren unter Chemoprävention hat man den Eindruck, daß manche Kinder, die als Tuberkulin-Konvertoren mit einer Minderung des Allgemeinbefindens reagieren, die schlecht essen, schlecht gedeihen, sich nicht gut fühlen und Mängel ihrer schulischen Leistung zeigen, sich nach einigen Wochen der Prävention wieder völlig normal entwickeln und die Minderung ihres Allgemeinbefindens schneller ausgleichen, als diejenigen, denen eine Chemoprävention vorenthalten war.

Die Chemoprävention wird nicht nur für die Tuberkulin-Konvertoren diskutiert, sondern auch zur Vermeidung von Superinfektionen (CONSTANTIN). GANGUIN schlägt sie für das Personal der Tuberkulose-Einrichtungen innerhalb der ersten drei Jahre ihrer Tätigkeit vor, JEPKE für exponierte Silikotiker, deren Erkrankungsquote an Tuberkulose durch die Chemoprävention erheblich gemindert sein soll. Gleiches gilt für exponierte Diabetiker und Patienten unter Corticoiden (RADENBACH).

REDEKER verglich anläßlich der Deutschen Tuberkulosetagung 1956 in Berlin den Wandel der Tuberkulose mit den Zügen der Ratten als gleichermaßen unberechenbar. Der erhebliche Rückgang gerade der Tuberkulose im Kindesalter dürfte durch das Zusammentreffen vieler Faktoren bedingt sein. Durch eine Änderung der hygienischen Situation, bessere Sauberkeit, höhere Wohnkultur, Minderung der Kontakthäufigkeit und der Massivität möglicher Infektionen bei verstärkter Resistenz durch bessere Ernährung und den nicht erklärbaren säkularen Wandel. Die Disposition dürfte nach Neumann kaum eine Rolle spielen. Der Rückgang der Tiertuberkulose spiegelt sich wider in einer Abnahme der Halslymphknoten-Tuberkulose. In eigenem Patientengut haben wir den Eindruck, als ob sich die kindliche Primärtuberkulose mehr und mehr aus bestimmten Familien rekrutiere.

Diese Beobachtung kann nur mit vollem Nachdruck die Beseitigung der Infektionsquellen durch Behandlung und Asylierung fordern, wie dies Domagk stets betont hat. Bei Ablehnung einer ausreichenden Therapie der infizierenden Eltern oder Großeltern aus familiären Gründen oder bei mangelnder Krankheitseinsicht könnten Präventorien, die von Griesbach schon lange gefordert wurden, und besonders in Frankreich mit gutem Erfolg aufgebaut wurden, noch manches leisten. Bedauerlicherweise wird in Deutschland von dieser Möglichkeit noch zu wenig Gebrauch gemacht. Die Präventorien sollten das noch tuberkulin-negative Kind aus dem infizierenden Milieu aufnehmen und nach anfänglicher Chemoprophylaxe so lange versorgen, bis eine gefahrlose Rückkehr in die Familie möglich ist.

Zu häufig brechen gerade Mütter das Heilverfahren ab, weil sie wissen, daß ihre Kinder zu Hause unversorgt sind. Bei einer Rekrutierung von 73% der Primärtuberkulosen aus Familien, in denen Tuberkulosen bekannt sind, bedeutet, daß der gezielte Einsatz der Präventorien oder die Isolierung der Streuquellen heute der wichtigste Faktor bei der Bekämpfung der Tuberkulose ist. Der Tuberkulintest der Kinder als Kataster gibt den besten Hinweis für bestehende Infektionsquellen.

Bei einer Eradikation der Tuberkulose wird der Tuberkulinkataster bei Kindern und Jugendlichen bis in das frühe Erwachsenenalter hinein besser weiterhelfen, als eine BCG-Reihenimpfung (Freerksen). Bei einer Quote von 94—95% negativen Schulanfängern (Keuser) und einer Durchseuchungsquote bei älteren Schülern von 21,6% (Janssen und Lutterberg) dürfte diese Einstellung für uns jedoch noch zu früh sein, so daß auf die gut eingelaufene BCG-Impfung noch nicht verzichtet werden sollte. Dem Milieu und der jeweiligen Gegebenheit wird man ein unterschiedliches Vorgehen anpassen müssen. Die Neugeborenen-Impfung muß empfohlen werden, und dies besonders dann, wenn das Neugeborene in ein möglicherweise infizierendes Milieu kommt. Bei tuberkulin-negativen Personen sollte vor Unterbringung in Massenunterkünfte geimpft werden, so vor dem Militärdienst, vor Jugend- oder Arbeitslagern oder anderen Einrichtungen, die später eine mangelnde Tuberkulin- oder Röntgenkontrolle erwarten lassen. Gerade Letzteres dürfte ausschlaggebend bei dem Vorgehen in der Prophylaxe der Tuberkulose sein. Eine Chemoprophylaxe ist ausreichend bei nur vorübergehendem Kontakt mit einer möglichen Infektionsquelle in einer sozial und hygienisch hochentwickelten Umgebung, in der unbekannte Infektionsquellen selten sind, oder bei einer Bevölkerungs- oder Personengruppe mit Tuberkulinkataster und konsequenter 1—2jähriger Röntgen-Reihenuntersuchung der positiv Reagierenden, bei entsprechendem Einsatz der Chemoprävention. Die BCG-Impfung, deren prophylaktischer Effekt der Tuberkulose gegenüber anerkannt (Kleinschmidt) und deren Nachteile minimal sind (Spiess), bleibt vorerst für den größten Teil unseres Lebensraums, insbesondere jedoch für unterentwickelte Länder, mit hoher Durchseuchungsquote, zu propagieren. Für unseren Lebensraum werden die kommenden Jahre jedoch eine Änderung bringen. Als Eradikationsgebiet (FREERKSEN) wird man in nicht ferner Zukunft die BCG-Impfung weiter abbauen, sie durch gezielte ersetzen und bei Auffinden von Streuquellen oder positiven Reagenten die Chemoprophylaxe oder Chemoprävention durchführen. Das Auffinden der Tuberkulin-Konvertoren wird außer der Röntgenuntersuchung einen zusätzlichen Hinweis auf unbekannte Infektionsquellen geben, die in der Verhütung der Tuberkulose das größte Problem sind.

Zusammenfassung

Als Schutz gegen die Tuberkulose stehen heute bereits die verschiedensten Möglichkeiten zur Verfügung; ihr Einsatz muß sich den jeweiligen Gegebenheiten anpassen. Vorrangig ist die Ausschaltung möglicher Infektionsquellen durch Therapie, Isolierung von Ausscheidern oder Gefährdeten. Die BCG-Impfung ist zur Zeit noch die Methode der Wahl insbesondere bei Neugeborenen, bei Massenunterbringungen mit hoher Kontaktquote mit unbekannten Infektionsquellen oder in Entwicklungsländern mit hoher Durchseuchungsquote. In hygienisch und sozial hochstehenden Bevölkerungsgruppen kann jedoch — wenn Tuberkulin- und Röntgenkontrolle durchgeführt werden — auf eine generelle BCG-Impfung verzichtet werden. Bei weiterem Rückgang der Durchseuchungsquote wird nur noch von gezielter BCG-Impfung und gezieltem Einsatz von Chemoprophylaxe und Chemoprävention Gebrauch gemacht werden müssen. Versager weisen sowohl die BCG-Impfung als auch die Chemoprophylaxe und Chemoprävention auf. Exakte Zahlen anzugeben ist nicht möglich; jedoch muß man mit diesen Versagern rechnen, um keine Erkrankungen zu übersehen und neuerlichen Infektionsquellen Vorschub zu leisten.

Summary

We have today a variety of protective measures against tuberculosis, the choice of which depends on the particular circumstances. Elimination of possible sources of infection through chemotherapy, isolation of contagious patients and persons at risk take the first place. BCG vaccination is still the method of choice in newborn infants, in collective institutions with a high infection risk from undetected sources or in developing countries with a high infection rate. In a population with high social and living standards, however, general BCG vaccination is not necessary if tuberculin and X-ray screening is regularly performed. If the infective index is further reduced, selective vaccination and prophylactic chemotherapy will be possible. Failures occur both with BCG and chemoprophylaxis. Exact figures cannot be given, but we must reckon with such failures in order to prevent a spead from undetected sources.

Literatur

BARTMANN, K.: Tuberk.-Arzt 16, 136 (1962).
CHIBA, Y.: Bull. Un. int. Tuberc. 29, 227 (1959).
CONSTANTIN, St.: Munca sanit. 8, 265 (1960).
DEBRÉ, R., u. M. DEBRÉ: Bull. Un. int. Tuberc. 29, 153 (1959).
DOS SANTOS NEVES, M.: Rev. bras. Tuberc. 25, 1033 (1957).
FEREBEE, S. H.: Bull. N. Y. Acad. Med. 36, 470 (1960).
FREERKSEN, E.: Beitr. Klin. Tuberk. 121, 93 (1959).

Ganguin, H. G.: Beitr. Klin. Tuberk. **124**, 293 (1961).
Griesbach, R.: Tuberkulose-Bekämpfung 2. Aufl. Stuttgart, Thieme 1949.
Groth-Petersen, E.: Amer. Rev. Tuberc. **81**, 631 (1960).
Janssen, E. G.: Landarzt **40**, 329 (1964).
Jentgens, H.: Med. Welt **1964**, 1576.
Keuser, E.: Tbk.-Jahrb. 1962.
Kleinschmidt, H.: Münch. med. Wschr. **106**, 1668 (1964).
Mazina, E. G.: Probl. Tuberk. **39**, 10 (1961).
McDermott, W.: Bull. int. Tuberc. **29**, 244 (1959).
Neumann, G.: Prax. Pneumol. **19**, 1 (1965).
Omodei Zorini, A.: Bull. Un. int. Tuberc. **29**, 189 (1959).
— Presse méd. **68**, 1927 (1960).
— Rev. bras. Tuberc. **28**, 209 (1960).
Palmer, C. E.: Bull. Un. int. Tuberc. **27**, 368 (1957).
Pirotti, M.: Rev. bras. Tuberc. **26**, 1283 (1958).
Renovanz, H. D.: Beitr. Klin. Tuberk. **119**, 99 (1958).
Seath, E. S.: Probl. Tuberk. **39**, 13 (1961).
Simon, K.: Ärztl. Wschr. **1954**, 893.
Spiess, H.: Handbuch d. Kinderheilk. V, 807 (1963).
Vidal, J., u. M. Vidal: Presse méd. **68**, 763 (1960).
Waedt, J.: Prax. Pneumol. **19**, 71 (1965).

Dr. K. Simon
Klinik Aprath
5603 Aprath

Die Stellung der BCG-Impfung im Gesamtrahmen der Tuberkulosebekämpfung

H. Spiess

Das Ziel aller epidemiologisch wirksamer Maßnahmen der Tuberkulosebekämpfung ist die Eradikation dieser Infektionskrankheit. Die im Rahmen der Tuberkulosevorbeugung eingesetzten Methoden wirken jedoch auf verschiedenen Wegen. Die Expositionsprophylaxe gilt der Verhütung der Tuberkuloseinfektion. Ihr dient die Aufdeckung aller, besonders der ansteckungsfähigen Tuberkulosen, ihre ausreichende, d. h. möglichst die Eradikation des Infektes anstrebende, als Mindestergebnis fordernde Beseitigung der Bakterienausscheidung durch die Therapie wie die Überwachung und Isolierung der Keimausscheider. Mit der Dispositionsprophylaxe soll die natürliche Tuberkuloseabwehr verstärkt werden. Dazu gehören alle der Gesundheitsförderung dienenden Maßnahmen für den Einzelnen wie in der Gemeinschaft. Hierzu ist auch die Erhöhung der spezifischen Resistenz durch die Immunprophylaxe zu rechnen. Schließlich sind die der Überwindung, zumindest aber der Eindämmung einer Infektion dienende Chemoprophylaxe wie die präventive Chemotherapie zu nennen.

Um die der verschiedenartigen Bekämpfung dienenden Verfahren in ihrer Bedeutung für die Tuberkulosebekämpfung gegeneinander abschätzen zu können, sei eine kurze Darstellung ihrer Wirkungs- und Einsatzmöglichkeiten vorausgeschickt.

Die Erkennung einer potentiellen oder reellen Infektionsquelle ist die Voraussetzung für ihre Ausschaltung bzw. Kontrolle. Hierzu stehen diagnostisch hauptsächlich die Tuberkulinprobe und die Röntgenreihenuntersuchung — in den ersten Lebensjahrzehnten am besten in kombiniertem Einsatz — zur Verfügung.

Die *Röntgenreihenuntersuchung* ist in ihrem Wert für die Auffindung unbekannter Tuberkulosen nicht zu bezweifeln. Nach den Angaben des Deutschen Zentralkomitees zur Bekämpfung der Tuberkulose [14] berechnet, liegt die Zahl der mittels Röntgenreihenverfahren aufgedeckten unbekannten Lungentuberkulosen von 1958 bis 1962 hierzulande bei etwa 150 auf 100 000 Untersuchte. Diese Zahl variiert selbstverständlich in Abhängigkeit von der soziologischen Struktur und der Tuberkulosedurchseuchung der Bevölkerung und der Aufeinanderfolge derartiger Kontrolluntersuchungen. Würde man die Röntgenreihenuntersuchungen nur auf die nicht BCG-geimpften Tuberkulinreagenten beschränken, wie man es nach meiner Auffassung bis zum 3. Lebensjahrzehnt mit der Voraussetzung regelmäßig durchzuführender Tuberkulinreihenprüfungen tun könnte, so würde sich die Ausbeute selbstverständlich erhöhen. Außerdem wären die immer wieder vorkommenden Fehldeutungen durch unspezifische Lungenveränderungen (Hilusdiagnostik bei Kindern!) eher vermeidbar. Auch die bei Verwenden moderner Apparaturen bedeutunglosen „Strahlenschäden" durch wiederholte Röntgenuntersuchungen kämen dann wohl aus der Diskussion. Um dem

Ziel der Tuberkuloseeradikation schneller näher zu kommen, müßte allerdings die anfangs mindestens 2jährliche Röntgenreihenuntersuchung gefordert werden.

Die *Tuberkulinprüfung,* seit nunmehr fast 60 Jahren bekannt [21] und gerade vom Pädiater immer wieder auch für die Erwachsenen empfohlen [12, 13], ist erst nach dem 2. Weltkrieg in großem Maßstab für Reihenuntersuchungen zur Erstellung eines Tuberkulinkatasters in großen Bevölkerungsgruppen eingesetzt worden.

Aber über die wichtige Feststellung der Zahl der Infizierten wird der in regelmäßigem Abstand zu wiederholende Tuberkulintest auch erst sinnvoll in der Verbindung mit seiner Auswertung, d. h. mit der Chemotherapie bei den Kranken, der Überwachung und Behandlung der bei der Umgebungsuntersuchung im Milieu der Tuberkulinstarkreagenten und Konvertoren entdeckten Tuberkulosen, der Chemoprävention bei den Frischinfizierten und auch mit der indizierten BCG-Impfung der tuberkulinnegativen Personen.

Der *Tuberkulinreihentest* ist mit verschiedenen Methoden durchführbar, deren Einsatz als Percutan-, Intracutan- oder Multipunkturtest je nach Aussagefähigkeit, Anwendbarkeit im Großeinsatz, Personal und Kostenaufwand zu beurteilen ist.

Der Percutantest mit dem Moropflaster ist einfach und kann ohne Verletzung der Haut, daher nach dem hierzulande geltenden Bundesseuchengesetz bei Kindergarten-, Heim- und Schulkindern auch ohne Genehmigung durch Eltern oder Sorgeberechtigte, durchgeführt werden. Seine Aussagefähigkeit ist besonders im Sommer durch unspezifische Pflasterreaktionen (nahezu auszuschließen durch Entfernung des Pflasters 48 Std. vor der Ablesung) und bei Erwachsenen eingeschränkt. Die Wirkung kann durch vorheriges Entfetten der Haut mit Aceton und durch Verwenden einer verstärkten Tuberkulinsalbe, z. B. der von uns [16] angegebenen Tuberkulinsalbe S (2 Mill. TE/g) verbessert werden. Der Test entspricht dann etwa der intracutanen Tuberkulinprobe mit 5 TE.

Die intracutane Spritzenprüfung nach Mendel-Mantoux erfordert relativ viel Aufwand und Material. Für den Reihentest hat sich uns der Hochdruckinjektor (Hypospray der Firma Scherer) bewährt [28]. Durch eine besonders konstruierte Düse wird die Tuberkulinlösung mit hohem Druck in die Haut gespritzt. Bis zu 1000 Tests wurden von uns bei guter Organisation (angetretene Soldaten) in der Stunde durchgeführt. Die Methode ist schnell und — abgesehen von der einmaligen Anschaffung der Apparatur — billig und in der Handhabung einfach, so daß er auch von nicht speziell ausgebildeten Hilfspersonen durchgeführt werden kann. Für Reihentests ist nur ein Testteam von 3 Personen erforderlich. Zwischensterilisationen des Injektorkopfes sind höchstens wöchentlich anzuraten. Übertragungen von Serum oder Blut und damit von Hepatitis-Virus etc. sind durch einen besonderen Ventilmechanismus bei richtiger Technik nicht zu erwarten. Die Injektion ist in der Regel schmerzlos.

Ebenso einfach in der Handhabung, jedoch erheblich teurer ist der Tine-Test von Rosenthal [25], der etwa der Intracutanprobe mit 5—10 TE PPD S entspricht. Da mit dieser Methode Alttuberkulin in die Haut gebracht wird, sind die Behringwerke um die Entwicklung eines ähnlichen Multipunkturtests mit gereinigtem Tuberkulin bemüht, der von Freerksen schon vor einem Jahr gelobt, jedoch noch nicht im Handel ist. Die auch von uns geprüften Testkörper entsprachen keineswegs etwa 10 TE GT, wie angegeben [8].

Sicher ist noch einige Entwicklungsarbeit erforderlich, um eine ideale ökonomische Methode für den Massentest in der Praxis zur Verfügung zu haben.

Welche Schwierigkeiten der von vielen Seiten empfohlenen, zumindest jährlich zu wiederholenden Tuberkulinprüfung begegnen, kann nur der ermessen, der sich mit einem solchen Massentest praktisch beschäftigt hat. Methode und Kostenaufwand stehen dabei gar nicht im Vordergrund. Schwieriger war es uns, für den ersten Feldversuch bei rd. 70 000 Schülern die mit guter Bezahlung gesuchten Mitarbeiter zu finden.

Es war immerhin möglich, mit der intracutanen Tuberkulinprobe durch Hochdruckinjektion im ersten Durchgang über 80%/0 der Schüler in einigen Kreisen zu testen. Dagegen konnte HOEFER trotz großen propagandistischen Aufwands die Gesamtbevölkerung seines Landkreises nur etwa zur Hälfte mit Tuberkulin prüfen.

Was kann durch derartige Tuberkulinreihenprüfungen — vorausgesetzt, daß sie regelmäßig wiederholt werden ähnlich der Reihenröntgenuntersuchung oder gekoppelt mit dieser — in der Tuberkulosebekämpfung erreicht werden?

Es können die Tuberkulinstarkreagenten, die nach den Ergebnissen der letzten Feldversuche [4, 9, 20] die aktuell stärkste Tuberkuloseerwartung haben, erkannt und durch Untersuchung ihrer Kontaktpersonen unbekannte Tuberkulosen entdeckt werden.

Die Relation zwischen Tuberkulinstarkreaktion und Tuberkulosehäufigkeit geht in den frühen Lebensjahrzehnten so weit, daß die Röntgenreihenuntersuchungen nur für die Starkreagenten empfohlen [7] und durchgeführt wurden [10]. Von 45 000 Schulkindern in Cardiff [10] mit starker Heaf-Testreaktion hatten 13 eine aktive Lungentuberkulose. Zusätzlich gelang in der Vierjahresstudie die Aufdeckung von 24 Kontaktpersonen mit aktiver Tuberkulose. Die erhöhte Gefährdung der Starkreagenten gegenüber den sonstigen Tuberkulinreagenten scheint — ausgenommen die ebenfalls besonders gefährdeten Konvertoren — nur 1 bis 2 Jahre zu bestehen. In New York City [23] konnten bei einem 4mal in jährlichem Abstand durchgeführten Tuberkulin-Heaf-Test in der 1., 4. und 7. Klasse von 22 Schulen von 46 679 Schülern nur 45%/0 bis 63%/0 wiederholt getestet werden. Dabei ergab sich eine positive Reaktion bei 2,6 bis 13%/0 je nach Alter und Exposition und eine durchschnittliche jährliche Konversionsrate von 1,1%/0 (!). Eine Reversion innerhalb der Vierjahresperiode bei rd. 26%/0, von insgesamt 2193 geröntgten Tuberkulinreagenten wurden bei 7 Primärtuberkulosen festgestellt. Bei der Umgebungsuntersuchung im Milieu der Tuberkulinpositiven wurden 77,9%/0 der 9023 Haushaltkontaktpersonen röntgenologisch untersucht. Insgesamt wurden 122, davon 110 inaktive unbekannte spezifische Infekte gefunden, 6 Kinder hatten eine Primärtuberkulose und von 6 Erwachsenen waren 4 ansteckungsfähig. Das gesamte Ergebnis wird dahingehend bewertet, daß es wahrscheinlich einfacher und billiger durch Röntgenreihenuntersuchung hätte erzielt werden können. Eine Präventivbehandlung wäre hiernach für 1—2 Personen auf 1000 Getestete in Frage gekommen.

Während die *Chemoprophylaxe,* d. h. die Isoniazidgabe an tuberkulinnegative Personen, nur für Individualfälle in Frage kommt, (Indikationen s. SPIESS [27]) — auch FREERKSEN [8] zieht für exponierte Personen wieder die BCG-Impfung vor — wird die präventive Chemotherapie bei Tuberkulinkonversion allgemein empfohlen.

Als *präventive Chemotherapie* bezeichne ich [27] jene vorbeugende spezifische Behandlung bei bekannt Infizierten, d. h. tuberkulinpositiven Personen ohne akute spezifische klinische oder röntgenologische Krankheitszeichen. Das entspricht der sekundären Prophylaxe nach McDERMOTT [17].

Das Gesamtergebnis der bisher kontrollierten Studien über die präventive Chemotherapie läßt nach ihrem Wirkungsbeweis im Tierversuch bei tuberkuloseinfizierten Menschen bereits sicher erkennen, daß durch vorbeugende Behandlung mit Isoniazid eine Reduktion der zu erwartenden Tuberkuloseerkrankungshäufigkeit bis zu 80% möglich ist. Darüber hinaus ist in mindestens vier dem Behandlungsjahr folgenden Jahren die Zahl der Tuberkuloseerkrankungen vermindert. Voraussetzung für diesen Effekt ist jedoch die ausreichende Dosierung und regelmäßige Einnahme von Isoniazid.

Dies wiederum ist abhängig von der guten Verträglichkeit des Präparates und der Zuverlässigkeit der Tabletteneinnahme. Die Verträglichkeit des Isoniazids ist in der Regel gut. Es gibt jedoch INH-Schäden, sogar Vergiftungen [27]. Die Auslösung von Krampfleiden, sogar schwere Encephalopathien [1] sind beschrieben worden. Dagegen wurde die cancerogene Wirkung, von verschiedenen Autoren bei Mäusen durch INH erzeugt [24], beim Menschen nicht nachgewiesen.

Die empfehlenswerte Dosierung des Isoniazid für die Prävention liegt zwischen 5 und 10 mg/kg/Tag; manche Derivate müssen höher dosiert werden. So entsprechen z. B. 30 mg des in Rußland verwendeten Phtivazide etwa der Wirkung von 10 mg/kg der hierzulande gebräuchlichen INH-Präparate.

Die Zuverlässigkeit der Tabletteneinnahme [27] war in verschiedenen Feldstudien unterschiedlich. In einem Versuch in USA nahmen 93% mindestens 6 Monate lang und 72% bis zu 12 Monaten INH ein [19], in Italien mußte in einem Versuch ein Drittel der Probanden wegen Unzuverlässigkeit ausgeschieden werden und in einer WHO-Studie in Nairobi nahmen 16—27% der Personen weniger als 70% der verordneten INH-Tabletten und etwa dieselbe Zahl überschritt die verordnete Dosis [29]. Nach Kenntnis der Literatur darf man im Durchschnitt annehmen, daß unter günstigen Lebensbedingungen etwa 80% bis zu 6 Monaten und 70% bis zu 12 Monaten die verordnete Tablettendosis erhalten.

Die Indikation für die vorbeugenden INH-Gaben habe ich [27] seit Jahren — hinsichtlich der BCG-Impfung unter hiesigen Verhältnissen — wie folgt genannt [6]:

Chemoprophylaxe: 1. Bei fraglicher Tuberkuloseinfektion des Säuglings ante oder post partum 3 Monate lang. Bei positiver Reaktion weiter Chemotherapie, sonst BCG-Impfung.

2. Bei drohender oder erfolgter Tuberkuloseexposition sofortige Chemoprophylaxe bis mindestens 6 Wochen nach der letzten Exposition, nach negativer Tuberkulinprobe (100 TE i. c.) BCG-Impfung.

Präventive Chemotherapie: 1. Bei allen tuberkuloseinfizierten Kindern bis zu 3 Jahren und Personen jeden Alters, wenn die Infektion in den letzten 1 bis 2 Jahren erfolgte.

2. Bei möglicher Exacerbation einer ruhenden Tuberkulose, besonders in der Pubertät, bei Diabetes und Corticosteroidbehandlung wie bei Exacerbationsgefahr durch resistenzmindernde Eingriffe oder Infektionskrankheiten, wie Keuchhusten, Masern und Grippe, und bei disponierenden Erkrankungen, wie Silikose.

Die *BCG-Impfung* ist in ihrer Wirkung nicht nur experimentell, sondern durch exakt durchgeführte Feldstudien bei Menschen bewiesen. Kritische Bewertungen [22] auch dieser Impfmethode sind zwar notwendig, sie müssen jedoch tunlichst objektiv und nicht aufgrund einseitiger Auslese der negativen oder der positiven Ergebnisse vorgenommen werden. Ich habe schon vor Jahren [26] versucht, beide Seiten darzustellen. Da manche Autoren die in den letzten Jahren veröffentlichten Untersuchungen hierzu anscheinend nicht hinreichend zur Kenntnis genommen haben, seien sie kurz besprochen.

In einem Versuch des britischen Medical Research Council bei insgesamt 56 700 Adoleszenten in England [18] wurden von den bis 100 TE geprüften tuberkulinnegativen Probanden 14 100 mit BCG, 6700 mit dem Vole-Bacillus geimpft, 13 300 bleiben ohne Auswahl nicht geimpft. Die Verringerung der Tuberkulosemorbidität (s. Tabelle) in der BCG-Gruppe gegenüber den tuberkulinnegativen Kontrollen betrug in nacheinander folgenden 2 1/2 Jahresperioden 80%, 86%, 71%, ~ 61%. Der Schutz von über 80% bis zu 5 Jahren post vaccinationem sinkt also bis zu 10 Jahren deutlich ab, beträgt aber danach noch sicher über 50%. Generalisationstuberkulosen waren bei den Impflingen wesentlich seltener.

Tabelle. *Jährliche Tuberkuloserate auf 1000 Teilnehmer in der Feldstudie des Brit. Med. Research Council [26]*

	0—2½ Jahre	2½—5 Jahre	5—7½ Jahre	7½—10 Jahre
Tuberkulinnegativ ungeimpft	2,11	2,83	1,34	0,86
Tuberkulinnegativ BCG-Impfung	0,41	0,41	0,38	0,40
Tuberkulinnegativ Vole-Impfung	0,48	0,34	0,41	0,53
Tuberkulinpositiv 3 TE > 14 mm	3,67	1,81	0,99	0,79
Tuberkulinpositiv 3 TE 5—14 mm	0,77	0,86	0,54	0,62
Tuberkulinpositiv 100 TE	0,77	1,22	0,58	0,62

Die amerikanischen Feldversuche [20] in Puerto Rico, Georgia und Alabama brachten folgendes Ergebnis: in Puerto Rico wurde der Tuberkulosebefall bei 87 269 auf 10 TE PPD über 10 mm reagierenden, 27 338 auf 10 TE negativ bleibenden Nichtgeimpften und bei 50 634 tuberkulinnegativen BCG-geimpften 1—18 Jahre alten Kindern und Jugendlichen kontrolliert. Die Konversionsraten 2 Jahre nach der intracutanen BCG-Impfung lagen bei 89% (auf 10 TE > 5 mm). Nach 6,3 Jahren war die Verminderung der Tuberkulosefälle in der BCG-Gruppe gegenüber den nichtgeimpften Tuberkulinnegativen 30,9% (43,2 / 100 000 zu 29,8 / 100 000).

In Muscogee County, Georgia und Russel County, Alabama, USA, reagierten von insgesamt 64 136 über 5 Jahre alten Personen 29 369 auf 5 TE PPD mit mehr als 5 mm Infiltration. Sie wurden mit 17 854 tuberkulinnegativen Kontrollen und 16 913 durch Multipunktur (ROSENTHAL) BCG-geimpften Personen verglichen. Die Tuberkulinkonversion der BCG-Impflinge betrug nach 2 Jahren 54% (5 mm und darüber auf 5 TE). Die Tuberkulosehäufigkeit unterschied sich nach 7 Jahren mit 14,4 auf 100 000 bei den Geimpften zu 22,4 auf 100 000 bei den nichtgeimpften Kontrollen mit 35,9%.

Etwa zur gleichen Zeit mit diesen Feldversuchen mit unterschiedlichen Ergebnissen ist schließlich in Indien [9] eine BCG-Studie bei insgesamt 21 556 Personen einer Dorfbevölkerung durchgeführt worden. 5069 Tuberkulinnegative (< 5 mm auf 5 TE oder < 6 mm auf 10 TE) wurden BCG-geimpft und mit 5808 tuberkulinnegativen nicht ausgewählten Kontrollen und 9979 Tuberkulinreagenten verglichen. Die Tuberkulosehäufigkeit unterschied sich in den ersten 2 Jahren post vaccinationem in den Gruppen nicht, nach über 10 Jahren Beobachtungszeit jedoch war sie 2,17‰ bei den BCG-Geimpften, zu 4,99‰ bei den nichtgeimpften Kontrollen und 14,93% bei

den Tuberkulinreagenten. Damit betrug die Verminderung in der BCG-Gruppe 56%
für alle Tuberkulosen und 71% berechnet auf die Erkrankungen mit Bakterienausscheidung.

Wie sind die unterschiedlichen Ergebnisse in den verschiedenen Großversuchen zu
verstehen? Ich habe das vor einigen Jahren [27] so zu erklären versucht, daß in der
britischen Studie die Tuberkulinschwachreagenten durch Tuberkulinprüfung mit 100
TE erkannt wurden. Das geschah nicht in den anderen Feldstudien. Diese Schwachreagenten auf Tuberkulin, durch welche Mycobakterienart auch immer infiziert, haben
aber eine deutlich geringere Tuberkuloserate als die tuberkulinnegativen Nichtgeimpften, wie der britische Versuch zeigte. In den Feldstudien in Puerto Rico und
Georgia, wo außerdem die Tuberkuloseexposition nicht sehr groß war, enthielten auch
die Kontrollgruppen derartig „immunisierte" Schwachreagenten. Der Impfschutz
konnte sich also gar nicht voll auswirken. Bezüglich der Schwachreagenten gilt das
auch für die Studie in Indien, wo allerdings ein Impfschutz von etwa 50% bei der
größeren Tuberkulosehäufigkeit quantitativ viel mehr bedeutet als in Ländern mit
geringer Morbidität.

Insgesamt scheint mir hinreichend nachgewiesen, daß die Reduktion der Tuberkulosemorbidität durch die BCG-Impfung bis zu 5 Jahren über 80% und bis zu 10 Jahren über 50% beträgt. Damit stehen auch die pathologisch-anatomischen Untersuchungen von LINDGREN [15] im Einklang, daß bei natürlicher Infektion von BCG-Impf-
lingen, besonders in den ersten 5 Jahren post vaccinationem, der sogenannte „Re-
infektionstyp", d. h. die fehlende Ausweitung des begrenzten Primärinfektes auf die
regionalen Lymphknoten etc. vorherrschte.

Wenn nun immer wieder aufgrund absoluter Zahlenvergleiche aus einzelnen Ländern (z.B. FREERKSEN [8] bezüglich Holland und Schweden) die Bedeutung der
BCG-Impfung im Rahmen des Abfalls der Tuberkulosemorbidität und Durchseuchung
angezweifelt wird, so muß zunächst festgestellt werden, daß Zahlenvergleiche
zwischen verschiedenen Populationen sehr täuschen können. Tut man dies trotzdem,
so muß man die Mühe aufwenden, wie jüngst BJARTVEIT u. WAALER [3]. Sie verglichen die Tuberkulosemorbidität nach Altersgruppen unterteilt in Relation zu Zeitpunkt und Häufigkeit der BCG-Impfung in verschiedenen Ländern mit und ohne
BCG-Impfung. Dadurch wurde auch ein günstiger Einfluß der BCG-Impfung auf die
Tuberkulosemorbidität in Schweden deutlich.

Auf der Negativseite der BCG-Impfung stehen die Nebenwirkungen und Komplikationen (Übers. s. [27]). Impfschäden sind immer in Relation zum Impfnutzen zu
bewerten. Sie wirken sich dann auf die Indikationsstellung zur BCG-Impfung aus,
wenn die Tuberkulosemorbidität niedrig [2] und damit der Effekt der BCG-Impfung
gering ist.

Wann und wo kann der Schutz durch BCG-Impfung nützlich sein? Die Entscheidung hängt von der Tuberkulosegefährdung des Einzelnen, bei der Entscheidung über
generelle Impfungen von Morbidität und Expositionshäufigkeit und der sozioökono-
mischen Struktur der Bevölkerung ab. Feste Regeln können also nicht gegeben werden, beruhen auch meist auf Schätzwerten. WALLGREN empfiehlt die allgemeine Neugeborenenimpfung so lange, wie die Tuberkulinrate in der Pubertät noch über 10%
liegt. Das Expertenkomitee der WHO [31] möchte die BCG-Impfung auf den Schulanfang verschoben wissen, wenn zu Schulbeginn nicht mehr als etwa 2% der Schüler
tuberkulinpositiv reagieren. Ich habe seit Jahren die Meinung vertreten, daß man die

Empfehlung zu der organisatorisch einfach durchzuführenden Neugeborenenimpfung aufrecht erhalten sollte, so lange die Tuberkulinziffern bei Schulanfängern nicht unter 5% bzw. bei den 14jährigen nicht unter 10% liegen. BARTMANN [2] kommt nach seinen Berechnungen auf die Hälfte des letztgenannten Wertes.

Wird die Konversionsrate von 5% bei den Lernanfängern unterschritten und liegt aber bei den Adoleszenten noch über 10%, so kann nach meiner Auffassung die BCG-Impfung an den Anfang der Schulzeit verschoben werden. Sinkt die Tuberkulinkonversionsrate (gemessen mit der Intrakutanprobe) unter 10%, so wird die Empfehlung zur BCG-Impfung von dem Tuberkulinindex in späteren Jahren bestimmt. Bleibt dieser bis zum Erwachsenenalter unter 10%, so sollte auf die generelle Schutzimpfung verzichtet und nur die gezielte Impfung für exponierte Personen bei allgemeiner regelmäßiger Tuberkulinkontrolle empfohlen werden. Liegt die Tuberkulinkonversionsrate dagegen bei den 14jährigen noch über 10%, so ist die BCG-Impfung aller tuberkulinnegativen Adoleszenten (12. bis 14. Lebensjahr) weiterhin anzuraten.

In jeder Terminberechnung für die BCG-Impfung ist zu berücksichtigen, daß der Superinfektionsschutz in den der Impfung folgenden 5—10 Jahren am besten ist, und daher zu überlegen, welche Altersgruppen des in dieser Zeit wirkenden Schutzes am meisten bedürfen.

Die *Bewertung der bisher dargestellten Methoden in ihrer epidemiologischen Bedeutung* ergibt sich aus der eingangs gegebenen Definition. Alle Maßnahmen, die der Neuansteckung von Menschen durch Tuberkuloseerreger begegnen können, müssen in einem Eradikationsprogramm an erster Stelle stehen. Denn aus den heute tuberkuloseinfizierten Menschen rekrutieren sich über Jahrzehnte die Neuzugänge von Organtuberkulosen wie die wiederum Kontaktpersonen gefährdenden Infektionsquellen. Das heißt für die Zukunft jedes zivilisierten Landes: Aufklärung der Bevölkerung über die Bedeutung und Möglichkeiten der Tuberkulosebekämpfung, Intensivierung der Tuberkuloseerfassung durch Tuberkulin- und der Röntgenreihenuntersuchungen. Empfehlenswert scheint dazu die zunächst 2jährliche Röntgenkontrolle aller Menschen über 30 Jahre und aller nicht in den letzten 10 Jahren BCG-geimpften Tuberkulinreagenten bis zum 30. Lebensjahr. Wird keine Tuberkulinprüfung vorgeschaltet, so ist die anfangs 2jährliche Röntgenreihenuntersuchung der gesamten Bevölkerung nach dem 14. Lebensjahr anzustreben.

Die Notwendigkeit von Tuberkulinprüfung, Röntgenkontrolle und gesundheitlicher Überwachung gilt besonders auch für die aus dem stärker tuberkulosedurchseuchten Ausland einwandernden und unter ungünstigen hygienischen Verhältnissen lebenden Jugendlichen und Erwachsenen (Gastarbeiterfamilien).

Das therapeutische Ziel ist die Frühbehandlung der Tuberkulose, die bakteriologische Heilung und damit ihre Ausschaltung als Infektionsquelle. Dazu gehört die Kenntnis und Durchführung der wirksamsten spezifischen Tuberkulosetherapie bis zum sicheren Ausschluß einer Bakterienausscheidung. Bis zu diesem Ergebnis muß die Verhütung einer Keimübertragung durch ansteckungsfähige auf nicht infizierte Personen, am besten durch Isolierung des Kranken, gesichert werden. Ist dies nicht möglich, so kann in Einzelfällen die zeitlich begrenzte Chemoprophylaxe von Kontaktpersonen durchführbar sein; ihr weitgehender Superinfektionsschutz ist jedoch durch die BCG-Impfung über längere Zeit besser garantiert. Dasselbe gilt generell für eine Bevölkerung mit einer großen Zahl bekannter und unbekannter ansteckungsfähiger Tuberkulosen.

Bei Tuberkulinkonversion oder drohender Exacerbation eines ruhenden Infektes ist die präventive Chemotherapie indiziert. Aber auch durch einen jährlich wiederholten Tuberkulinreihentest wird eine frische Tuberkulose nur selten so früh erkannt werden können, daß noch eine Sterilisation des Infektes mit Hilfe der Chemotherapie möglich ist, selbst wenn diese mit generell nicht erreichbarer Konstanz durchgeführt würde. Eine Verminderung von potentiell gefährdeten Personen ist demnach für die Zukunft mit diesem Verfahren nicht zu erwarten, lediglich ein günstigerer Ablauf des persistierenden Tuberkuloseinfektes für die nächsten Jahre. Insgesamt würde damit also nicht mehr, sondern weniger als durch die BCG-Impfung erreicht. Denn durch die Immunprophylaxe wird über mindestens 5 Jahre mit hoher Wahrscheinlichkeit und bis zu 10 Jahren mit einem über 50% betragenden Superinfektionsschutz die Generalisation des beim Impfling geringer ausgeprägten Primärinfektes verhütet. Dem Ziel der Eradikation können beide Maßnahmen höchstens indirekt über die noch nicht bewiesene Verminderung späterer Organtuberkulosen durch Eindämmung oder Verhütung der subprimären Generalisation dienen. Eine Kombination beider Maßnahmen ist denkbar, unter den hiesigen Verhältnissen allerdings nur in einer Aufeinanderfolge von Chemoprophylaxe und BCG-Impfung [27]. Aus organisatorischen Gründen kann in den sog. Entwicklungsländern jedoch eine Simultanprophylaxe durch Impfung mit INH-resistenten BCG und Chemoprophylaxe sinnvoll sein [5].

Bei einem Leistungsvergleich der verschiedenen Methoden muß ihre praktische Durchführbarkeit mitberücksichtigt werden: Der erfolgreiche Großeinsatz der einmaligen BCG-Impfung ist erwiesen, der damit erzielbare Schutz gesichert. Die jährlich zu wiederholende Tuberkulinprüfung mit anzuschließender Umgebungs- und Röntgenuntersuchung bei Tuberkulinkonversion und Starkreaktion wie die gegebenenfalls notwendige präventive Chemotherapie sind dagegen nach eigenen Erfahrungen wesentlich schwieriger durchführbar. Sie scheitern für die nächsten Jahre zumindest an dem notwendigen personellen Aufwand. Trotz guter Zusammenarbeit mit Schule und Öffentlichem Gesundheitsdienst erfaßten wir schon im ersten Durchgang nur etwas über 80% der Schüler, davon wiederum entzieht sich ein Teil der Röntgenuntersuchung und der gewünschten präventiven Chemotherapie, so daß am Ende der Gesamteffekt verglichen mit dem durch die BCG-Impfung relativ gering bleibt.

Schlußfolgerungen

An eine Eradikation der Tuberkulose ist so lange nicht zu denken, wie weiterhin natürliche Tuberkuloseinfektionen bei nichtinfizierten Menschen eintreten. Daher verdienen zunächst alle Maßnahmen eine intensive Förderung, die der Verhütung von Neuinfektionen dienen: Verstärkte Aufklärung der Bevölkerung (einschließlich der Ärzte) über die Tuberkulosegefährdung und deren Bekämpfung, Isolierung der ansteckungsfähigen und bestmögliche Behandlung aller aktiven Tuberkulosen, Auffindung unbekannter reeller und potentieller Infektionsquellen durch regelmäßige Röntgenreihenuntersuchungen, unterstützt durch Tuberkulinreihenprüfungen, mit der vor allem die Konvertoren und Starkreagenten zu entdecken sind. Am besten dürfte die Verstärkung der Röntgenreihenuntersuchungen zu erreichen sein, weniger aussichtsreich scheint mir zunächst bei den Verhältnissen hierzulande der Effekt von Tuberkulinreihenprüfungen mit Präventivbehandlung bei Tuberkulinkonversion. Neben der Überwachung durch regelmäßige Röntgenkontrolle, besonders der neuinfizierten jüngeren und aller Personen ab 30 Jahren, ist die BCG-Impfung jener Jahrgänge am wichtigsten, die in den nächsten 5—10 Jahren am stärksten durch Primärinfektionen gefährdet sind. Ich halte es bei unserer Situation auch so lange für nutzlos, wegen Beeinträchtigung der Tuberkulindiagnostik die Abschaffung der allgemeinen BCG-Impfung zu propagieren, wenn andererseits durch regelmäßige Ausführung und Auswertung der auch von uns angestrebten Tuberkulinreihenprüfung der jugendlichen Bevölkerung noch nicht die Voraussetzungen dazu gegeben sind. Das heißt nicht, daß wir konservativ abwarten sollten, sondern daß wir jetzt und dringlich durch intensive Förderung *aller* genannten Möglichkeiten in der Tuberkulosebekämpfung — mit Bevorzugung der dem Ziel der Eradikation dienenden Methoden — aktiv werden sollten. Mit dem Rückgang der Tuberkulose muß in Kauf genommen werden, daß für das Auffinden eines Bakterienstreuers oder eines Neuinfizierten der Einsatz immer kostspieliger wird, so daß zum Schutz eines immer kleiner werdenden Teils von Bedrohten, die im Endeffekt scheinbar „unnützen" Maßnahmen relativ zunehmen. Das ist eine zwangsläufige Folge in der Präventivmedizin, auch in der Tuberkulosebekämpfung, geschehe sie durch Röntgen- und Tuberkulinkontrollen, durch Chemo- oder Impfprophylaxe. Es ist daher immer wieder zu überprüfen, mit welchen Methoden der in der Praxis erzielbare Erfolg am größten ist. So ist der Tuberkulosebekämpfung auch auf lange Sicht am meisten gedient, und wir kommen dem von allen erstrebten Ziel der Eradikation der Tuberkulose schneller näher, erreichen kann es diese und die nächste Generation noch nicht.

Summary

An eradication of tuberculosis cannot be envisaged as long as natural tuberculous infection arises in noninfected people. All measures to prevent new infection must therefore be promoted: intensive information of the public (including doctors) on the risks of tuberculosis and its prevention, isolation of contagious persons, best possible treatment of cases of active tuberculosis, detection of true and potential sources of infection through periodic mass X-ray screening, mass tuberculin testing to detect conversion or strong reactors. The realisation of mass X-ray programmes has, in my opinion, a better chance than tuberculin testing and preventive treatment in case of tuberculin conversion. Besides periodic X-ray control, especially of newly infected young patients and all persons over 30 years of age, we must stress the importance of BCG vaccination for all those running the greatest risk of primary infection within the next 5—10 years. I do not consider the abandonment of BCG vaccination justified simply because it interferes with tuberculin diagnosis as long as periodic application and assessment of tuberculin testing are not guaranteed. This does not mean that we should wait conservatively, but that we should actively promote *all* possibilities of tuberculosis control, preferably those aiming at eradication of the disease. Theoretical planning with methods not yet available is, however, bound to fail. We should speak less in terms of the future but concentrate on practical work in the present. This is already being done in many countries. In the long run this will be the best programme to combat tuberculosis and to achieve its eradication, although this will not be possible either in this or the next generation.

Literatur

[1] ADAMS, P., u. C. WHITE: Lancet **1965**, 680.
[2] BARTMANN, K.: Öff. Gesundh.-Dienst 26, 263 (1964).
[3] BJARTVEIT, K., and H. WAALER: Bull. Wld Hlth Org. **33**, 289 (1965).

[4] *British Medical Research Council* Tuberculosis vaccines clinical trial committee Brit. med. J. 1963, 973.

[5] Canetti, G.: Rev. Tuberc. (Paris) Sér. V, 19, 1392 (1955).

[6] Corpe, R. F., S. Grzybowski, F. McDonald, M. M. Newman, A. H. Niden, A. B. Organick, and W. Lester: Amer. Res. resp. Dis. 91, 297 (1965).

[7] Das Neves Almeida, F., and J. M. Das Neves Almeida: Bull. Wld Hlth Org. 30, 519 (1964).

[8] Freerksen, E.: Beitr. Klin. Tuberk. 131, 101 (1965).

[9] Frimodt-Moller, J.: J. Indian med. Ass. 44, 577 (1965).

[10] Griffith, A. H., M. J. Bellamy, and M. F. Davey: Brit. med. J. 2, 717 (1963).

[11] Hoefer, W.: Öff. Gesundh.-Dienst 27, 35 (1965).

[12] Kleinschmidt, H.: Dtsch. med. Wschr. 1952, 933 und 977.

[13] — Med. Welt 1962, 945; 1963, 923.

[14] Kreuser, F.: Tuberkulose-Jahrbuch 1963.

[15] Lindgren, I.: Adv. Tuberc. Res. 14, 202 (1965).

[16] Lüders, D., und H. Spiess: Dtsch. med. Wschr. 1964, 1072.

[17] McDermott, W.: Bull. Un. int. Tuberc. 29, 243 (1959).

[18] *Medical Research Council* Tubercul. vaccines clinical Trials committee BCG- and vole-bacillusvaccine. Brit. med. J. 1963, 973.

[19] Mount, F. W., and H. S. Ferebee: New Engl. J. Med. 265, 713 (1961).

[20] Palmer, C. E., L. W. Shaw, and G. W. Comstock: Amer. Rev. Tuberc. 77, 877 (1958).

[21] v. Pirquet, U.: Wien. med. Wschr. 1907, H. 7/8.

[22] Prigge, R., u. G. Heymann: Grundlagen und Möglichkeiten der Tuberkuloseschutzimpfung. München—Berlin: Urban & Schwarzenberg 1957.

[23] Robbins, A. B., H. Abeles, A. D. Chaves, J. Breuer, and R. Glass: Amer. Rev. resp. Dis. 91, 339 (1965).

[24] Roe, F. J. C., E. Boyland, and A. Haddow: Brit. med. J. 1965, 1550.

[25] Rosenthal, S. R.: J. Amer. med. Ass. 177, 452 (1961).

[26] Spiess, H.: Schutzimpfungen. 1. Aufl. Stuttgart: Thieme 1958.

[27] — Chemo- und Impfprophylaxe im Handbuch für Kinderheilkunde, Bd. 5. Berlin—Göttingen—Heidelberg: Springer 1963.

[28] —, und D. Lüders: Mschr. Kinderheilk. 112, 194 (1964).

[29] Stott, H.: Bull. int. Un. Tuberc. 29, 285 (1959).

[30] Vogt, D.: Die Tuberkuloseschutzimpfung. In Handbuch der Schutzimpfungen. Herausgeg. v. H. Herrlich. Berlin—Göttingen—Heidelberg: Springer 1965.

[31] WHO Expert. Committee on Tuberculosis, eighth report. Wrld. Hlth. Techn. Rep. Ser. No. 290, 1964.

Professor Dr. H. Spiess
Universitätskinderklinik
34 Göttingen, Humboldtallee 38

Bedeutung und Stand der BCG-Schutzimpfung
gegen die Tuberkulose

Zusammenfassende Schlußbetrachtung

E. Haefliger

Tierexperimentelle Untersuchungen aus der Pionierzeit der Tuberkuloseforschung um die Jahrhundertwende bilden die hauptsächlichen Unterlagen für eine Schutzimpfung gegen die Tuberkulose. Unsere heutigen Kenntnisse basieren zu einem großen Teil auf den Namen von Koch, Römer, Behring, Hamburger, von Pirquet, Calmette, Guérin, B. Lange. Die tuberkulöse Infektion führt zu einer Umstimmung des Organismus gegenüber dem Erreger, seinen Leibesbestandteilen und dem Tuberkulin. Diese Umstimmung bringt einen Schutz des tuberkulösen Tieres gegen eine Neuinfektion mit sich. Also „eine Immunität gegen Tuberkulose durch Tuberkulose" (P. H. Römer). Dieser Schutz richtet sich nicht nur gegen fremde, sondern auch gegen eigene Tuberkelbacillen, „offenbar, weil sich der allergische Organismus der körpereigenen Bacillen in gleicher Weise erwehrt, wie der von außen kommenden" (B. Lange). Die Widerstandsfähigkeit bzw. die Infektionsimmunität (R. Doerr) scheint um so größer, je virulenter der erstinfizierende Bacillenstamm ist. Dabei werden Bacillen einer exogenen Zweitinfektion nicht sofort vernichtet (Calmette und Guérin, Römer), sondern können längere Zeit an der Superinfektionsstelle nachgewiesen werden, „sie sind offenbar lediglich in ihrer Vermehrung gehemmt" (B. Lange). Es gewinnt also der durch eine Infektion bereits immunisierte Organismus die Fähigkeit, neu angreifende Tuberkelbacillen in ihrer Fortentwicklung intensiver zu hemmen. B. Lange ist sogar der Meinung, daß „bei einer Tuberkulose, die lang genug bestanden hat und bei der die Tuberkelbacillen noch aktiv sind, praktisch mit einem nahezu absoluten Schutz gegen Neuansteckungen von außen zu rechnen ist".

Die Versuche, beim Menschen einen spezifischen Immunitätsgrad künstlich herbeizuführen, gehen auf R. Koch zurück. Er konnte mit abgetöteten Tuberkelbacillen jedoch nur kurzdauernden und schwachen Schutz gegen Tuberkulose erreichen. Tote Tuberkelbacillen in Vaselinöl bringen — allerdings unter dem Nachteil sehr starker Lokalreaktionen an der Infektionsstelle — einen wesentlich besseren Immunisierungserfolg, als abgetötete Tuberkelbacillen allein (Coulaud, Dahl, Hensel, Haefliger). Die Erkenntnis, daß eine andauernde spezifische Immunität im Prinzip nur durch Kontakt mit lebenden Tuberkelbacillen zustande kommt — in beschränktem Rahmen sind atypische Mycobakterien hierzu ebenfalls imstande (Ferebee und Palmer, i. d. B.) — führte dazu, eine Schutzimpfung mit in ihrer Virulenz abgeschwächten Tuberkelbacillen zu erstreben.

Der BCG (Bacille bilié de Calmette-Guérin, 1921) ist der erste apathogene Stamm, der nach der Impfung nur eine örtlich beschränkte und gutartige tuberkulöse Läsion erzeugt. Die Impfung setzt anstelle des natürlichen Primärinfektes einen künstlichen. Die intracutane Vaccination verursacht einen cutanen Primärherd (Lind-gren).

Die Begriffe Immunität und Allergie werden seit jeher, vor allem aber im Rahmen der Tuberkuloseschutzimpfung, besonders beachtet und bewertet. Die postvaccinal häufige Koppelung von spezifischer Immunität des Organismus und Tuberkulinallergie der Haut haben die Tendenz der Gleichsetzung der beiden Begriffe Immunität und Allergie gefördert. Denn in der Praxis scheinen Impfschutz und Hautallergie parallel zu gehen. Eine Vaccine, die nach Ferebee und Palmer (i. d. B.) „produces poor allergy must offer little immunity"; daher wird von der Anwendung schwach allergisierender Impfstoffe des öftern gewarnt (K. N. Irvine und A. Barr).

Nun besteht aber nach Doerr theoretisch keine Notwendigkeit einer ursächlichen Verknüpfung beider Erscheinungen und daher die Möglichkeit eines zufälligen Ko-effektes. Nach den pathologisch-anatomischen Untersuchungen am Menschen erzeugt der BCG-Infekt nach Lindgren eine erhöhte Resistenz gegen Tuberkulose, ohne daß diese mit einer positiven Tuberkulinallergie gekoppelt zu sein brauchte. Auch D. Vogt beurteilt die beiden Phänomene Immunität und Allergie als weitgehend voneinander unabhängig. Dahlström fordert: „Obwohl die genaue Relation zwischen Tuberkulinempfindlichkeit und erworbener Widerstandskraft gegen Tuberkulose nicht klar ist", . . . „eine positive Tuberkulinprobe als Kriterium für eine zufriedenstellende Vaccination". Wird also der Grad der postvaccinalen Allergie als Maßstab des Effektes der BCG-Impfung benützt (T. Ebina, i. d. B.), wäre damit — wie seinerzeit für Hamburger beim virulenten Primärinfekt — auch bei der BCG-Impfung die postitive Tuberkulinreaktion „Indicator einer Tuberkuloseimmunität".

Die BCG-Impfung imitiert und ersetzt bis zu einem gewissen Grade den tuberkulösen Primärinfekt, dem sie gleichsam in der Platzbesetzung zuvorkommt. Sie übernimmt dabei die Rolle der virulenten Primärinfektion mit wesentlich geringeren Risiken als diese in sich birgt.

Eine virulente Tuberkuloseinfektion hinterläßt eine Tuberkulinallergie, die meist zeitlebens andauert. Ein Erlöschen nach biologischer Ausheilung der Infektherde (Reversion) wird demnach heute in Ländern mit mittlerer Penetranz der Seuche wahrscheinlich im Alter nicht selten vorkommen. Allerdings kann eine geringere Hautempfindlichkeit in diesem Lebensabschnitt leicht zu Fehldeutungen Anlaß geben.

Es wäre ideal, für das ganze Leben mit einer einzigen BCG-Schutzimpfung auszukommen. Nach T. Ebina (i. d. B.) wäre zur Erreichung dieses Zieles eine entsprechend große Menge lebender BCG-Keime nötig, deren Applikation aber zu erheblichen Komplikationen führen müßte. Die Methode der BCG-Impfung dagegen strebt eine Vermeidung von Komplikationen bei effektvoller Allergisierung an. Der den Platz seines „virulenten Vetters" einnehmende BCG-Infekt wird die ihm übertragene Aufgabe der spezifischen Immunitätsbildung nur unter einem gewissen Minimum örtlicher Haut- und Lokalreaktionen zu erfüllen vermögen. Die Eigenschaften der BCG-Vaccine (Virulenz, Alter, Beschaffenheit und Anzahl der Keime), Einzeldosis und Applikationsmodus, sind die Varianten, die beeinflußbar und wählbar sind. Diejenige Impfmethode ist für die Praxis wohl die beste, die zwischen höchstmöglicher Impfallergie und (nie vollständig vermeidbaren) Impfkomplikationen eine vernünftige Mittelstellung einnimmt bei gleichzeitig tolerabler Lokalreaktion.

Methoden, wie die Impfung von Takahashi in das lockere Gewebe der Achselhöhle, scheitern trotz hoher postvaccinaler Allergie an gehäufter Abszedierung

(Ebina und Kayaba, i. d. B.). Aus ähnlichen Gründen mußte die an und für sich intensiv allergisierende subcutane Impfung (Heimbeck) aufgegeben werden. Percutane (Scarifikations-) und intracutane (Stichelung- und Quaddel-)Methoden sind verblieben und gebräuchlich.

Die verschiedenen BCG-Subkulturen, welche in zahlreichen Laboratorien verschiedener Länder verwendet werden, leiten sich alle vom ursprünglichen Pariser Stamm her, sie unterscheiden sich zum Teil voneinander durch Eigenschaften, die sich in getrennter Züchtung einstellen. Auf die damit zusammenhängenden Probleme sind verschiedene Autoren eingegangen (A. Frappier und M. Panisset). Eine interessante Sonderfrage ist dabei die unterschiedliche Pathogenität von Subkulturen gegenüber dem Hamster (Jespersen und Bentzon, Hauduroy u. a. m.). Im großen Rahmen allerdings halten Ebina u. Mitarb. (i. d. B.) in pathogenetischer und immunbiologischer Hinsicht die Unterschiede, namentlich in ihren Auswirkungen für die BCG-Schutzimpfung, für unbedeutend. Anderer Meinung dagegen ist R. Mande (i. d. B.). Er hält dafür, daß mehrere Tochterstämme des ursprünglichen BCG „ont perdu de cette virulence résiduelle qui conditionne l'activité vaccinante du B.C.G.". Auch nach unserer Erfahrung können BCG-Impfstoffe verschiedener Herkunft und Fabrikation Unterschiede im Allergisierungsvermögen aufweisen, welche — wenn man eine positive Hautprobe als Voraussetzung eines wirksamen Impfschutzes annimmt — sich maßgebend auf das generelle Programm auszuwirken vermögen. So wiesen (1956) zwei größere von uns BCG-vaccinierte (Feucht-Vaccine) Gruppen von Kindern, welche nach gleichen Grundsätzen ausgewählt, von der gleichen Impf-Equipe mit derselben Technik, aber mit zwei verschiedenen Vaccinen geimpft worden waren, 4¹/₂ Jahre nach der Impfung deutliche Unterschiede im Ergebnis der Tuberkulinreaktion auf. Es waren die mit Vaccine A geimpften Kinder in einem Prozentsatz von 75,3% noch positiv, die mit Vaccine B geimpften lediglich in 35,0%.

Für jede Impfung ist die Dauer ihres Schutzvermögens von Belang. Ein Tuberkuloseinfekt schirmt nach B. Lange lediglich bei ausgeprägter Allergie gegen eine Superinfektion ab. Nur die ständige Anwesenheit lebender Tuberkelbakterien im Körper erhält die Tuberkulinreaktion positiv. Wie wir erwähnten, erlöscht — wenn überhaupt — ein Tuberkuloseinfekt meist nie vor jahrzehntelangem Bestehen. Da anerkannterweise die Virulenz des BCG gegenüber dem Mycobacterium tuberculosis eindeutig schwächer ist, ist ein früheres Erlöschen der Tuberkulinreaktion gegeben. Die BCG-Impfung kann daher nur einen Schutz von beschränkter Dauer vermitteln. Allerdings vermag nach tierexperimentellen Untersuchungen die Immunität auch nach dem Verschwinden einer durch BCG-Impfung erzeugten Allergie noch anzudauern (Ebina und Kayaba, i. d. B.). Weiter tritt bekanntlich die Tuberkulin-Allergie bei der Revaccination früher als bei der Erstimpfung auf. So wäre es durchaus denkbar, daß auch eine einmalige Impfung dauernd einen restlichen Basisschutz hinterläßt. In diesem Sinne käme der Forderung Frappiers, auch in Ländern mit niederer Durchseuchung mindestens einmal im Leben mit BCG zu impfen, zusätzliches Gewicht zu.

Die Methode der BCG-Impfung stützt sich — wie gesagt — auf die positive Tuberkulinreaktion als Indicator eines vorhandenen Impfschutzes. In der Praxis ist daher bei negativer Tuberkulinreaktion stets zu vaccinieren und zu revaccinieren. Die Erfahrung lehrt, daß die Konversionsquote wirksamer Impfstoffe im allgemeinen zwischen 95—99% liegt. Über die Dauer der BCG-Allergie gehen die Meinungen auseinander. Sie beträgt nach allgemeiner Auffassung im Minimum 2 Jahre und kann nach WALLGREN 10 und mehr Jahre bestehen bleiben. Nach DAHLSTRÖM (i. d. B.) zeigten Kinder, 1951/52 geboren und im ersten Lebensjahr geimpft, 7 Jahre später in 82% eine positive Tuberkulinreaktion. ENELL (1953/1955) stellte fest, daß 85% der als Neugeborenen Geimpften nach 7 Jahren und 90% der bei Schuleintritt Geimpften nach 9 Jahren tuberkulinpositiv waren. Nach D. VOGT bleibt ein Impfschutz bei der überwiegenden Mehrzahl der Geimpften mindestens 5—7, nach H. GENZ mehrere (7—9) Jahre nachweisbar. Schließlich konnten GERNEZ-RIEUX und GERVOIS innerhalb einer Beobachtungszeit von 6 Jahren keine wesentliche Abnahme der Schutzwirkung feststellen. Die OMS schreibt der BCG-Wirkung „un effet protecteur marqué, qui dure au moins 4 ans", zu. Nach unseren eigenen Erfahrungen schließlich scheint uns die Dauer des Impfschutzes durchschnittlich näher bei 10 als bei 5 Jahren zu liegen. Wenn dagegen FREERKSEN (zit. nach HOPPE, i. d. B.) in seinem Bereich alle Schulanfänger tuberkulinnegativ befunden hatte, gleichgültig, ob sie als Säugling geimpft worden waren oder nicht, weist dies anscheinend auf seuchenhygienisch sehr günstige Verhältnisse, wie auch auf die Verwendung einer ungenügend allergisierenden Vaccine hin. Aus der Gegebenheit einer zeitlichen Beschränkung des Impfschutzes schlägt KRIVINKA (i. d. B.) Nachtestierungen und Revaccinationen in 5jährigem Intervall vor. Analog führt die Zürcher Kantonale Liga gegen die Tuberkulose ihre Großimpfaktionen in 5jährigem Turnus durch.

Die Annahme eines über die Jahre nachlassenden Impfschutzes erhärten Erfahrungen aus der Praxis: Die auffallende Tatsache einer Zunahme von Erkrankungen mit wachsendem Abstand von der Impfung (K. SIMON, i. d. B.), und die altersbedingte Mortalitätsreduktion in Beziehung zum zeitlichen Einsatz der Impfung. Nach BJARTVEIT und WAALER (1964) war die Mortalitätssenkung in Schweden mit seiner vorherrschenden Säuglingsimpfung besonders auffällig in der Altersgruppe bis zum 10. Lebensjahr; in Dänemark mit Impfprävalenz im 7. Lebensjahr in der Gruppe zwischen dem 10. und 20. Altersjahr, und schließlich in Norwegen mit Impfprävalenz im 14. Lebensjahr in der Gruppe zwischen dem 15. und 25. Altersjahr.

Der Zweck der BCG-Schutzimpfung ist die Verhinderung der Erkrankung an Tuberkulose. Ist die Methode in der Lage, diese Aufgabe zu erfüllen? Viele Ärzte schätzen ihren Wert hoch ein, andere halten ihn für gering, stellten wir im Vorwort fest. In die Wertung sind sowohl die der Methode eigene Wirksamkeit im engeren als auch ihre Nützlichkeit im weiteren Sinne des Gesamtrahmens der Tuberkulosebekämpfung einzubeziehen und diese beiden Komponenten auseinanderzuhalten.

So ist die Methode an und für sich keineswegs deswegen als unwirksam zu bewerten, nur weil etwa in der Gesamtdisposition der Tuberkuloseabwehr ihr Einsatz beschränkt ist. Gegen die BCG-Impfung wird immer wieder der epidemiologische Vergleich Holland—Schweden herangezogen. In beiden Ländern sind auf verschiedenen Wegen — in Holland ohne breite Anwendung der Impfung — günstige Resultate erzielt worden. Auf die epidemiologisch so unterschiedliche Ausgangslage einerseits (Senkung des Bestandes an Offentuberkulösen durch kriegsbedingt stark erhöhte Tuberkulosesterblichkeit in Holland) und den differenten Einsatz der Methoden anderseits ist OTT (i. d. B.) eingegangen. Dabei ist man in Holland nicht prinzipiell gegen die BCG-Impfung eingestellt. Eine gezielte Impfung wird immerhin dort für exponierte Personen in tuberkulösem Milieu, Spitälern, Anstalten und im Militär, empfohlen (F. N. SICKENGA). Aufgrund eigener Erfahrungen über die Wirksamkeit der Impfung (Rapport der niederländischen Armee und Luftwaffe von H. J. v. d.

Giessen, cit. nach Ott, i. d. B.) ist für das stärker exponierte Sanitätspersonal der niederländischen Armee die BCG-Impfung sogar obligatorisch erklärt worden. Schließlich stellt sich auch Freerksen (1965) mit der Forderung: „Die ungerichtete Schutzimpfung sollte durch eine gezielte, aus klarer Indikation gerechtfertigte abgelöst werden" nicht gegen die BCG-Impfung im engeren Sinne.

Calmette begründet die Wirkung des BCG mit folgenden Worten: „L'emploi méthodique des bacilles-vaccins, dits BCG, ainsi obtenus, rendus inoffensifs par des artifices de culture, confèrent au sujet qui les reçoit une résistance manifeste aux infections bacillaires virulentes, accidentelles ou expérimentellement provoquées". „Meerschweinchen und Kaninchen erwerben nach parenteraler Vorbehandlung mit der BCG-Kultur eine erhöhte Widerstandsfähigkeit gegen eine virulente Infektion. Diese Widerstandsfähigkeit tritt besonders deutlich gegenüber einer den natürlichen Ansteckungsbedingungen entsprechenden infectio minima hervor", schreibt B. Lange und belegt und bestätigt ein bestimmtes Immunisierungsvermögen des BCG im Tierexperiment. Bereits im Tierversuch läßt sich die Begrenzung des Impfschutzes erkennen, der nicht absolut, sondern nur relativ ist, in Übereinstimmung mit der Gegebenheit, daß der immunisierte Organismus sich der neu angreifenden Tuberkelbacillen nicht dadurch erwehrt, daß er sie abtötet, sondern ihre Fortentwicklung hemmt; worauf Ebina u. Mitarb. (i. d. B.) hingewiesen haben.

Beweise für die eindrückliche Wirksamkeit der BCG-Schutzimpfung im engeren Sinne beim Menschen liegen in großer Zahl vor. Unter der Legion der Angaben wurden nur einige als Beleg und zum Teil zur historischen Illustrierung herausgegriffen. Nach Ferguson (1946) und Heimbeck (1949) reduzierten sich bei den Geimpften die schweren Formen, die Meningitis und die Todesfälle. Nach Aronson und Palmer (1946) betrugen bei Indianern Erkrankungen wie auch Todesfälle an Tuberkulose bei der Kontrollgruppe ein vielfaches gegenüber der BCG-Gruppe. Hyge (1947, 1949) stellte anläßlich einer Schulendemie (1943) den Schutz geimpfter Schülerinnen gegenüber einer virulenten Infektion fest, ähnlich wie W. Henkel (1951). Ferguson und Simes (1947) sahen eine eindrückliche Wirksamkeit der BCG-Impfung bei Kindern. Gernez-Rieux und Gervois (1962) fanden eine Tuberkulosehäufigkeit bei geimpften Kindern von 0,66 auf 1000, bei ungeimpften zu Beginn tuberkulinnegativen, einer sonst analogen Kontrollgruppe von 4,27 auf 1000. Koenig und Schulze (1953) veröffentlichten ihre positiven Ergebnisse über BCG-Impfungen im großen Rahmen bei Kindern, denen allerdings statistisch nur eine beschränkte Beweiskraft zukommt. Günstige Beobachtungen teilten später Liebknecht (1957), Dannenbaum und Bingel (1957), Wunderwald (1959) u. a. m. mit.

Dahlström und Difs (1951) (siehe auch Dahlström, i. d. B.) untersuchten die Tuberkulosemorbidität bei 36 000 vaccinierten und 25 000 nichtvaccinierten schwedischen Soldaten des 2. Weltkrieges. Vom 4. Monat nach der Impfung an betrug die Frequenz an Primärtuberkulose bei der geimpften Gruppe 0,75 auf 1000, bei der von Dienstbeginn an tuberkulinnegativen Gruppe hingegen 3,33 auf 1000. Analog den Erfahrungen Törnells (1951) bestanden ähnlich deutliche Unterschiede wie bei der Primär-, auch bei der frühen postprimären Lungentuberkulose. Nach Dahlström bedeutet dies eine wesentliche Reduktion der Tuberkulosemorbidität der vaccinierten Gruppe. In Ermittlungen in Rekrutenschulen Hollands der Jahre 1958 und 1959 zeigten die zu Beginn tuberkulinnegativen und dann BCG-Geimpften, gegenüber den anfangs Tuberkulinpositiven und negativen Nichtgeimpften das kleinste Erkrankungsrisiko (Ott, i. d. B.). Die Ergebnisse von Untersuchungen des „British Medical Research Council" an 56 700 jugendlichen Personen kommentiert die OMS (1959) folgendermaßen: „On voit que, dans le groupe des sujets, vaccinés par le BCG, la fréquence des cas nouveaux de tuberculose ne représente qu'un cinquième environ de la fréquence correspondante chez les témoins". Ähnlich günstige Resultate zeigten sich in Japan. Die Sterblichkeit an Tuberkulose bei Pflegerinnen, Studenten und Fabrikarbeitern sank im Verlaufe von 2—3 Jahren nach der BCG-Impfung in der BCG-geschützten Gruppe auf 1/8 bis 1/9. Eindrücklich waren auch die Ergebnisse an einer Versuchsgruppe von 1585 teilweise familiär tuberkuloseexponierten Säuglingen und Kindern. Bei 284 Nichtgeimpften betrug die Morbidität in der Gruppe mit familiärer Belastung 40,8%, in derjenigen ohne Belastung 8,2%, während in den analogen Gruppen der BCG-Geimpften die Werte 3,0%, bzw. 0,4% ausmachten (Ebina und Kayaba, i. d. B.). Für Spiess (i. d. B.) ist es „hinreichend nachgewiesen, daß die Reduktion der Tuberkulosemorbidität durch die BCG-Impfung bis zu 5 Jahren über 80% und bis zu 10 Jahren über 50% beträgt."

Die Zahl klinisch-statistischer Untersuchungen über die Wirksamkeit der BCG-Impfung ist unüberblickbar groß. Selten hingegen sind pathologisch-anatomische Ermittlungen beim Menschen, um so interessanter und wertvoller daher der Einblick, den sie vermitteln. So stellte Lindgren die Ausheilung virulenter Infektionen bei vorgängig BCG-Geimpften in Form von kleinen eingekapselten Herden fest, und ohne daß sich die virulente Infektion bis zu den regionären Lymphdrüsen ausgebreitet hätte. Nach ihm stellt die BCG-Impfung einen eigentlichen Ersatz für die natürliche Primärinfektion dar und vermag die Dissemination nach späterer virulenter Infektion zu verhindern. Das weitere Faktum Lindgrens, daß der Infektionsschutz nach BCG-Impfung kürzer andauert, als nach virulenter Primärinfektion, steht im Einklang mit zum Teil eingangs erwähnten impfexperimentell-klinischen Erfahrungen.

Damit steht die Wirksamkeit der BCG-Impfung im Rahmen eines sinnvollen Einsatzes fest. Es bekommen auch alle jene recht, die der BCG-Impfung nicht nur eine direkte Abwehr des Primärinfektes in Form einer abschwächenden Modifizierung zugestehen, sondern auch einen indirekten Einfluß auf die schicksalsmäßige Gestaltung des einmal gesetzten spezifischen Infektes. Denn die Praxis lehrt, daß je zahlreicher und größer sogenannte abgeheilte Restherde nach Tuberkulose in Lungenparenchym und regionärer Lymphdrüse sind, desto wahrscheinlicher die Gefahr einer Exacerbation wird. Ott (i. d. B.) legte — in Übereinstimmung mit den Untersuchungen G. Neumanns — dar, welch enormes Reservoir an exacerbationsfähigen Tuberkulosen es heute noch zu leeren gilt. In diesem Sinne ist die BCG-Impfung als Prophylaktikum in Form einer stetigen Reduktion von Tuberkuloseherden, bzw. des Durchseuchungspotentials exacerbierender Restherde, zu betrachten. Erfahrungsgemäß erkrankt ein erheblicher Teil infizierter Kinder — vor allem solche mit ausgedehnten Veränderungen aus der Primärperiode — später an einer chronischen Organtuberkulose. Ott plädiert aus dieser Sicht für einen konsequenten BCG-Impfschutz.

In Einklang und analog den Ergebnissen von Törnell (1951) und Lindgren (1965) hält das WHO-Experten-Komitee für Tuberkulose (1964) die geringere Anzahl und Größe von latenten tuberkulösen Herden bei erst-BCG-geimpften, dann virulent infizierten Personen für erwiesen und ein vermindertes Exacerbationsrisiko für wahrscheinlich. Unter diesem Aspekt werden die günstigen Erfahrungen mit der

BCG-Impfung verständlicher. Nach EBINA und KAYABA (i. d. B.) verhindert die Impfung eher das Fortschreiten, als die Infektsetzung des Tuberkuloseprozesses. Es scheint also wahrscheinlich, daß eine Impfung besonders dann eine Reduktion des Risikos für endogene Exacerbation in sich schließt, wenn eine virulente Infektion in einer Phase der vollen Schutzwirkung der BCG-Impfung sich ereignet. HOLM nimmt an, daß in etwa 80% die BCG-Impfung das Einnisten der Tuberkelbakterien verhindert. Es würden also sogenannte „späte postprimäre Lungentuberkulosen" seltener; oder mit anderen Worten (H. GENZ, i. d. B.) trägt die Beschränkung des Primärprozesses dazu bei, „die Masse der Phthisen zu vermindern und aus den Impflingen selbst später keine Infektionsquellen werden zu lassen (KLEINSMIDT, WALLGREEN)".

Die BCG-Impfung hat sich während Jahrzehnten als eine über Kontinente verbreitete und von zahlreichen Ärzten angewandte Methode bewährt. Sie ist imstande, wenn auch keinen absoluten, doch einen wesentlichen Schutz gegen die Tuberkulose zu vermitteln. Der beschränkte Impfschutz kann zwar beim Geimpften eine Tuberkulose nicht in jedem Fall verhindern. Der Begriff der Tuberkulose nach einmal durchgeführter BCG-Impfung bedarf der näheren Klarstellung. Tritt nämlich eine Krankheit auf, so bestehen in bezug auf den Zeitpunkt der Infektion mit Tuberkelbacillen vier Möglichkeiten: 1. Die Infektion tritt kurz vor der BCG-Impfung bei einem noch tuberkulinnegativen Organismus auf (antevaccinale anergische Phase). 2. Die Infektion erfolgt kurz nach der BCG-Impfung bei einem präallergischen Organimus (frühe postvaccinale anergische Phase). 3. Die Infektion tritt in der Phase wirksamer BCG-Allergie auf. 4. Die Infektion erfolgt nach Erlöschen des BCG-Impfschutzes (späte postvaccinale anergische Phase). Der BCG-Impfung gleichsam zur Last dürften eigentlich nur diejenigen Krankheitsfälle gelegt werden, welche in der Phase wirksamer BCG-Allergie sich entwickelten. Infiziert sich ein Mensch nach stattgefundener Impfung am Ende der präallergischen Phase, vergehen nach DAHLSTRÖM (1954) „im allgemeinen 35 bis 42 Tage, bevor die Primärtuberkulose manifest wird. Falls die BCG-Impfung irgend einen prophylaktischen Effekt hat, muß man demnach erwarten, daß ein definitives Absinken in der Mortalität an Primärtuberkulose bei der Gruppe der Geimpften im Vergleich zu der Kontrollgruppe 70—85 Tage nach der Impfung zu beobachten sein wird". WINGE (1949) hat den Zeitabschnitt 8 Wochen vor und 8 Wochen nach der BCG-Impfung als „vaccination period" bezeichnet. Erfolgen in diesen 16 Wochen Primärinfektionen, so ist ein Schutzeinfluß der BCG-Impfung auf tuberkulöse Infekte von vornherein in Frage gestellt. Diesen Gegebenheiten trägt z. B. GENZ (i. d. B.) Rechnung, indem er in den ersten Wochen nach einer BCG-Impfung beim Säugling, in welcher Zeit das Kind noch ungeschützt ist, jedes vermeidbare Infektionsrisiko (größere Verwandtentreffen, Benützung öffentlicher Verkehrsmittel u. a.) ausschaltet. Unter 77 Tuberkulosefällen, die K. WINGE bei 55 000 Geimpften fand, traten 13 (17%) während der „vaccination period" auf. Solche Bewandtnisse sind selbstverständlich bei der Bewertung der BCG-Impfung zu berücksichtigen.

Nach der BCG-Impfung können sämtliche Tuberkuloseformen vorkommen. Wenn auch für Primärtuberkulose typische Bilder eher zurücktreten, existieren sie ebenfalls (ARONSON, HEESEN, KOENIG und SCHULZE, MANDE, SIMON, i. d. B., USTVEDT). HEESEN (1952) stellte nach einer Großimpfaktion von 180 000 BCG-Impfungen bei Kindern 53 postvaccinale Tuberkulosen fest, davon 13 Primärtuberkulosen, 30 postprimäre Tuberkulosen, 8 kavernöse Lungenphthisen, 1 Miliartuberkulose und 1

Meningitis tuberculosa. Bei 20 postvaccinalen Tuberkulosefällen (Haefliger, 1956) fanden sich keine Primärtuberkulosen Rankescher Prägung, und wir gewannen den Eindruck einer im allgemeinen ausgesprocheneren Heilungstendenz als bei ähnlichen, jedoch nicht geimpften Fällen. K. Simon (i. d. B.) dagegen kann: „die Annahme, daß eine BCG-Impfung zum mindesten die Primärtuberkulose ausschaltet, allenfalls der Tuberkuloseablauf mit einer postprimären Form beginnen würde" nicht bestätigen. Hingegen verläuft nach Klein und Lazar (1955), wenn trotz einer BCG-Impfung eine Tuberkulose zustande kommt, „diese im Durchschnitt günstiger als bei einem Nichtgeimpften". Ihrer gleichen Meinung geben Courcoux u. Mitarb. (1954) mit folgenden Worten Ausdruck: „Malgré l'extension et le caractère fréquemment ulcératif des lésions, celles-ci présentent toujours une évolution favorable".

Die BCG-Impfung setzt eine nicht vermeidbare Läsion. Im normalen Infektionsablauf bildet sich an der cutanen Impfstelle, entsprechend dem Primäraffekt, ein BCG-Infekt, der — in Analogie zu den Cornet-Baumgarten-Parrotschen Gesetzen — wohl sicher zum mindesten teilweise auf die regionären Lymphdrüsen übergreift. Das Ausmaß des Kutaninfektes allein schon ist unterschiedlich. Nach Ustvedt sind z. B. Ulcera von 10 mm Durchmesser und geringgradige Lymphknotenschwellungen als starke Lokalreaktion, nicht aber als Komplikation zu betrachten. Horwitz und Meyer (1957) sind der Meinung, daß auf die sehr große Zahl von über 100 Millionen BCG-Geimpften auf der ganzen Welt (Wallgren, Kleinschmidt, 1961) die ernsthaften Komplikationen wie BCG-Generalisation, Lupus, massive Lymphdrüseneiterungen etc. außerordentlich klein sind. Zu ihrer Vermeidung wichtig sind einwandfreie Impftechnik und vor allem eine Vaccine, deren Virulenz und Dosierung sich in „vernünftigen" Grenzen halten.

Zum Teil in enger Anlehnung an Forscher der USA (A. Myers) wurde in der Bundesrepublik Deutschland in letzter Zeit da und dort und zum Teil vehement (Freerksen) nach einer Wachtablösung der BCG-Impfung durch eine Kombination von Tuberkulinkataster und Chemotherapie gerufen. Die Aufnahme eines Tuberkulinkatasters ist ja seit Jahrzehnten in vielen Schulen Europas mit organisiertem schulärztlichen Dienst gebräuchlich. Durch während der Schulzeit wiederholte Tuberkulintestierungen wurden Invertoren eruiert und früher zum mindesten einer radiologischen Kontrolle unterzogen. Heute stehen den virulent Tuberkulinpositiven zusätzlich die Chemotherapie in stationärer, häuslicher oder sogenannter ambulanter Form zur Verfügung. Der Tuberkulinpositive wird heute also nicht nur eruiert und kontrolliert, sondern — sofern notwendig — spezifisch behandelt. Hier schließen wir uns der Nomenklatur von Spiess an und bezeichnen die Verhütung oder Hemmung einer Infektentwicklung als Chemoprophylaxe, die Chemotherapie bei schon etablierter Primärtuberkulose mit ihren Gefahren der Streuung, als präventive Chemotherapie. Die spezifischen Medikamente werden recht eigentlich auch in einem präventiven Rahmen eingesetzt, seitdem mit dem INH ein leicht applizierbares Mittel zur Verfügung steht. Tierexperimentell läßt sich eine infektabschirmende Wirkung belegen (K. Bartmann, C. E. Palmer, L. H. Schmidt). Auch der präventive Schutz beim Menschen konnte bewiesen werden (Debré, Mount und Ferebee, Omodei Zorini, Spiess). So stellten z. B. Mount und Ferebee an einer Gruppe von Primärtuberkulosen bei 2750 Kindern in einem analogen Doppelversuch, INH einerseits, Placebo anderseits, und nach einjähriger Behandlungsdauer, eine Reduktion der pulmonalen Progression von 46 auf 30 und der extrapulmonalen Komplikationen von

31 auf 2, bei Verwendung von INH anstelle von Placebo, fest. Eine präventive INH-Behandlung der Primärtuberkulose eliminiert extrapulmonale Komplikationen, vor allem die gefürchtete Meningitis, weitgehend. Die präventive Chemotherapie ihrerseits hängt von der Verträglichkeit, der INH-Sensibilität der Erreger und der Zuverlässigkeit der Medikamenteneinnahme und zudem vom rechtzeitigen Einsatz ab. Da eine präventive Chemotherapie vor der Infektsetzung selten möglich ist, beschränkt sie sich praktisch auf die Behandlung der bereits etablierten Primärinfektion. Soll die Chemoprophylaxe wirksam sein, muß sie möglichst rasch nach der Infekthaftung zum Einsatz kommen, also in der sogenannten Inkubationszeit. [Man unterscheidet eine biologische und eine morphologische Inkubationszeit (R. W. MÜLLER). Die biologische erstreckt sich vom Zeitpunkt der Infektion bis zum Auftreten der Tuberkulinreaktion und beträgt im Durchschnitt nach UEHLINGER 6 Wochen. Die morphologische, die vom Infektionstermin bis zum Auftreten morphologischer Veränderungen reicht, ist im allgemeinen länger als die biologische.] Zwischen der Feststellung einer negativen Tuberkulinreaktion und den ersten Erscheinungen einer tuberkulösen Erkrankung liegt bei den Fällen von MALMROS und HEDVALL folgendes Zeitintervall: bei 16 Fällen 0—6 Monate, bei 17 Fällen 7—12 Monate. Nach MASCHER und BERTHET entsteht die Pleuritis zur Hälfte innerhalb von 6 Monaten nach der Ansteckung, nach WALLGREN zwischen 3—6 und nach ZUEST zwischen 2—8 Monaten danach. Unter 72 Fällen FROSTADs bricht die destruktive Lungentuberkulose in 75% innerhalb von 6 Monaten nach der Primärinfektion aus. Die Entwicklungsdauer von anatomisch gesicherten Primärphthisen UEHLINGERs schwankt zwischen 3 und 15½ Monaten und beträgt im Mittel 7½ Monate. Diese Zahlen verschiedener Autoren halten die Tatsache einer wichtigen und oft entscheidenden Start- und Entwicklungsphase der Tuberkulose bereits innerhalb eines halben, des öfteren innerhalb eines Jahres fest. Die Einsatzmethode Tuberkulinkataster/Chemotherapie, welche sich auf die Tuberkulinprobe als „Geigerzähler" für die stattgefundene Infektion stützt, muß den gesetzten Infekt rechtzeitig in der Phase aufspüren, in welcher der Chemotherapie das Attribut präventiv noch zusteht. Eine bei der häufig vom anonymen Kollektiv aus erfolgenden Primärinfektion nicht leichte Aufgabe! Die präventive Chemotherapie steht und fällt zu einem großen Teil mit der frühzeitigen Entdeckung der Tuberkulininversion. Ein lediglich in jährlichen Intervallen ergänzter Tuberkulinkataster wird dem soeben umrissenen Zeitfaktor in der Tuberkuloseentstehung nur unvollkommen gerecht. Halbjährlichen Tuberkulintestierungen im großen, ungezielten Rahmen hingegen stehen bereits wesentliche organisatorische Schwierigkeiten, vor allem der Erfassung, entgegen. Der Kooperation in der Öffentlichkeit sind erfahrungsgemäß Grenzen „psychologischer Belastbarkeit" gesetzt. Wir beobachten eine gewisse psychische Ermüdung und daraus mangelndes Verständnis, wenn sich Schirmbild- und Impfaktionen in, vom Laien aus gesehen, zu rascher Sentenz wiederholen. Ungenügende Beteiligungen sind bei Freiwilligkeit die Folge. Wohl wäre ein engfristig geführter Tuberkulinkataster in Schulen eher möglich. Im Fabrikkollektiv, wo wir für die in längeren, mehrjährigen Intervallen durchgeführten Schirmbild- und BCG-Impfaktionen praktisch überall Zutritt haben, wäre einem engmaschigen Tuberkulinkataster der Eintritt wohl versperrt. Wir glauben z. B. auch nicht, daß wir für unsere zürcherischen Verhältnisse in der Lage wären, Vor- und Nachschulpflichtige außerhalb kollektiver Gruppierungen für einen adäquaten Tuberkulinkataster nur einigermaßen wirkungsvoll zu erfassen. Bei der stetigen Gewichtsverlagerung einer

effekt- und sinnvollen Prophylaxe infolge der Retrozession ins jugendliche Erwachsenenalter eine gewichtige Feststellung!

Die Forscher sind sich einig, daß die Zukunft der Tuberkulosebekämpfung zur Hauptsache in der Prophylaxe liegt. Für den Anhänger der BCG-Impfung steht dabei der nicht infizierte Anergische, für den Vertreter ausschließlicher Chemoprophylaxe der frisch Primärinfizierte im Vordergrund.

Diesen beiden Methoden übergeordnet ist und bleibt die Infektbekämpfung und das Ziel — wir gingen in unserer einführenden Betrachtung bereits darauf ein — die Zahl der von jeglicher Tuberkulose freien Menschen durch energischen Kampf gegen die Infektionsquelle zusehends zu vermehren.

So hat also die BCG-Impfung nicht isoliert, sondern im weiteren Blickwinkel der gesamten Tuberkuloseabwehr bewertet zu werden.

Die epidemiologische Ermittlung lehrt, daß auch in entwickelten Ländern ein bestimmtes — von Land zu Land und von Region zu Region verschiedenes — Risiko der tuberkulösen Infektion besteht. Ob es als erheblich oder unerheblich zu bezeichnen ist, bleibt eine Ermessensfrage, die ihrerseits oft durch überregionale Vergleiche bewertet wird. Im Interesse der Klarstellung sei festgehalten, daß auch in unseren Ländern eine Exposition zur Infektion — wohl kann sie „normal" oder überdurchschnittlich sein — im Prinzip nie fehlt.

Diese Situation erinnert im Rahmen eines Vergleiches an niedrige Sterberisiken junger gesunder Leute, die — jene Risiken trotzdem nicht außer acht lassend — sich, bzw. ihre Familien, wenigstens dagegen versichern. Ähnlich sollten in der Tuberkuloseabwehr auch kleinste Risiken mit eingerechnet sein.

Bei jeder sinnvollen Arbeit sind Aufwand und Ertrag einander gegenüberzustellen. Auch in der Prophylaxe der Tuberkulose bestehen diese prinzipiellen Grundfragen eines „vernünftigen Ertragsverhältnisses zum Aufwand", eines „rationellen Einsatzes von Methoden" und „der Einsatzwürdigkeit eines Verfahrens". Darf hier eine mutmaßliche Senkung der Morbidität deswegen als unrationell bezeichnet werden, weil sie lediglich 15—20% betragen wird? Ob nun diese Frage im Rahmen der BCG-Impfung, der präventiven Chemotherapie oder der Reihenröntgenuntersuchungen zur Diskussion gestellt wird, eines steht fest, daß mit gleicher Elle gemessen werden muß. Die generelle Abwehr der Tuberkulose setzt sich aus zahlreichen Teilfaktoren zusammen. Eine Einsatzwürdigkeit liegt nicht immer gleich auf der Hand. In entwickelten Ländern verkleinert sich bei der stetig sich verbessernden Situation für alle prophylaktischen Verfahren die Ausbeute. Nach meiner Meinung sollte jede Methode, die uns, wenn auch schließlich nur schrittweise, aber sicher der Eradikation der Seuche näherbringt, dann zur Anwendung kommen, wenn sie nicht mit Vorteil ersetzbar, überholt oder in gar keinem vertretbaren Rahmen zum Aufwand mehr steht.

Kernproblem für die BCG-Impfung wäre also die Frage: wann und wo erreicht die potentielle Infektionsgefährdung für die nicht infizierten Tuberkulinnegativen jenen Grad, der zum Einsatz zwingt. Wenn auch mit vielen anderen für F. Kreuser die Antwort im Durchseuchungsindex liegt, der zu einem bestimmten Zeitpunkt von Land zu Land nicht nur verschieden ist, sondern auch aus andern Aspekten gesehen wird, kann eine alle bindende Antwort trotzdem nicht gegeben werden. Was dem einen hoch erscheint, ist für den andern niedrig. So bleibt also dem persönlichen Ermessen des einzelnen Beurteilers ein breiter Spielraum, innerhalb dessen sogar in ein und demselben Land verschiedene Meinungen Berechtigung haben.

Im Prinzip ist die Wirksamkeit der BCG-Impfung nicht bestritten. Es geht auch da lediglich um das Ausmaß ihres Einsatzes. Hier erklärt E. FREERKSEN: „Ich bin auch nicht ... gegen die BCG-Impfung der Säuglinge, sondern ich bin gegen die Schutzimpfung ohne Indikation". Und wenn nach ihm „die BCG-Impfung bei Nichtexponierten nicht angebracht ist", setzt er im Prinzip „Normalexponierte", die ein recht unterschiedliches Expositionsrisiko aufweisen (V. HAEGI), sogenannten Nichtexponierten gleich. Auch in der Formulierung von I. M. MACGREGOR bleibt das Ausmaß nicht faßbar: „La nécessité de la vaccination en grande série dans l'enfance dépend du degré auquel les jeunes sont exposés au risque d'infection accidentelle par des sources identifiables. Dès que ce danger sera réduit à des proportions négligeables, il n'y aura plus besoin de cette forme de protection". Damit stimmt er mit A. OTT (i. d. B.) überein, daß die BCG-Impfung in einem „vernünftigen Verhältnis zum materiellen Aufwand" zu liegen habe und wir wiederholen uns lediglich, wenn wir auch hier betonen, daß sich ein sogenannter ökonomisch-rationeller Einsatz allgemein gültig nicht definieren läßt.

In den USA wird eine generelle Applikation des BCG-Schutzes aus Gründen der Rationalität als inopportun erachtet. Nun hielten immerhin die Gesundheitsbehörden der Stadt New York bei der gegenüber dem Landesdurchschnitt mehr als doppelt so hohen, 1963 sogar um 12% angestiegenen, allerdings auch so noch niedrigen Morbidität dieser Stadt den Einsatz der BCG-Impfung für notwendig und damit den Plan, 60 000 der 110 000 in öffentlichen Schulen eingeschriebenen Kinder zu impfen. Dieses Ereignis kommt nach J. DOMINIQUE einer Vergeltung gleich: „La revanche de CALMETTE dictée par les faits". Ob vielleicht nicht doch da und dort der Einsatz der BCG-Impfung sehr früh als unrationell bezeichnet wird? Nicht zu unrecht — so scheint es uns — vermittelt „der große verwundbare, uninfizierte Teil der Bevölkerung einige Besorgnis" (A. OTT, i. d. B.). Denn die Lehren von Tuberkuloseepidemien in ungeschützter Bevölkerung sind in die Bewertung eines Einsatzes der BCG-Impfung einzubeziehen. Kanada registrierte seit 1960 20 Tuberkuloseepidemien, die 1962 6,3% der frisch erfaßten Fälle ausmachten (FRAPPIER, i. d. B.). Ebenfalls nach H. BRÜGGER (1964) „treten in Schulen oder auch in Ortschaften Endemien auf mit erheblichen Infektionsfolgen". Bei wirksam durchgeimpften Kollektiven dagegen prallt eine endemisch fließende Streuquelle ab, wie Beispiele aus allen „Impfländern" zeigen (in der Schweiz weisen vor allem die Schulinfektionen in Rouges-Terres, Bussigny, Movelier und Zürich auf den Schutz einer vorgängig geimpften Schulklasse hin, das Beispiel Winterthur auf den Schutz BCG-Geimpfter anläßlich einer Endemie durch infizierte Milch). Solch erfolgreiche Abwehr steht der Auffassung der Gegner eines sogenannten ungezielten Einsatzes der BCG-Impfung im großen Reservoir der Anergischen entgegen. Im übrigen sollte der Begriff des ungezielten Einsatzes stets nur in voller Kenntnis der epidemiologischen Grundsituation, bzw. der Durchseuchung, gebraucht werden (für große Gebiete des Kantons Zürich beträgt diese — errechnet anhand der Impfabstinenten — z. B. in den Jahren 1960/61 für die 6jährigen: 4,2%, für die 14jährigen 13,8%, für die 18jährigen 24,8%, für die 20jährigen 37,6%, für die 25jährigen 57,5%, für die 30jährigen 59,1%, für die 35jährigen 66,2%, für die 40jährigen 75,8%). Bei diesen Unterlagen vertreten wir die Meinung, daß eine solche Durchseuchung als erheblich zu bezeichnen ist und daher auch ein sogenannter ungezielter Einsatz in dieser „normal" gefährdeten Bevölkerung zum Attribut „zielgerichtet und notwendig" berechtigt.

12*

Die Großzahl befürwortender Stimmen zur BCG-Impfung stammen — als erfreuliches Faktum — aus Ländern mit einer großen Verbreitung der Methode. Kritische oder sogar negative Stimmen dagegen kommen aus Ländern mit relativ geringer Ausbreitung der BCG-Impfung (Bundesrepublik Deutschland, USA). Die zuständigen Fachleute der Länder wie z. B. Frankreich, Japan, Norwegen, Tschechoslowakei, die ein Impfobligatorium für große Bevölkerungsgruppen kennen, gehören zu den Befürwortern. Dabei reden sie keineswegs etwa einem starren Einsatz der Methode das Wort, sondern beurteilen diese aus überlegener Sicht über das Gesamtproblem der Tuberkulosebekämpfung (Ebina u. Mitarb., Mande, Krivinka, i. d. B.), und sie sind keineswegs gegen eine Anpassung des Impfeinsatzes an die sich wandelnde tuberkulöse Durchseuchung.

Der Kreis sogenannter Exponierter, bzw. überdurchschnittlich Gefährdeter, wird überall ähnlich gezogen. Er reicht von Angehörigen des tuberkulösen Milieus zum Medizinal- und Spitalpersonal, weiter zu den in ihrer Umwelt erhöhtem Kontakt ausgesetzten Berufsgruppen und schließlich über die Armeepersonen zu Reisenden, die Länder mit hoher Tuberkuloseverbreitung aufsuchen. Hier wird ein gezielter Einsatz der BCG-Impfung kaum angefochten.

Ein Paradigma unterschiedlicher Einstellung hingegen ist die BCG-Impfung beim Säugling, der im „normalen" Milieu lebt. Hier prallen die Meinungen hart aufeinander. Dahlström hält die Säuglingsimpfung in Schweden bei voller Berücksichtigung der günstigen Durchseuchungssituation nach wie vor für indiziert. Bjartveit und Waaler errechneten, unter der Voraussetzung des Verzichtes der Säuglingsimpfung, in den Jahren 1951—1961 in Schweden und bei der Verschiebung der ersten BCG-Impfung vom Säuglingsalter in die Abschlußklasse, mit dem Anfall von 1000 zusätzlichen Tuberkulosefällen in den Altersgruppen von 0—14 Jahren. Kreuser dagegen hält für die epidemiologisch noch nicht so fortgeschrittene Bundesrepublik Deutschland die Säuglingsimpfung für nicht mehr dringlich. Das WHO-Experten-Komitee (1964), in voller Würdigung des Leistungsvermögens der BCG-Impfung, sieht eine Verschiebung der ersten BCG-Impfung in die Abschlußklasse bei einer Durchseuchung von 2% in der Eintrittsklasse für gerechtfertigt an.

Im Durchschnitt wird in der Schweiz die Säuglingsimpfung — außerhalb des tuberkulösen Milieus — auch für die höher gefährdeten Gastarbeiterkinder empfohlen. Allerdings nach Schär und Ott „müßten eigentlich in der Schweiz die BCG-Impfungen im Säuglingsalter generell durchgeführt werden, um das Erkrankungsrisiko des vorschulpflichtigen Kindes zu vermindern; in den Jahren 1955 bis 1959 starben beispielsweise 61 Kinder im Alter unter 5 Jahren an Tuberkulose und nur 18 der 5—14jährigen". Nach F. Kreuser sind in Hamburg, wo die Neugeborenen schutzgeimpft werden, seit 1957 keine Tuberkulosetodesfälle im Kindesalter mehr vorgekommen, während in Baden-Württemberg die Sterblichkeitskurve im Kindesalter nur langsam abfällt". Er sieht hierzu in der BCG-Impfung zum mindesten eine Teilursache. So bleibt demnach die Indikation zur BCG-Impfung beim „normal exponierten" Säugling eine kaum auf einen Nenner zu bringende Ermessensfrage. Fest steht dagegen im Falle geringer oder fehlender Durchimpfung im Säuglingsalter die Verlegung des Hauptgewichtes der BCG-Prophylaxe vor und in das jugendliche Erwachsenenalter, wenn möglich vor die Pubertätsphase. Der Auffassung von A. Ott (i. d. B.): „Die Impfung in den letzten Schulklassen ... stellt für die Schweiz und für Westdeutschland eine unbedingt zu erfüllende Minimalforderung dar", ist daher ohne

Vorbehalt zuzustimmen. Nachfolgender Beschluß gilt für Westdeutschland: „Der Arbeitsausschuß für BCG-Schutzimpfung im Deutschen Zentralkomitee zur Bekämpfung der Tuberkulose hat nach eingehender Erörterung einstimmig beschlossen, weiterhin die BCG-Impfung für Neugeborene, tuberkulinnegative Schulanfänger und -abgänger, Adoleszenten, Wehrpflichtige und für die im Lebens- und Arbeitsbereich besonders tuberkulosegefährdeten Personen zu empfehlen" (F. KREUSER, 1965).

Gegenüber der BCG-Impfung wird da und dort der Vorwurf einer Verschleierung des Durchseuchungbildes im allgemeinen und der Erschwerung einer Diagnosestellung bei Tuberkuloseverdacht im speziellen erhoben. Nach A. MYERS ist die Tuberkulinreaktion der Hauptschlüssel zur Tuberkulose-Ausrottung und „BCG modifies the use of this master key". Dagegen ist auch bei weiter Verbreitung der BCG-Impfung meist ein zuverlässiger Einblick in das Durchseuchungsgeschehen über die Gruppe der Impfabstinenten möglich. Überdies erleichtert z. B. uns eine fortlaufend geführte Tuberkulin- und Impfkartei die Analyse. Zugegeben, eine aus Anlaß einer vorausgegangenen BCG-Impfung positive Tuberkulinreaktion kann den Entscheid über das Vorliegen eines virulenten Zusatzinfekts oder einer aktiven Tuberkulose erschweren. Aber gerade in Ländern mit breiter BCG-Durchdringung wird der Vorwurf einer dadurch ins Gewicht fallenden Diagnose-Erschwerung zurückgewiesen (G. DAHLSTRÖM, i. d. B., E. G. JANSSEN).

Die präventive Chemotherapie ist eine Methode, die ihre volle Berechtigung hat und bei der eine Indikation im engeren und im weiteren Sinne zur Diskussion steht. Gezielter oder ungezielter Einsatz ist auch hier die Frage. Sie ist ein „Infektabschirmer" erster Ordnung. Die präventive Chemotherapie ist dann nur wirklich „präventiv", wenn ihr Einsatz so frühzeitig ist, daß er nicht der Behandlung einer bereits ausgedehnteren Krankheit gleichkommt. Im Schutz der gesunden Umgebung bei frisch entdeckter Infektquelle — demnach im begrenzten Auftrag — dürfte ihre Hauptanzeige liegen, also im gezielten Einsatz beim „kleinen" Kollektiv: der Familie (speziell im tuberkulösen Milieu), des Arbeitsplatzes, der Schulklasse usw. Ist die Infektionsquelle des Donators als massiv zu bewerten, sollen heute tuberkulinnegative und -positive Receptoren umgehend dem tuberkulostatischen Schutze unterstellt werden. Es drängt also ein intensives Infektereignis zum generellen Einsatz der Chemoprävention in der „high risk group" dieses Typs exogener Gefährdung, wobei ich, läge eine massive Infektion vor, BCG-Geimpfte, in Berücksichtigung der Gefahr einer möglichen Durchbrechung des Impfschutzes, in gewissen Fällen einschließen würde.

Anders die Methode der präventiven Chemotherapie im weiteren Sinne. H. WISSLER umgrenzt sie folgendermaßen: „Die präventive Chemotherapie der schon Infizierten, d. h. der Träger eines bis dahin unkomplizierten Primärkomplexes, hat nur einen Sinn, wenn sie im ersten Jahr nach Infektion erfaßt werden. Die Medikation ist indiziert

a) bei allen tuberkulin-positiven Kindern in den ersten drei Lebensjahren;

b) bei über 3jährigen dann, wenn entweder ein frischer Umschlag der Tuberkulinreaktion festgestellt ist oder wenn das Röntgenbild Zeichen einer frischen Primoinfektion erkennen läßt. Sie ist dringlich bei Kleinkindern und im Pubertäts- und Adoleszentenalter (z. B. auch bei Rekruten); im Schulalter, wo postprimäre Komplikationen selten sind, kann man sie als fakultativ bezeichnen.

Die Dauer der präventiven Chemotherapie beträgt 6 bis 12 Monate. Das Medikament der Wahl ist das Isoniazid in einer täglichen Dosis von 5—10 mg/kg. Für präventive Zwecke — und nur für diese — kann auf die Kombination mit einem anderen Tuberculostaticum verzichtet werden."

Die prophylaktische Methode: Tuberkulinkataster/Chemoprävention basiert im Prinzip auf dem positiven Kutantest, der sowohl die wichtigeren Frisch- wie die alltäglicheren Altinfekte zur Anzeige bringt (immerhin laufen bei niederer Durchseuchung die Tuberkulinpositiven ein größeres Erkrankungsrisiko wie die -negativen). Sie steht im Einsatz in der Normgruppe der Bevölkerung folgenden Schwierigkeiten gegenüber: Die Möglichkeit der raschen Entstehung einer Tuberkulosekrankheit nach Primärinfektion; zur Eruierung des Frischinfektes müssen halbjährliche Tuberkulinkontrollen gefordert werden. Die Durchführung lediglich jährlicher Kutanteste außerhalb des Schulkollektivs dürfte vielerorts in der Praxis auf unüberwindbare Schwierigkeiten stoßen. Erwachsene sind wesentlich schwieriger zu erfassen als etwa Säuglinge oder Schulkinder. Die Anonymität der Streuquelle (in Zeit und Ort) verlangt den Einsatz der Prophylaxe auf breiter Basis. H. Brügger berichtet, daß sogar beim beschränkten Kontaktkreis des Kindes, in 650 Erkrankungsfällen, die Infektionsquelle nur in 34% ermittelt werden konnte, bei 66% blieb sie unbekannt.

Im übrigen dürfte sich — wenigstens für schweizerische Verhältnisse — die Methode einer Schutzimpfung volkspsychologisch zugkräftiger erweisen als die — auf engmaschig-periodischer Tuberkulinisierung mit eventuell nachfolgender mehrmonatiger Medikation basierende —kompliziertere präventive Chemotherapie.

Nach den Untersuchungen des British Medical Council braucht es rund 600 Impfungen, um eine Tuberkulose-Erkrankung pro Jahr zu verhüten. Etwa in der gleichen Größenordnung liegt nach H. Wissler der Erfolg der präventiven Chemotherapie. Verschieden ist die zeitliche Wirkungsbreite der beiden Methoden. Die BCG-Impfung ist vor allem im Rahmen des sogenannten ungezielten Einsatzes gegen die anonyme Infektion der präventiven Chemotherapie weit überlegen; denn sie wehrt über Jahre hindurch Infekte ab, wogegen der medikamentöse Schutz sich nur auf diejenige Zeitspanne beschränkt, während welcher die Medikamente eingenommen werden. Grosso modo hat die BCG-Impfung dort den Vorzug, wo es auf einen langfristigen Schutz ankommt, die präventive Chemotherapie dagegen kann sofortigen Schutz oder Sicherung für kürzere Frist bieten. So ergänzen die beiden Methoden sich vielmehr, als daß sie sich konkurrenzieren.

Zusammenfassung

Der prophylaktische Effekt der BCG-Impfung der Tuberkulose gegenüber ist anerkannt, und die Nachteile sind minimal. Infekt-Gefährdete sind der Impfung zuzuführen. Sie bietet nicht nur Schutz gegen die Primärinfektion und ihre Folgen, sondern trägt durch die Verminderung exacerbationsfähiger Herde zur Reduktion von phthisischen Infektionsquellen wesentlich bei. Ein konsequenter Impfschutz drängt sich also aus verschiedenen Gründen auf. Im übrigen hat auch die präventive Chemotherapie ihre umschriebene Indikation. Stellung und Aufgabe der beiden Methoden sind zu verschieden, als daß sie sich konkurrenzieren.

Im Gesamtrahmen einer umfassenden Tuberkulosebekämpfung (Aufspürung und Sterilisierung der Infektionsquellen, Aufbau einer Impfallergie als Schutz gegen die Infektion) hat die BCG-Impfung ihren festen Platz. Nicht in der Isolierung, sondern in der Koordination liegt die Stärke der Methode. Der Kampf gegen die Seuche bedarf auf der ganzen Linie des vollen Einsatzes aller zur Verfügung stehenden Mittel.

Summary

The prophylactic effect of BCG vaccination is established and the disadvantages are minimal. Those prone to the disease should receive BCG vaccination. The vaccine affords not only a protection against primary infection and its sequelae, but also leeds to a reduction of sources of tuberculous infection by diminishing exacerbating foci. These various reasons therefore call for systematic protection through vaccination, especially since preventive chemotherapy has limited indications. The role and use of the two methods are too different as to exclude one in favour of the other.

In the comprehensive struggle against tuberculosis (detection and elimination of sources of infection, protection against the disease by immunisation) BCG has its proper place. Its value rests upon in co-ordination with other methods and not on its isolation. The antituberculous efforts need all available forces.

Literatur

ANSPACH, M. K.: Zur BCG-Erfolgsstatistik 1956 und 1957 des Bezirkes Dresden. Mschr. Tuberk.-Bekämpf. 2, 53—58 (1959).
— Die BCG-Impfpraxis in den letzten 10 Jahren. Z. Tuberk. 119, 177—180 (1963).
D'ARCY HART, P.: Die Bedeutung der BCG-Impfung im Gemeinwesen mit relativ geringer Tuberkulose-Mortalität und -Morbidität und einer guten Tuberkulose-Fürsorge. Lebensbedingungen und Gesundheit 1, 162—165 (1957).
— Some problems in the application of antituberculosis vaccination. J. Hyg. Epidem. (Praha) 5, 89—92 (1961). Ref. Zbl. ges. Tuberk.-Forsch. 90, 24 (1962).
— T. M. POLLOCK, and I. SUTHERLAND: Assessment of the first results of the Medical Research Council's trial of tuberculosis vaccines in adolescents in Great Britain.
ARONSON, J. D.: The status of BCG vaccination in the United States and Canada. Adv. Tuberc. Res. 8, 131—153 (1957).
— Ch. F. ARONSON, and H. C. TAYLOR: A twenty-year appraisal of BCG vaccination in control of tuberculosis. Arch. int. Med. 101, 881—893 (1958).
—, and C. E. PALMER: Experience with BCG vaccine in the control of tuberculosis among North American Indians. Publ. Hlth Rep. (Wash.) 61, 802 (1946).
BARTMANN, K.: Die Prophylaxe der Tuberkulose durch BCG und Isoniazid, einzeln und in Kombination, bei Tier und Mensch. Tuberk.-Arzt 16, 329—357 (1962).
— Schutzimpfung und Chemoprophylaxe als umfassende Maßnahmen zur Verhütung der Tuberkulose. Öff. Gesundh.-Dienst 26, 263—272 (1964).
BAUMANN, Th.: Zur Frage der Altersindikation der BCG-Impfung. Schweiz. med. Wschr. 86, 1165—1167 (1956).
— Zur Frage der Wertverminderung der BCG-Vaccine und zur Frage der Dauer des BCG-Impfschutzes. Schweiz. med. Wschr. 86, 1167—1170 (1956).
— Untersuchungen zur Frage der Dauer der Impfallergie nach der BCG-Vaccination mit der schweizerischen BCG-Vaccine. Mschr. Kinderheilk. 109, 242—245 (1961).
—, und G. NIEVERGELT: Über die Leistungsfähigkeit der Tuberkulinteste und der BCG-Teste. Beitr. Klin. Tuberk. 117, 296—316 (1957).
BEHRING, E. v.: Über Schwindsuchtsentstehung und Tuberkulosebekämpfung. Dtsch. med. Wschr. 1903, 689—697.
BERNARD, E.: Contre la tuberculose: un grand effort est nécessaire. Méd. prat. 20, 73—75 (1964).
BERTHET, E.: Les campagnes de vaccinations antituberculeuses entreprises dans le monde par les organisations internationales. Rev. Hyg. 5, 551—557 (1957).
— Etat actuel de l'endémie tuberculeuse dans le monde. Sem. Hôp./Sem. méd. 1957, 1489—1494.
— Bases de l'organisation de la lutte contre la tuberculose dans les pays à forte endémie tuberculeuse. Rev. Tuberc. (Paris) 23, 1257—1268 (1959).

Birkhaug, K.: The Intracutaneous and Percutaneous Application of BCG. Adv. Tuberc. Res. 8, 79—104 (1957).

Birkhäuser, H., and H. Bloch: Adv. Tuberc. Res. 8: BCG. A discussion of its use and application. Basel—New York: Karger Bibl. Tuberc. Fasc. 12, 1957.

Bjartveit, K., and H. Waaler: Document WHO/TB/Techn. Inform./30 (1964).

Bloch, H.: The experimental basis of BCG vaccination. Adv. Tuberc. Res. 8, 1—11 (1957).

Bretey, J.: Vaccination par le B.C.G. Rev. Prat. 1958, 1383—1389.

Brügger, H.: Jahresbericht 1964 der Kinderheilstätte Wangen im Allgäu.

Brun, J., et P. Puech: La vaccination au B.C.G. et la chimioprophylaxie permettent-elles réellement de prévenir l'apparition des tuberculoses pulmonaires de réinfection? Rev. Tuberc. 25, 889—899 (1961).

Calmette, A.: L'infection bacillaire et la tuberculose chez l'homme et chez les animaux. Paris: Masson 1936.

—, et C. Guérin,: Nouvelles recherches expérimentales sur la vaccination des bovidés contre la tuberculose. Ann. Inst. Pasteur (Paris) 34, 553 (1920).

Cardis, F.: Le B.C.G. dans le monde. Bl. Tuberk. 1951, 11—18.

— Remarques diagnsotiques sur les relations entre l'infection tuberculeuse spontanée et le BCG. Praxis (Bern) 1956, 719—722.

Catel, W.: Erfahrungen mit der BCG-Schutzimpfung. Kongreßber. IV. Wiss. Tag. Norddtsch. Tuberk.-Ges. 1955, 134—146.

Coulaud, E.: Allergie et immunité produites par les bacilles morts émulsionnés dans des huiles végétales. Ann. Inst. Pasteur (Paris) 61, 355—393 (1938).

Courcoux, A.: Vaccination par le B.C.G. dans une école d'infirmières et d'assistantes sociales. Rev. méd. Suisse rom. 72, 349—353 (1952).

Courcoux, Morel, Peltier, et Mlle. Delgove: Réflexions sur 30 cas de tuberculose survenus chez des infirmières vaccinées préalablement au B.C.G. Rev. Tuberc. (Paris) 18, 701—708 (1954).

Daelen, M.: Die BCG-Schutzimpfung. Aktuelle Fragen der Inneren Medizin. 2. Band. Berlin: De Gruyter 1950.

—, und H. Saame: Ein weiterer Beitrag zur Beurteilung der BCG-Impfung in Hessen. Mschr. Kinderheilk. 104, 487—494 (1956).

Dahl, R. H.: Untersuchungen über die Ausbreitung intrakutan verimpfter Tuberkelbazillen im Meerschweinchenorganismus bei Erst- und Superinfektion. Z. Tuberk. 76, 81—102 (1936).

Dahlström, G.: Tuberculosis in B.C.G. Vaccinated and Non-Vaccinated Young Adults. Copenhagen: Munksgaard 1953.

— Die BCG-Impfung in den skandinavischen Ländern. In Griesbach: Die BCG-Schutzimpfung. Stuttgart: Thieme 1954.

— Clinical considerations in vaccination against tuberculosis. Adv. Tuberc. Res. 8, 12—30 (1957).

— BCG vaccination in Sweden. Tubercle (Lond.) 40, 196—200 (1959).

—, und H. Difs: The efficacy of B.C.G. vaccination. Copenhagen: Munksgaard 1951.

Dannenbaum, P.: 5jährige Erfahrungen mit der BCG-Schutzimpfung bei Neugeborenen. Kongreßber. IV. Wiss. Tag. Norddtsch. Tuberk.-Ges. 1955, 157—163.

—, und A. Bingel: Ergebnisse der BCG-Impfung des Neugeborenen. Dtsch. med. Wschr. 82, 919 (1957).

Debré, R.: Systemic treatment of primary tuberculosis. New Engl. J. Med. 255, 794—798 (1956). Ref. Zbl. ges. Tuberk.-Forsch. 75, 118 (1957).

Delachaux, A.: Résultats de la vaccination BCG. Schweiz. Med. Wschr. 86, 1182—1183 (1956).

Deutsch, J.: Erfahrungen mit dem BCG-Test bei der Schulimpfaktion 1961. Mschr. Tuberk.-Bekämpf. 4, 231—235 (1961).

Doerr, E., und E. Gold: Zur Frage der „Virulenz" der Tuberkelbazillen. Z. Immun.-Forsch. 74, 7—24 (1932). Ref. Zbl. ges. Tuberk.-Forsch. 37, 503 (1932).

Doerr, R.: Allergie und Anaphylaxie. In Kolle, Kraus und Uhlenhuth: Hb. d. path. Mikroorg. Vol. I. Jena: G. Fischer 1929; Berlin und Wien: Urban & Schwarzenberg 1929

Dominique, J.: La revanche de Calmette. Rev. Un. int. Tuberc. Juin 1964, 22—23 und 26.

EBINA, T., and Y. TAKASE: Further studies on BCG. Science Reports of Research Institute Tohoku University, Series C (Medicine) vol. 10, Suppl.,March, 1962.

ENELL, H.: Dauer der Immunität nach BCG-Vaccination. Mschr. Kinderheilk. 101, 469—473 (1953).

FEREBEE, S. H., F. W. MOUNT and G. W. COMSTOCK: The use of chemotherapy as a prophylactic measure in tuberculosis. Ann. N. Y. Acad. Sci. 106, 151—156 (1963).

FERGUSON, R. G.: BCG-vaccination in hospitals and sanatoria of Saskatchewan. Amer. Rev. Tuberc. 54, 325 (1946).

—, und A. S. SIMES: Tubercle 30, 5 (1949).

FINLAND, M.: Tuberculosis mortality and morbidity and the problem of BCG vaccination in the United States. New. Engl. J. Med. 261, 699—702 (1959). Ref. Zbl. ges. Tuberk.-Forsch. 84, 59—60 (1960).

FISCHER, A., und F. PUNTIGAM: Über den Wert der BCG-Schutzimpfung nach Beobachtungen an Stellungspflichtigen des Geburtsjahrganges 1937. Wien. med. Wschr. 1957, 150—151.

FRAPPIER, A.: Mechanism of immunity in tuberculosis. J. exp. med. Sci. 1, 135—147 (1958).

— Die Rolle der BCG-Impfung bei der Ausmerzung der Tuberkulose. Internist 3, 623—628 (1962).

—, et M. PANISSET: La souche du BCG. Montréal: Institut de Microbiologie et d'Hygiène de l'Université 1957.

FREERKSEN, E.: Ist die Tuberkulose-Schutzimpfung überholt? Kann sie durch die tuberkulostatische Therapie ersetzt werden? Med. Welt 1963, 1883—1888.

— Die Tuberkulinreaktion und ihr Aussagewert für die Praxis. Beitr. klin. Tuberk. 127, 174—181 (1963).

— Anmerkungen zum Problem der Tuberkulose-Eradikation. Prax. Pneumol. 19, 133—144 (1965).

— Ist die Eradikation der Tuberkulose in der Bundesrepublik ein erreichbares Ziel? Beitr. klin. Tuberk. 131, 101—120 (1965).

— Epidemiologischer und klinischer Wandel der Tuberkulose. Therapiewoche 16, 16—20 (1966).

FROSTAD, S.: Tuberculosis incipiens. Acta tuberc. scand. Suppl. 13. Copenhagen: Munksgaard 1944.

GELLNER, W., W. KURYLOWICZ et A. ROUILLON: Méthodes d'étude du vaccin B.C.G. Bull. Un. int. Tuberc. Février 1960.

GENZ, H.: Obligate und zeitgerechte Nachtestung auch nach ambulanten BCG-Impfungen. Öff. Gesundh.-Dienst 19, 235—238 (1957).

— Erfahrungen mit der stationären BCG-Impfung von Säuglingen. Int. Z. proph. Med. Sozialhyg. 3, 101—103 (1959). Ref. Zbl. ges. Tuberk.-Forsch. 83, 326 (1959/60).

GERNEZ-RIEUX, Ch., et M. GERVOIS: Etat actuel et avenir de la vaccination par le BCG. Acta tuberc. belg. 49, 5—31 (1958).

— — La vaccination par le BCG. Ses effets à lointaine échéance sur la mortalité et la morbidité tuberculeuse. Acta tuberc. belg. 53, 297—317 (1962).

—, and A. TACQUET: Vaccinotherapy with BCG. Adv. Tuberc. Res. 8, 211—244 (1957).

— — M. GERVOIS, C. VOISIN et V. MACQUET: Valeur théorique et pratique des réactions cutanées tuberculiniques dans le dépistage et au cours de l'infection tuberculeuse. Treizième Congrès National de la Tuberculose: 1—106. Paris: Masson 1961.

GRIESBACH, R.: Die BCG-Schutzimpfung. Stuttgart: Thieme 1954.

GRUMBACH, A.: Zur Bakteriologie des BCG. Schweiz. med. Wschr. 1956, 1159—1163.

HAEFLIGER, E.: Über die Ausbreitungsgeschwindigkeit intrakutan verimpfter Tuberkelbazillen im Körper von Meerschweinchen, die mit abgetöteten Bazillen in Vaselinöl vorbehandelt waren. Z. Tuberk. 82, 91—101 (1939).

— Die Organisation der BCG-Impfung im Zürcher Oberland. Bl. Tuberk. 4, 72—79 (1951).

— Die Tuberkulose nach BCG-Impfung. Schweiz. med. Wschr. 86, 1171—1173 (1956).

— Zum heutigen Stand der Tuberkulose-Epidemiologie. Praxis 46, 1029—1034 (1957).

— Zur Prophylaxe und prophylaktischen Behandlung der Tuberkulose. Bibl. tuberc. 14, 50—61 (1959).

— Zur gegenwärtigen Tuberkulosesituation. Bibl. tuberc. 20, 1—11 (1965).

HAEGI, V.: Die Tuberkulosedurchseuchung der Bevölkerung der Zürcher Landschaft, beurteilt nach dem Tuberkulinkataster der Jahre 1950—1953; med. Diss. (Zürich 1956).
— Epidemiologische Bedeutung und Gestalt der Tuberkulose beim Gastarbeiter. Bibl. tuberc. 20, 31—41 (1965).
HAMBURGER, F.: Die Tuberkulose als Kinderkrankheit. Münch. med. Wschr. 1908, 2702.
— Die Tuberkulose des Kindesalters (Leipzig und Wien: Deuticke 1912).
HAUDUROY, P., und W. ROSSET: Empfindlichkeit des Hamsters gegenüber BCG-Bazillen. Presse méd. 59, 121 (1951). Ref. Tuberk.-Arzt 5, 547 (1951).
— — „Becegitis" und Hamster. Presse méd. 60, 981 (1952). Ref. Tuberk.-Arzt 6, 750 (1952).
HEESEN, W.: Lungenveränderungen und aktive Tuberkulose nach BCG-Impfung. Z. Tuberk. 101, 12—21 (1952).
HEIMBECK, J.: Tuberkuloseinfektion und Tuberkulosevaccination. Z. Tuberk. 52, 378—388 (1928).
— Sur la vaccination contre la tuberculose par infection sous-cutanée de BCG chez des adultes qui ne réagissent pas à la tuberculine. Ann. Inst. Pasteur 42, 170 (1928).
— Tuberkuloseinfektion und Tuberkulosevakzination. Z. Tuberk. 52, 378—388 (1928).
— Die Bedrohung des Krankenpflegepersonals durch Tuberkulose. Zbl. ges. Tuberk.-Forsch. 45, 537—545 (1937).
— Tuberkuloseschutzmittel, BCG, Prinzipien und Resultate. Schweiz. Z. Tuberk. 6, 209—244 (1949).
HEIN, J., H. KLEINSCHMIDT und E. UEHLINGER: Handbuch der Tuberkulose. Stuttgart: Thieme 1958.
HEISIG, F.: Wert der Calmette-Schutzimpfung. Dtsch. med. Wschr. 84, 1620—1625 (1959).
HEMPEL, H. C., L. WEINGÄRTNER: Richtlinien für die Durchführung der Tuberkulose-Schutzimpfung und der Tuberkulin-Diagnostik. Mschr. Tuberk.-Bekämpf. 1, 20—27 (1958).
HENKEL, W.: Tuberkuloseinfektion in einer Dorfschulklasse. Beitr. klin. Tuberk. 107, 134—142 (1952).
HENSEL, G.: Spezifischer Tuberkuloseschutz durch Allergisierung mit abgetöteten, in Lanolin oder Vaseline eingebetteten Tuberkelbazillen. Beitr. klin. Tuberk. 91, 442—446 (1938).
HERTZBERG, E.: The achievements of BCG vaccination. Oslo: Grundt 1948.
HOLM, J.: BCG-vaccination against Tuberculosis. Copenhagen: 1948.
— Unser Kampf gegen den Tuberkelbazillus. Z. Tuberk. 122, 306—312 (1964).
— L'épidémiologie, base d'un plan rationnel de lutte antituberculeuse. Strasbourg Méd. N.S. 15, 136—140 (1964).
HORAI, Z.: Prophylaktische Effekte der BCG-Schutzimpfung gegen Tuberkulose. Jap. Med. J. 2033, 25 (1963).
HORWITZ, O., and J. MEYER: The safety record of BCG vaccination and untoward reactions observed after vaccination. Adv. Tuberc. Res. 8, 245—271 (1957).
HYGE, T. V.: Epidemic of Tuberculosis in a State School. Acta tuberc. scand. 21, 1—292 (1947).
— The efficacy of BCG vaccination. Acta tuberc. scand. 23, 153—155 (1949).
— The efficacy of BCG-vaccination. Tuberculosis epidemic in a state school with an observation period of 12 years. Dan. Med. Bull. (Ugeskr. Laeg 1957, Nr. 1) 4, 13—15 (1957). Ref. Zbl. ges. Tuberk.-Forsch. 76, 35 (1957).
IRVINE, K. N.: Théorie et pratique de la vaccination par le B.C.G. Paris: Masson 1950.
— BCG vaccination today and tomorrow. Indian med. Ass. 9, 4266—4268 (1962). Ref. Zbl. ges. Tuberk.-Forsch. 94, 45 (1963/64).
—, and A. BARR: Observations on vaccinating schoolchildren with Danish fresh B.C.G. Brit. med. J. 1960, II, 1119—1121. Ref. Zbl. ges. Tuberk.-Forsch. 88, 38 (1961).
JACCARD, G.: Die Tuberkulinempfindlichkeit. In Bergmann, Frey, Schwiegk: Hb. inn. Med. 4. Aufl. vol. IV/3, pp. 16—18. Berlin—Göttingen—Heidelberg: Springer 1956.
— Angeborene Resistenz und erworbene Immunität bei der Tuberkulose. In Bergmann, Frey, Schwiegk: Hb. inn. Med. 4. Aufl. vol. IV/3, pp. 86—101. Berlin—Göttingen—Heidelberg: Springer 1956.

Janssen, E. G.: Die Tuberkulinreaktion und ihr Aussagewert für die Praxis. Beitr. klin. Tuberk. **127**, 181—184 (1963).

Jespersen, A., and M. W. Bentzon: The virulence of various strains of BCG determined on the golden hamster. Acta tuberc. scand. **44**, 222—249 (1964).

Klein, E., und M. Lazar: Untersuchungen über den Einfluß von BCG-Impfungen auf die Kontaktmorbidität und -mortalität von Kindern. Ftiziologia (Bucuresti) **4**, 70—74 (1955). Ref. Zbl. ges. Tuberk.-Forsch. **70**, 52 (1955).

Kleinschmidt, H.: Erneute Stellungnahme zur Tuberkuloseschutzimpfung. Med. Mschr. **15**, 327 (1961).

— Die Tuberkulose-Schutzimpfung, ihre Grundlagen, Notwendigkeit, Komplikationen und Erfolge. Behringwerk-Mitteilungen **27**, 50—84 (1953).

— Ist die Tuberkuloseschutzimpfung überholt? Kann sie durch die tuberkulostatische Therapie ersetzt werden? Med. Welt **1963**, 923—925.

— Schlußwort. Med. Welt. **1963**, 1887—1888.

— Das Problem der Tuberkulose-Ausrottung. Münch. med. Wschr. **106**, 1668—1673 (1964).

Koch, R.: Die Aetiologie der Tuberkulose I. Berl. klin. Wschr. **1882**, 221.

— Die Aetiologie der Tuberkulose II. Mitt. Ksl. Gesdh.-Amt, Berlin **2**, 1 (1884).

Koenig, H., und H. Schulze: Die Durchführung und das Ergebnis von 600 000 Tuberkulose-Schutzimpfungen mit BCG im Lande Nordrhein-Westfalen. Behringwerk-Mitteilungen **27**, 117—164 (1953).

Kreuser, F.: Tuberkulose-Jahrbuch 1963. Berlin—Heidelberg—New York: Springer 1965.

Lange, B.: Experimentelle Untersuchungen zur Frage der Immunität gegen tuberkulöse Superinfektion II. Mitt. Z. Hyg. **110**, 197—208 (1929).

— A. Der Erreger. B. die Verbreitungsweise der Tuberkulose. Infektionsquellen, Infektionswege. Eintrittspforten. In Braeuning: Allgemeine Biologie und Pathologie der Tuberkulose. Bd. 1, 1—34. Leipzig: Thieme 1943.

— Die experimentellen Grundlagen der Lehre von der Tuberkuloseimmunität und Versuche einer Tuberkuloseschutzimpfung. In Braeuning: Allgemeine Biologie und Pathologie der Tuberkulose. Bd. 1, 305—332. Leipzig: Thieme 1943.

—, und K. Lydtin: Experimentelle Untersuchungen zur Frage der Immunität gegen tuberkulöse Superinfektion. III. Mitt. Z. Hg. **110**, 209—235 (1929).

Liebich, H.: Betrachtung einer Endemie von 74 Fällen primärer Ingestionstuberkulose; med. Diss. (Zürich 1958).

Liebknecht, W. L.: Erfahrungen mit der planmäßigen gezielten Tuberkuloseschutzimpfung. Dtsch. med. Wschr. **1957**, 1998, 2001—2003 und 2005—2006.

Lindgren, I.: Eine pathologisch-anatomische Untersuchung über die BCG-Impfung beim Menschen. Acta tuberc. scand. **43**, 205—215 (1963).

— The Pathology of Tuberculous Infection in BCG-Vaccinated Humans. Adv. Tuberc. Res. **14**, 202—234 (1965).

Lorber, J., and P. C. Menneer: Long-term effectiveness of B.C.G. vaccination of infants in close contact with infectious tuberculosis. Brit. med. J. **1959**, I, 1430—1433.

Lotte, A., et A. Rouillon: Evolution de la tuberculose en France au cours des dix dernières années. Bull. Inst. nat. Hyg. **16**, 1—50 (1961).

Lutterberg, W.: Die Bedeutung der natürlichen Durchseuchung für den Effekt von BCG-Impfungen. Beitr. klin. Tuberk. **128**, 202—212 (1964).

Macgregor, I. M.: L'éradication de la tuberculose. Bl. Tuberk. **1965**, 113—120.

Malmros, H., und E. Hedvall: Studien über die Entstehung und Entwicklung der Lungentuberkulose. Tuberk.-Bibl. Nr. 68. Leipzig: Barth 1938.

Mande, R.: Manuel pratique de vaccination par le B.C.G. Paris: Masson 1954.

— BCG Vaccination in France and in North-Africa. Organization-Complications. Adv. Tuberc. Res. **8**, 154—170 (1957).

— The problem of primary tuberculosis occuring during the first months following BCG vaccination. Adv. Tuberc. Res. **8**, 205—210 (1957).

— Parts respectives de la chimioprophylaxie et de la vaccination B.C.G. dans la lutte contre la tuberculose dans les pays où la morbidité tuberculeuse est encore élevée. Treizième Congrès National de la Tuberculose, 225—301. Paris: Masson 1961.

MASCHER, W.: Das Erythema nodosum beim Erwachsenen als Symptom der Primärinfektion und seine Folgezustände. Acta tuberc. scand. Suppl. 10, (1943).

Medical Advisory Commitee of Research Foundation: Why have we not accepted BCG vaccination? J. Amer. med. Assoc. 164, 951—954 (1957).

MEDLAR, E. M.: Prophylactic (BCG) vaccination to control tuberculosis. J. Amer. med. Ass. 141, 593 (1949).

MITCHISON, D. A.: Prophlactic chemotherapy. Adv. Tuberc. Res. 8, 304—316 (1957).

MOUNT, F. W., and S. H. FEREBEE: Preventive effects of INH in the treatment of primary tbc in children. New. Engl. J. Med. 265, 713 (1961).

MUGGLER, J. P.: Die Tuberkulosedurchseuchung der Bevölkerung des Kantons Aargau, beurteilt nach dem Tuberkulinkataster der Jahre 1953—1956; med. Diss. (Basel 1961).

MÜLLER, R. W.: Der Tuberkuloseablauf im Körper. Stuttgart: Thieme 1952.

— Die Tuberkulose in ländlichem Milieu in Europa. Z. Tuberk. 122 332 (1964).

MYERS, J. A.: A summary of the views opposing BCG. Adv. Tuberc. Res. 8, 272—303 (1957).

NEUMANN, G.: Die epidemiologische Bedeutung der inaktiven Lungentuberkulose. Tuberk.-Bücherei. Stuttgart: Thieme 1962.

NEUMANN, W.: Allergie und Immunität bei Tuberkulose. Tuberkulose 12, 167—168 (1932).

OMODEI ZORINI, A.: Die experimentellen Voraussetzungen und die Anwendungsmöglichkeiten der prophylaktischen Chemotherapie mit INH. Z. Tuberk. 110, 187—188 (1957).

— Vaccinazione o chemioprofilassi antitubercolare? Notiz. Ist. Vaccin. Antituberc. 6, 263—270 (1956). Ref. Zbl. ges. Tuberk.-Forsch. 76, 170 (1957).

OMS: Tuberculose: activités de l'OMS de 1949 à 1964. Chronique OMS 19, 340—357 und 403—413 (1965).

— La chimioprophylaxie des tuberculoses primaires. Chronique OMS 19, 413—415 (1965).

OTT, A.: Die Epidemiologie der Tuberkulose. In Bergmann, Frey, Schwiegk: Hb. inn. Med. 4. Aufl. vol. IV/3, pp. 102—167. Berlin—Göttingen—Heidelberg: Springer 1956.

— Die Tuberkulose-Schutzimpfung in ihrer Beziehung zur epidemiologischen Gegenwartssituation der Tuberkulose. Schweiz. med. Wschr. 86, 1163—1165 (1956).

— Epidemiologie der Tuberkulose. Internist 3, 565—574 (1962).

OUDET, P., E. ROEGEL, J. MOSSER, MILIUS et SEVIN: Bilan de onze années de vaccination par le BCG au service de médecine préventive de l'Université de Strasbourg. Strasbourg méd., N. S. 10, 445—450 (1959).

PALMER, C. E., L. W. SHAW and G. W. COMSTOCK: Community trials of BCG vaccination. Amer. Rev. Tuberc. 77, 877—907 (1958).

— The effect of INH on experimental Tbc in the Guinea pig. Bull. Un. int. Tuberc. 29, 273 (1959).

PIRQUET, C. v.: Allergie. Münch. med. Wschr. 1906, 1437.

— Der diagnostische Wert der kutanen Tuberkulinreaktion bei Tuberkulose des Kindesalters auf Grund von 100 Sektionen. Wien. klin. Wschr. 1907, 1115.

— Kutane und konjunktivale Tuberkulinreaktion. In Kraus und Levaditi: Hb. der Technik und Methodik der Immunitätsforschung, pp. 1035 ff. Jena: Fischer 1908.

POLLOCK, T. M.: The optimum age for mass B.C.G. vaccination in England and Wales. Brit. med. J. 5035, 20—23 (1957).

PRIGGE, R., und G. HEYMANN: Grundlagen und Möglichkeiten der Tuberkuloseschutzimpfung. München—Berlin—Wien: Urban & Schwarzenberg 1957.

PUNTIGAM, F.: Erfahrungen mit der BCG-Impfung in Österreich. Wien. klin. Wschr. 1955, 896—899.

RÖMER, P. H.: Tuberkulose-Immunität, Phthisiogenese und praktische Schwindsuchtsbekämpfung. Beitr. Klin. Tuberk. 17, 383—426 (1910).

—, und K. JOSEPH: Tuberkulose und Tuberkulinreaktion. Beitr. Klin. Tuberk. 17, 427—460 (1910).

RUZICZKA, O.: Neuere Gesichtspunkte der BCG-Impfung. Wien med. Wschr. 110, 88—90 (1960).

SAENZ, A.: Données actuelles sur l'immunité antituberculeuse et sur la vaccination par le B.C.G. Sem. thér. 38, 713—721 (1962) Ref. Zbl. ges. Tubk.-Forsch. 92, 232 (1962/63).

SAMS, C. F.: Mass Vaccination under Post-War Conditions in Japan. Adv. Tuberc. Res. 8, 190—204 (1957).

SANTELMANN, Th.: Die BCG-Impfung und ihre Stellung im Rahmen der Tuberkulosebekämpfung. Therapiewoche 11, 807—811 (1961).

SAVONEN, S.: BCG vaccination in Finland. Indian J. Tuberc. 3, 75—77 (1956). Ref. Zbl. ges. Tuberk.-Forsch. 74, 73 (1957).

SCHÄR, M., und A. OTT: Die Tuberkulosebekämpfung in epidemiologischer Sicht. Path. Microbiol. 28, 639—647 (1965).

SCHMIDT, L. H.: Observations on the utility of isoniazid in the prophylaxis of experimental tbc. Bull. Un. int. Tuberc. 29, 276—284 (1959).

SCHRÖDER, E. und Mitarbeiter: Entwicklung und Stand des Kampfes gegen die Tuberkulose in Deutschland. München: Lehmann 1965.

Schweizerische Vereinigung gegen die Tuberkulose, Erstes schweizerisches BCG-Symposium: Die praktische Durchführung der BCG-Impfung in der Schweiz. Bl. Tuberk. 1954, 1—22.

— Zweites schweizerisches BCG-Symposium: Die BCG-Impfung in der Schweiz. Bl. Tuberk. 1961, 1—46.

SICKENGA, F. N.: Die BCG-Vaccination. Ned. T. Geneesk. 104, 72—76 (1960). Ref. Zbl. ges. Tuberk.-Forsch. 85, 154 (1960).

SPIESS, H.: Schutzimpfung. Stuttgart: Thieme 1958.

— BCG-Impfstoffe und Kombination von BCG und Chemoprophylaxe. Therapiewoche 11, 805—807 (1961).

— Chemoprophylaxe gegen die Tuberkulose in Experiment und Klinik. Beitr. Klin. Tuberk. 127, 209—224 (1963).

TAKAHASHI, Y.: Cit. nach Ebina u. Mitarb. in diesem Band.

TÖRNELL, E.: Frühe und späte postprimäre Lungentuberkulose. Beitr. Klin. Tuberk. 106, 273—285 (1951).

TOLDERLUND, K., K. BUNCH-CHRISTENSEN and H. WAALER: Development and duration of BCG-induced allergy in tbc guinea-pig. Bull. Wld Hlth Org. 22, 177—184 (1960).

UEHLINGER, E.: Die tuberkulöse Spät-Erstinfektion und ihre Frühevolution. Schweiz. med. Wschr. 1942, 701—711.

— Lungentuberkulose. In Lehrbuch der Röntgendiagnostik von Schinz, Baensch, Friedl, Uehlinger. Stuttgart: Thieme 1952.

— Die pathologische Anatomie der tuberkulösen Späterstinfektion. Z. Tuberk. 115, 214—229 (1961).

—, und R. BLANGEY: Anatomische Untersuchungen über die Häufigkeit der Tuberkulose. I. Mitt. Vergleich mit den Untersuchungen von Naegeli in den Jahren 1896—1898. Beitr. Klin. Tuberk. 90, 339—369 (1937).

USTVEDT, H. J.: Tuberculous disease in BCG-vaccinated individuals. Conference on European BCG vaccination programs. Copenhagen: 1949.

VOGT, D.: Über die Bedeutung von natürlicher Resistenz und erworbener Immunität für die Tuberkulose des Kindes. Münch. med. Wschr. 1957, 905—909.

— Die Tuberkuloseschutzimpfung. In Herrlich: Hb. der Schutzimpfungen, pp. 313—365. Berlin—Heidelberg—New York: Springer 1965.

VOJTEK, Vl.: Über die Bedeutung der BCG-Vakzination im Kindesalter. Z. Tuberk. 115, 244—251 (1961).

WALLGREN, A. J.: BCG: past, present and future. Amer. Rev. Tuberc. 76, 715—725 (1957).

— The role of BCG vaccination in the prevention of tuberculosis. Bull. N. Y. Acad. Med. 36, 460—469 (1960). Ref. Zbl. ges. Tuberk.-Forsch. 87, 31—32 (1960/61).

— Die Rolle der BCG-Schutzimpfung bei der Tuberkuloseverhütung während der Kindheit. Dtsch. med. J. 11, 51—55 (1960).

— Einige Probleme der Calmetteschen Impfung. Dtsch. med. Wschr. 86, 105—111 (1961).

— Über die Leistung der BCG-Impfung hinsichtlich verschiedener tuberkulöser Erkrankungen. Mschr. Kinderheilk. 113, 389—391 (1965).

WEINGÄRTNER, L.: Tuberkulöse Erkrankungen bei BCG-schutzgeimpften Kindern. Dtsch. Gesundh.-Wes. 1956, 162—168.

WHO Expert Commitee on Tuberculosis eighth report. Wrld Hlth Techn. Rep. Ser. No. 290, 1964.

Wiesmann, E.: Das Tuberkelbacterium. In Bergmann, Frey, Schwiegk: Hb. inn. Med. 4. Aufl. vol. IV/3, pp. 1—15. Berlin-Göttingen-Heidelberg: Springer 1956.

Willis, H. S., H. M. Vandiviere, M. R. Vandiviere and J. Melvin: Studies in tuberculoimmunity. Amer. J. med. Sci. 240, 137—158 (1960).

Winge, K.: Calmette Vaccination in the Municipality of Copenhagen. Acta tuberc. scand. 23, 233—249 (1949).

Wissler, H.: Stellung und Aufgabe der Chemoprophylaxe im Rahmen der Tuberkulose-Bekämpfung. Bibl. tuberc. vol. 20, 18—30 (1965).

Wunderwald, A.: Warum Tuberkulose-Schutzimpfung? Dtsch. med. Wschr. 1957, 2000—2001 und 2003.

Züst, F.: Die Pleuritis exsudativa der tuberkulösen Erstinfektion. Schweiz. Z. Tuberk. 3, 52—68 (1946).

Priv.-Doz. Dr. E. Haefliger
Präsident d. Zürcher Kantonalen
Liga gegen die Tuberkulose
8636 Wald/Schweiz

Namenverzeichnis

Die *kursiv* gesetzten Seitenzahlen beziehen sich auf die Literatur

Herstellung: Konrad Triltsch, Graphischer Betrieb, Würzburg